全国高职高专医药院校课程改革规划教材

供高职高专护理、助产专业使用

案例版™

急危重症护理学

主　编　毛静芳　彭美娣
副主编　王利平　刘志凤　徐建如
编　者　(按姓氏汉语拼音排序)

U0314096

冯永军(锡林郭勒职业学院)
李璐寰(苏州卫生职业技术学院)
林　峰(唐山职业技术学院)
刘志凤(唐山职业技术学院)
毛静芳(南通卫生高等职业技术学校)
彭美娣(南通大学护理学院)
王利平(成都大学医护学院)
吴佳秋(达州职业技术学院)
徐建如(南通市第三人民医院)
薛淑梅(河套学院)
曾　健(广西医科大学护理学院)

科学出版社
北京

内 容 简 介

　　本教材是全国高职高专医药院校课程改革规划教材之一,全书共 14 章,内容以最新的全国护士执业资格考试大纲为框架,遵循"必需、够用"原则,着重介绍了急救医疗服务体系、院前急救及灾难救护的概况、急诊科及重症监护室的设置与管理、急危重症的抢救和监护技术、常见急危重症的护理等。

　　本教材在内容编写中突出急危重症护理"先抢后救"、"救人治病"的特点,部分内容编写中增加了救护流程,力求与急危重症护理工作的临床实际接轨,体现其实用性和应用性。在内容编写形式上,设有链接、案例、考点、目标检测,以增加学生学习兴趣、拓宽学生知识面、帮助学生自测学习效果等。书后的实训指导供教师培养学生急救技能和综合急救能力参考,以期学生毕业后能很快地适应工作岗位,满足岗位需求。

　　本教材可供高职高专护理、涉外护理、助产专业使用,也可供临床护理工作者参考。

图书在版编目(CIP)数据

急危重症护理学 / 毛静芳,彭美娣主编 .—北京:科学出版社,2014.12
全国高职高专医药院校课程改革规划教材
ISBN 978-7-03-042438-9

Ⅰ.急… Ⅱ.①毛… ②彭… Ⅲ.①急性病-护理学-高等职业教育-教材 ②险症-护理学-高等职业教育-教材 Ⅳ.R472.2

中国版本图书馆 CIP 数据核字(2014)第 261785 号

责任编辑:张映桥 邱 波 / 责任校对:韩 杨
责任印制:徐晓晨 / 封面设计:范璧合

斜 学 出 版 社 出版
北京东黄城根北街 16 号
邮政编码: 100717
http://www.sciencep.com

北京虎彩文化传播有限公司 印刷
科学出版社发行 各地新华书店经销

*

2014 年 12 月第 一 版 开本:787×1092 1/16
2019 年 1 月第五次印刷 印张:13 1/2
字数:311 000
定价:**39.80 元**
(如有印装质量问题,我社负责调换)

前　言

急危重症护理学是一门护理综合性学科。当护士面对急危重症患者时，能否及时、准确地做出判断及救护，直接关系到患者的安危和抢救的成败。

本教材在参考国内现有急危重症护理学、急症与灾难医学、最新的全国护士执业资格考试大纲的基础上，根据目前临床急危重症工作的实际需要，吸收了现有同类教材的合理、创新之处，在内容选择、板块设计、版面等方面充分考虑学生的心理特点，遵循"必需、够用"原则，强调最基本的急危重症护理知识和技能，力求与急危重症临床工作接轨，体现其实用性和应用性。本教材还增加了一些急危重症护理的前沿和热点内容，如灾难救护、心理干预等；在强调掌握急救知识和技能的同时，在部分急危重症救护的章节编写中增加了救护流程，既有利于现场急救和早期救治的规范使用，也方便记忆和实施操作。

在编写形式上除正文内容之外，设有链接、案例、考点、目标检测等，以增加学生学习兴趣、拓宽学生知识面、帮助学生自测学习效果。此外，书后附实训指导、教学大纲，并配套课程全部教学内容的 PPT 课件，既可为授课教师提供参考，也可帮助读者自主学习或课后复习。

值得一提的是，本教材在充分调查与分析急危重症护理岗位能力的基础上，编写了两个综合性实验。实验的编写是以急诊医疗服务体系为主线，以现场/临床急救案例为载体，以救治程序来设计和组织的，旨在培养学生形成良好的急救意识、急救思维，培养学生分析问题和解决问题的能力，以及爱伤观念、沟通能力等，力求培养的护生毕业后能很快地适应工作岗位，满足岗位需求。

在本教材的编写过程中，得到了各编者所在单位的大力支持，以及各协作医疗机构领导和专家的鼎力相助，在此深表谢意！

尽管在教材编写过程中编者参阅了大量文献，请教了相关医疗机构的专家，并对编写内容进行了反复斟酌和修改，但由于水平有限，难免有疏漏和不当之处，敬请各位专家、读者批评指正。

编　者

2014 年 6 月

目　　录

第1章 绪 论

　　急危重症医学是 20 世纪中后期迅速发展的一门新兴医学学科,急危重症护理学是随之发展而形成的一门新的护理学科。急危重症护理学是以现代医学科学、护理学专业理论为基础,研究急危重症患者病情特点、发展规律以及在抢救监测过程中护理的理论、技能、行为和科学管理的一门综合性应用学科。它以挽救患者生命、提高抢救成功率、促进患者康复、降低伤残率、提高生命质量为目的。

第 1 节　急危重症护理学概述

一、急危重症护理学起源与发展

　　现代急危重症护理学的起源可追溯到南丁格尔时代。1853～1856 年克里米亚战争期间,南丁格尔女士率领 38 名护士前往前线医院参加救护工作,使伤员的死亡率由 42.7% 下降到2.2%,这充分说明了护理工作在抢救危重伤病员中的重要作用。此外,南丁格尔在救护伤病员的过程中,根据自己的体会,提出了在医院手术室旁建立术后患者恢复病房的观点,这就是"麻醉复苏室"和"重症监护病房"的起源。

　　随着急诊和危重症医学实践日益受到重视,急救护理也随之得到发展。1923 年,美国约翰霍普金斯医院建立了神经外科术后病房。1927 年,第一个早产婴儿监护中心在美国芝加哥建立。1942 年,美国波士顿可可谷发生火灾,当时将烧伤患者集中治疗,取得了良好效果。1952 年,北欧爆发流行性脊髓灰质炎,出现大量因呼吸肌麻痹不能自主呼吸的患者,当时将他们集中辅以"铁肺"治疗,配以相应的特殊护理,取得了良好的效果,堪称世界上最早的用于监护呼吸衰竭患者的"监护病房"。此后,各大医院相继开始建立类似的监护单元。1959 年,美国将急救医学正式列为独立的医学学科,并建立和完善重症监护病房(intensive care unit,ICU)与冠心病监护病房(coronary care unit,CCU),从而完善了急救医疗体系,大大提高了抢救成功率。1972 年世界卫生组织(WHO)将急诊医学正式列为独立的医学学科,1975 年在前西德召开了国际急诊医学会议,提出了急救医学国际化、国际互助化和标准化方针。

　　我国的急危重症护理事业经历了从简单到逐步完善并形成学科的发展过程,20 世纪 80年代以来随着急救医学的快速发展而得到发展。1980 年 10 月卫生部颁发《关于加强城市急救工作的意见》的通知。1983 年,急诊医学被卫生部和教育部正式列为独立学科。1986 年 11月颁布《中华人民共和国急救医疗法》,并设置全国统一的"120"急救电话。此后,中华医学会急诊医学、重症医学及灾难医学分会相继成立,中华护理学会分别成立了门急诊护理和危重症护理专业委员会。1988 年,第二军医大学在国内首次开设《急救护理学》课程,国家教育部从此将《急救护理学》确定为护理学科的必修课程,中华护理学会及护理教育中心设立多个培训基地,多次举办急危重症护理学习班,培训了大量急危重症护理人才。目前他(她)们在院前急救、院内急诊、危重症救护等方面发挥着重要的作用。

二、急危重症护理学的范畴

急危重症护理学研究的主要内容包括：①院前救护和公民自救与互救知识和技能的普及和提高。②院急诊科(室)救护。③危重病(症)救护。④急救医疗服务体系的完善。⑤急危重症护理人才培训。⑥急危重症护理科研工作。⑦急危重症患者的高效心理干预。

第 2 节　急救医疗服务体系概述

急救医疗服务体系(emergency medical service system,EMSS)是近年来发展起来的一种急诊急救医疗模式,它主要由院前急救、医院急诊科急救和 ICU 急救 3 个部分组成,三者既有各自的工作职责和任务,又相互密切联系,共同构成一个完整的急诊急救医疗体系。完善的EMSS 能确保在现场为急危重伤病员提供快速的、合理的、有效的救治,并将患者安全地转送到医院,使其在医院内急诊科和 ICU 得到进一步救治,为急危重症患者铺设一条生命救治的绿色通道。若 EMSS 与 119(消防)、110(公安)、122(交通)等联网协同,组成了广域性的应急救援体系,为应对各类突发的自然灾害、意外事故、紧急事件等奠定坚实基础。

(毛静芳)

第2章 院前急救

院前急救(prehospital emergency)又称院外急救,是指在医院之外的环境中对各种危及生命的急症、创伤、中毒、灾害事故等伤病员进行现场救护、转运及途中监护的统称,它是从患者发病或受伤开始到医院就医之前这一阶段的救护,是 EMSS 的最前沿部分。

第1节 概　　述

一、重　要　性

院前急救的重要性在于:在急危重症伤病员发病初期给予及时、有效的现场抢救,维持患者生命,防止患者再损伤,减轻患者痛苦,并快速地护送到医院进一步救治,从而为院内急救赢得时间和条件,降低急危重伤病员的死亡率和致残率;同时减轻患者、家属、同事等的经济负担和精神压力。

院前急救也是整个城市和地区应急防御功能的重要组成部分。交通事故、火灾、工伤矿难等意外事故以及地震、洪水、暴雨及台风等自然灾害的不断发生,往往造成生存环境的破坏以及人员的伤亡。这就需要包括医疗救援、交通、消防、公安等组成的城市应急防御体系的共同救援。一个协调有序的救援体系能使灾害造成的损伤及影响降低到最低程度。同样,一个具有快速、高效功能的院前急救体系,可使人员的伤亡减少到最低程度。

院前急救的总体水平,在一定程度上集中代表了一个地区整体的医疗保障水平和社会文明程度,也是一个城市或地区综合实力的具体体现。

二、任　　务

1. 负责对平时"呼救"患者的院前急救　这是院前急救主要的和经常性的任务。一般情况下,呼救救护车的患者可分为三类:①短时间内有生命危险的危重或急救患者。对这类患者现场抢救目的在于挽救患者的生命或维持基础生命。如:急性心肌梗死、急性呼吸道梗死、急性中毒、严重创伤、出血等患者。②病情紧急但短时间内无生命危险的急诊患者。对这类患者现场急救处理的目的在于稳定病情,减少患者在运送过程中的痛苦和并发症。如:骨折、急腹症、高热、哮喘等患者。③慢性病患者。该类患者呼救的目的是需要救护车提供转运服务,一般不需要现场急救。

2. 对突发公共卫生事件或灾害性事故实施紧急医疗(学)救援　对遇难者的急救除应做到平时急救的要求外,还需要做到:①听从政府有关部门的统一指挥及当地急救指挥中心的统一应急调度。②注意自身安全。③与现场的其他救灾系统如消防、公安、交通等部门密切配合。④当有大批伤员时,需加强伤员的分拣和现场救护,合理分流和运送。

3. 参加当地特殊任务时的救护值班　是指参加当地的大型集会、重要会议、大型赛事和重要人物来访等活动中的救护值班。执行救护值班任务的急救系统应处于一级战备状态,随时应对可能出现的各种意外事件。

4. 承担急救通讯网络中的枢纽任务　院前急救机构的通讯网络一般由3个方面构成:一

是市民与急救中心的联络;二是中心与分中心、救护车、急救医院的联络;三是中心与上级领导、卫生行政部门和其他救灾系统的联络。可见,它在整个急救过程中起着承上启下、沟通信息的枢纽作用。它既是院前急救的关键环节,同时也是 EMSS 的灵魂。

5. 普及急救知识　急救知识的宣传和普及教育可提高院前急救医疗服务的成功率。普及公民的急救知识,增强公民的急救意识,提高公民的应急能力是全社会的共同责任。公民的急救水平甚至是衡量城市生活水准和社会发展水平的标志。院前急救机构可通过广播、电视、报刊、网络等进行急救知识教育宣传,通过举办各种急救技能培训班以及在急救时为家属、事故现场的目击者提供简单有效的紧急救护知识与技能,提高全民自救互救水平。

三、特　点

1. 社会性、随机性　院前急救是整个城市和地区应急防御功能的重要组成部分,它涉及社会各个方面,体现了很强的社会性。其随机性强主要表现在患者何时呼救、重大事故或灾害何时发生,往往是个未知数。

2. 时限紧迫性　一有"呼救"必须立即出车,一到现场必须迅速抢救。不管是危重患者还是急诊患者,必须充分体现"时间就是生命",紧急处理,不容迟缓。紧急还表现在大多数患者和亲属心理上的焦急和恐惧,要求迅速送往医院的心情十分迫切。

3. 处置简捷性　对急危重伤病的处置应遵循及时、简捷、有效原则,对众多临床急诊,特别是可能会快速引起生命危险的急症,应制定相对固定的临床路径,作为急诊医疗实践可遵循的最基本标准。急诊的救治方法简捷有利于现场急救和早期救治的规范使用。

4. 艰难复杂性　灾害所致的伤病员往往涉及的学科种类多、伤情重,有时成批出现,而院前急救条件相对简陋、急救物品不够齐全,所以现场急救难度较大。因此,医护人员需要具备团队合作的精神、顽强的毅力、丰富的医学知识、敏锐的观察力和准确的判断力以及具有较强的分析与解决问题的能力和过硬的急救技能,才能完成急救任务。

5. 流动性大　院前急救系统平时在急救医疗服务区域内活动,求救地点分散在于所管辖的任何街道、工厂、学校及居民点。而当遇有重大突发性灾害事故时,还可能需要跨区域去增援。

6. 急救环境条件差　现场急救的环境大多较差,如有些事故现场的险情未除,极易造成人员再伤亡。再如在街头往往人群拥挤、声音嘈杂,运送途中车辆颠簸、震动和噪声等,都会给一些医疗和护理操作如听诊、测量血压、吸痰、注射等带来困难。

7. 体力劳动强度大　随车救护人员到现场前要经过车上颠簸。若急救车无法开进现场得随身携带急救箱弃车步行,有时可能需要爬楼梯。到现场后必须立即抢救伤病员。抢救后又要帮助搬运伤病员。运送途中还要密切观察病情等。因此,付出的体力劳动强度很大。

四、质量管理

国内外多数急救专家认为,一个有效的院前急救组织必须具备以下四个标准:①用最短的反应时间快速到达患者身边,根据具体病情转送到合适医院。②给患者最大可能的院前医疗救护。③平时能满足该地区院前急救需求,灾难事件发生时应急能力强。④合理配备和有效使用急救资源,获取最佳的社会、经济效益。

链接 ┈┈┈┈┈┈ 院前急救时间

院前急救时间是院前急救医疗服务质量控制的重要技术指标之一，它包括：①急救反应时间：是从接到求援电话到派出的救护车抵达伤病现场的平均时间。它受通讯、交通状况、急救人员数量、车辆配置、急救站点分布和急救半径等因素的影响，国际目标要求为 5 ~10 分钟。②现场抢救时间：是指急救人员在现场对伤病员救治的时间，要视伤病员的病情是否允许转运及是否急需送往医院接受治疗而定。③转运时间：即从现场到医院急诊科的时间，往往取决于交通状况、有能力接受危重伤病员医院的分布状况等因素。

五、基 本 条 件

一个健全、高效的院前急救应该符合如下要求：①灵敏、可靠的通讯网络。②布局合理的急救网络。③必要的物质条件(性能良好的急救运输工具、急救设备、监测系统和必备的药物等)。④具有优秀素质的医护人员。⑤良好的管理组织或指挥中心。

第 2 节 院前急救原则及步骤

(一) 院前急救目的

1. 维持生命 维持和挽救生命是现场急救最根本的目的。及时有效的现场救护，快速、安全地转送伤病员，可以为挽回伤病员生命赢得宝贵的抢救时机，为在院内作进一步救治打下基础。

2. 防止伤势或病情恶化 力争降低死亡率，阻止可能留下的后遗症，并减少后期的医护成本。

3. 促进恢复 给予伤病员合理的、及时有效的初步救护及提供心理安慰和疏导，以利其恢复。

(二) 院前急救的原则与步骤

1. 现场评估 评估时必须迅速，控制情绪，尽快了解情况。现场评估内容包括：现场的安全(自身、伤病员及旁观者等是否身处险境)、引起的原因、伤病员人数和伤情等以及现场可以利用的资源及需何种支援、可能采取的救护行动等。

2. 保障安全和自我防护

(1) 现场安全：当急救现场存在对施救者和伤病者都构成威胁的因素(如电、火、煤气、交通车辆、爆炸物、毒性物、易燃物、余震和坍塌等后续灾害等)时，要小心、谨慎地接近伤病员，确保无危险因素存在或安全脱离险境后，方可展开施救。

(2) 个人防护：施救者在现场救护时，应尽量采用个人防护用品。如施救者佩戴手套，以避免交叉感染。若存在疫病因素，应做好相应的自我防护(详见第 13 章第 2 节)。

3. 统一指挥 当发生群体性伤害或大型灾难事故时，需调动整个社会力量参与紧急救援。故必须听从政府有关部门的统一指挥及当地急救指挥中心的统一应急调度，从而协调组织、团结作战，将灾害区域的应急反应能力提高到最大限度。

4. 评估伤情 首先快速而简捷地评价伤病员气道、呼吸、循环情况以及是否存在大出血，判断有无生命危险的伤势或病情，如存在生命危险的伤情、病情，则需立即抢救；继之才进行其他详细检查及采取相应的处置措施，如止血、包扎、骨折固定等。

检伤分类：其目的是以有限的人力与资源，在最短的时间内，救治最多的伤病员，常常应用在发生大灾难群体伤害时(详见第 13 章第 2 节)。

5. 紧急呼救 及时进行"120"电话呼救,启动 EMSS(详见本章第3节)。

6. 就地抢救 对于严重损伤和急危重症的伤病者,应就地实施初步抢救,切忌盲目等待救援或贸然搬运和转运。但如处在电击、火灾、煤气泄漏等特殊事故现场,则应先将伤病员安全转移脱离险境,再实施抢救。

7. 及时转送 经过现场有效的急救后,将伤病员快速、安全地转运至医院急诊科进一步救治,对提高抢救成功率起着重要的作用。

发生大灾难群体伤害时,按国际惯例,重伤员(红色标志)第一优先,中度伤员(黄色标志)其次优先,轻伤员(绿色标志)延期处理的救治顺序,现场及时安排转送医院;为避免伤病员过度集中或过度分散在相关医疗机构,应接受急救中心的统一调度指挥。

8. 途中监护 在转送伤病员至医院的途中,要继续给予生命体征等适时监护及基本救治,警惕随时可能发生的病情变化,并做好有关医疗文件的记录及与院内急救工作人员的交接工作。

9. 心理护理 急危重伤病员病情危急,患者及家属等普遍存在急躁、焦虑、恐惧等复杂多样的心理,急切希望得到迅速有效救治,并获得病情信息。而烦躁恐惧心理,往往会加重病情,增加患者不适和疼痛。因此,整个院前急救过程中,医护人员应抓住时机、恰到好处地对患者及家属等提供心理安慰和疏导。

第3节 紧急呼救

紧急呼救(urgent call for help)是指在各种时间和地点,发生了急病或者伤情,由当事者自己、现场目击者或伤病员亲属等,在第一时间内拨打急救电话,向急救中心的求援。

我国各地医疗急救中心统一呼救电话号码为"120"(北京除"120"外,还开通了"999",香港呼救电话为"999"),急救中心不仅受理发生急危重病、意外伤害的紧急呼救,而且为公众提供及时有效的现场急救应对指导。

一、急救呼救要求

按照国际惯例,目睹现场事件发生的人员,统一称为"第一目击者(first responder)"或者"第一反应人"。

任何时候,凡是在医院外各种场所(如家中、办公室、公共场所、街道或工地等),遇到各种原因(如急危重症、意外伤害、急性中毒、突发事件、自然灾害等)所导致的紧急情况时,第一目击者都应该本着人道主义和友爱精神去救助他人。首先对现场进行快速评估和病情判断,然后立即选用正确、有效的方法救护,同时及时拨打"120"求援。

(一)救护启动

早期呼救,启动救援系统被国际上列为抢救危重患者的"生存链"中的第一步。呼救网络系统的"通讯指挥中心"对急救电话应立即作出反应。根据患者所处的位置和病情,指令就近的急救站、急救中心或医疗部门去救护患者,同时为公众提供及时有效的现场急救应对指导。

(二)紧急呼救基本要求

使用呼救电话,必须要用最精炼、准确、清楚的语言说明伤病员目前的情况及严重程度,伤病员的人数及存在的危险,需要何种急救等。

1. 日常呼救要求 对于日常生活中的紧急情况呼救,一般应简要清楚地说明以下几点:

(1)伤病员姓名、性别、年龄。

(2)发生了什么事件,需要急救的人数,伤病员的一般情况。

（3）清楚地叙述伤病员所在的准确地点,如街道或小区的标准名称、门牌号、单元及房号等。

（4）其他任何被询问的信息。

（5）留下有效的电话号码,以便调度指挥人员和急救医务人员随时与呼救者联系。

2. 灾害呼救时的要求　灾害呼救时还需要:①讲明灾害或突发事件的性质和总体伤(亡)的人数以及事件有可能的发展趋势,随着事态发展可能导致的伤(亡)的人数。②动态向急救中心调度员汇报现场条件、所需要的医务人员、物资、医疗器械和物品,以便及时补充。

3. 与急救人员联系的要求　急救人员在出诊的同时,时常需要与呼救者约定迎接救护车的地点。呼救者应做到以下几点:①等车地点选择在有明显标志、设施或特征性建筑之处。若是发生在小区、居民大院或单位,呼救者应到小区、居民大院或单位门口迎接救护车。呼救者到达约定地点后,应及时与救援中心取得联系,不要随意离开。待救护车抵达时,主动挥手示意接应。②主动、简要地说明行车路线,以便救护车准确快速地到达目的地。

二、紧急呼救的其他注意事项

1. 拨打"120"急救电话,若遇到通讯忙碌现象,应根据电话语音的提示耐心等待。

2. 若是在路边或其他场所发现身份不明又无人照看的伤病员,在拨打"120"的同时应拨打"110",由警察到现场协助处理。若是在公园、商场发现不相识又不能说话的伤病员时,拨打"120"后,尽可能不要离开现场,因为急救人员可能需要与呼救者联系询问伤病员的具体位置及病情等。

3. 婴幼儿在突发急症时,由于其易于搬运,故最好由家长自行安排车辆迅速将其送往医院。而且一般城市的"120"急救人员中,儿科医师比例偏少,以及婴幼儿病情变化快,更需要抢时间,不要由于等待救护车而耽误诊治时机。但在行驶途中可以向急救中心或所送医院的急诊科拨打电话,咨询有效的现场急救应对措施、快速到达医院及迅速获得就诊的途径等。

4. 在开通了"110"、"119"、"120"和"122"应急联动中心的城市,还可以直接拨打联动中心号码,请求急救中心出诊,同时可获得警力给予的协助。

5. "120"急救电话是大众的生命热线,任何人不得以其他借口占用、谎报,更不能故意骚扰,否则将追究相应的法律责任。

目 标 检 测

A₁/A₂ 型题

1. 日常院前急救不包括
   - A. 呼救
   - B. 现场评估
   - C. 辅助检查
   - D. 运输
   - E. 现场救治

2. 以下哪项是 EMSS 的最前沿部分
   - A. 现场急救
   - B. 转送途中救护
   - C. 医院急诊室救护
   - D. 重症监护病房(ICU)救护
   - E. 专科病房治疗

3. 现场急救最根本的目的是
   - A. 防止伤势恶化
   - B. 防止病情恶化

   - C. 维持生命
   - D. 促进恢复
   - E. 防止伤残

4. 急救医疗服务体系不包括
   - A. 现场急救
   - B. 转送途中救护
   - C. 医院急诊室
   - D. 重症监护病房(ICU)
   - E. 专科病房

5. 下列哪项属于现场救治的内容
   - A. 心肺脑复苏
   - B. 骨折手术复位、固定
   - C. 心电监护
   - D. 清创术
   - E. 全面细致检查

6. 转送途中错误的做法是

A. 重视搬运技术
B. 呼吸心跳停止时应尽快送至医院进行抢救
C. 避免急刹车
D. 注意防暑、保暖
E. 严密监测生命体征

7. 抢救伤员时应首先处理
   A. 腹腔内损伤　　B. 窒息
   C. 休克　　　　　D. 骨折
   E. 出血

8. 损伤现场急救错误的措施是
   A. 迅速将伤员移出现场
   B. 首要任务是抢救生命

C. 其次是恢复功能
D. 对伴休克者首要措施是立即送医院抢救
E. 做简要的全身检查

9. 患者女性,23 岁,车祸致右胫腓骨闭合性骨折,现场抢救转运前最重要的护理是
   A. 抬高患肢　　　B. 使用止痛药
   C. 伤肢固定　　　D. 做好手法复位
   E. 保持肢体功能位

10. 现场急救首先应
   A. 安全防护　　　B. 紧急呼救
   C. 就地抢救　　　D. 评估现场安全
   E. 评估伤情

（毛静芳）

第3章 急诊科的管理与护理

急诊科(室)是抢救急、危、重症患者的重要场所,是急救医疗服务体系的重要组成部分,是医院急危重症患者最集中的科室。急诊科承担来院急诊患者的紧急诊疗服务,体现时间就是生命。急诊科管理需从体制改革、制度改建、设备投入等方面积极进行创新,调动医护人员的积极性。工作人员要有严格的时间观念、高度的责任心和熟练的抢救技能,做到既安全,又高质量、高水平、高技能,及时、准确地抢救患者。

第1节 急诊科的任务与设置

案例3-1

某高速公路上发生一起一大型货车与一满载乘客的中巴车相撞的交通事故,导致车上30多人受伤,其中重伤5人。

问题: 1. 附近有村民目睹了车祸经过,应如何紧急呼救?

2. 医疗救援人员赶赴事故现场后应立即进行哪些方面的评估? 如何快速判断危重伤病员的情况?

3. 现场救护中需遵循哪些原则?

4. 试述现场检伤分类的方法及其意义?

5. 在交通事故现场,有如下3名患者被送入急诊科。其病情分别为:①患者甲:男性,因车祸致伤,患者面色苍白、表情淡漠、皮肤湿冷。BP80/40mmHg。②患者乙:男性,因车祸诉左下肢疼痛剧烈,不能活动。查:皮肤完整,左膝关节畸形。③患者丙:女性,因车祸后颜面部皮肤擦伤,无活动性出血,因担心毁容,内心极度恐惧。分诊护士应该怎样进行分诊?

一、急诊科的任务

1. 接受紧急就诊的各种患者 急诊护士负责接收、预检分诊、参与治疗和护理就诊的患者。

2. 接受院外救护转送的伤病员 随时接受由院外救护转送而来的伤病员,并对其进行及时有效的后续救治。

3. 负责对急诊和院外转送到急诊科的危重患者的抢救工作 急诊护士应与医生密切配合,随时投入抗休克、心肺复苏等生命器官的支持与保护的救治与监护工作,必要时在急诊科进行急诊手术抢救生命。

4. 承担灾害、事故的急救工作 当突发事件或自然灾害发生时,医护人员应尽最大的努力参加有组织的救护活动,前往第一现场。同时,参与医疗监护下,将患者安全地护送至医疗单位以进行继续救治工作。

5. 开展急救护理的科研与培训 积极开展有关急症病因、病程、机制、诊断、治疗及护理方面的研究工作,提高急救质量。建立健全各级各类急诊人员的岗位职责、规章制度和技术操作规程。培训急诊人员的抢救技能,更新知识,加速急诊人才的成长。

6. 开展健康教育　参与社会宣传。走向社会,以多种形式普及宣传各种急诊急救知识,开展面向大众的复苏技术培训,培养、提高大众急救意识和技能。

二、急诊科设置

(一)急诊科设置原则

医院急诊科接诊的多是突发性的急危重症患者,一切医疗护理过程均以"急"为中心。急诊科的布局要从应急出发,以方便患者就诊和抢救为原则。合理的布局有利于患者顺利就诊以及最大程度的节省诊前时间。

1. 急诊科位置及标志　急诊科应设置在医院楼体的一侧或临街的最醒目位置,相对独立,有直接通往门诊部和住院部的通道。

急诊科应有醒目的路标和标志,以方便和引导患者就诊,与手术室、重症医学科等相连接的院内紧急救治通道标志应当清楚明显,急诊各专科诊室及辅助科室应有醒目、突出的标志。

2. 急诊科的平面布局　急诊科的各功能部门的布局应以减少交叉穿行、减少院内感染和节省时间为原则,选择最佳方案。预检分诊台、候诊室、各科诊室、抢救室、EICU、清创手术室、检验室、X线检查室、心电图室、药房以及挂号收费室等以一楼平面展开为宜;在规模较大的急诊科,可将输液室、观察室、隔离室、急诊病房、EICU、手术室以及其他功能检查部门设置在最邻近的楼层面。

3. 急诊科的整体布局　急诊科入口应当通畅,设有无障碍通道,方便轮椅、平车出入,并设有救护车通道和专用停靠处。急诊科门要求宽大,大厅宽敞,以便于担架、平车、轮椅的进出和较多的患者和家属做短暂候诊和停留。急诊门厅应有预检分诊处和挂号室,备有平车、轮椅等物品供患者使用。

急诊各诊室及通道要光线明亮、空气流通,要求保证冷暖气,通道要宽敞。

急诊科要设有急诊的通讯设备装置,如电话机、传呼、对讲机等。

(二)急诊科的设置

1. 医疗区

(1)预检分诊处:应设在急诊科入口明显位置,是急诊患者就诊的第一站。预检分诊处对来诊的患者根据临床表现和轻重缓急程度进行分类、登记,引导急救途径和联系诊室及医生,就诊记录可实行计算机信息化管理。分诊处应有足够的使用面积,备有电话、血压计、听诊器、手电筒、体温计、压舌板、就诊登记本、常用的化验单和候诊椅等常备物品,有条件可配置对讲机、信号灯、呼叫器等。另外,为方便患者还应放置平车、轮椅,并配备有导医或(及)导诊员。

考点:急诊抢救室设置遵循的原则

(2)急诊抢救室:急诊科抢救室应邻近急诊分诊处,房间宽敞明亮,门宜高大,以便搬运和抢救患者。并根据需要设置相应数量的抢救床,具有必要时实行紧急外科处置的功能。

抢救室内设置需遵循以下原则:①应有足够的空间(每张抢救床净使用面积不少于 $12m×12m$)。②配有基本的急救器械与检查器械,如呼吸机、心电图机、除颤仪、输液泵、洗胃机、气管插管和气管切开用物等,必要时配备可实行开胸、开腹、开颅等抢救手术的条件。③各种抢救药品、物品要实行"四定",即定数量、定地点、定人管理、定期检查,处于备用状态。④有足够的照明设施,采用旋转式无影灯,可调方向、高度和亮度。⑤有足够的电源,避免抢救设备电源反复拔插,避免电线交错及多次连接。⑥设抢救床 $2\sim3$ 张,多功能抢救床旁设有中心吸氧系统、负压吸引系统、血压心电监护仪和轨道式输液架等。

(3)急诊专科诊室:一般综合性医院急诊科应设立内科、外科、小儿科、妇产科、骨科等分科急诊诊室。外科诊疗室应设在所有诊察室中最靠近大门处,以减少血迹污染。眼科、耳鼻喉科、口腔科应有特殊设备的诊疗室。小儿科有独立急诊接诊区。传染病和肠道急诊均应有隔离区。

（4）急诊观察室：一般观察床位按全院总床位的5%设置。观察床单元配备物品齐全,要具有中心吸氧系统、负压吸引系统、轨道式输液架等设施。急诊患者留观时间原则上不超过48～72小时。

（5）急诊清创室（或急诊手术室）：位置应与抢救室、外科诊室相邻,外伤患者视病情进行清创处理,生命体征不稳定者,应在急诊手术室进行急救手术。

（6）急诊重症监护室：可设监护床2～8张。护士人数与床位数之比应为3∶1以上。每张使用面积不少于15m,床间距大于1m。为急危重症患者提供优质的监护和治疗。室内配备监护仪、除颤起搏器、呼吸机、心电图机、供氧装置和负压吸引装置等设备,随时掌握患者的生命体征变化。

（7）急诊隔离室：供传染病患者使用。遇疑似传染病患者,预检分诊护士应及时通知专科医师到隔离室进行治疗。室内应配有专用卫生间,以及必要的隔离用品及物品,如隔离衣、隔离裤、帽子、口罩、手套、防护镜及消毒液、感染性垃圾桶等。对患者的分泌物、呕吐物、排泄物要及时处理。凡确诊为传染病的患者,应就地隔离,及时转入传染病房或传染病医院接受治疗。

（8）治疗室和处置室：急诊科应有独立的治疗室和处置室,治疗室应设在各诊察室中央,便于患者治疗,应备无菌物品柜、配液台、治疗桌、注射盘及消毒用品,用于各项治疗前以及输液前的准备。处置室用于使用后的物品及一次性物品的集中处理。

2. 支持区

（1）急诊医技部门：急诊医技部门应设置药房、检验室、X线检查室、心电图室、超声室等,有条件的医院可设置心肺功能检查室、胃镜检查室等部门。

（2）辅助及支持部门：包括挂号处、收费处及保安、后勤等部门。目前,已有部分医院对急诊后勤实行了社会化管理,卫生工作、患者的运送及物品的传递等杂务,由经过培训的非医务工作者来完成。

三、急救绿色通道

急救绿色通道是指医院为急危重症患者提供的快捷高效的服务系统,包括在分诊、接诊、检查、治疗、手术及住院等环节上,实施快速、有序、安全、有效的急救服务。急救绿色通道的建立是救治危重症患者最有效的机制,能有效缩短救治时间,降低伤残率和病死率,提高救治成功率和生存质量。

（一）急救绿色通道的范围

急救绿色通道的范围包括各种急危重症需紧急处理的患者,包括(但不仅限于)以下急诊患者:①各种急危重症患者:休克、昏迷、心跳呼吸骤停、严重心律失常、急性严重脏器功能衰竭的生命垂危者。②无家属陪同且需急诊处理的患者。③批量患者,如外伤、中毒等。④急危重症孕产妇。⑤无法确定身份(如弱智且无人陪伴)且需急诊处理的患者。⑥不能及时交付医疗费且须急诊处理的患者。⑦其他急症而有生命危险的患者。

考点：急救绿色通道的范围

（二）急救绿色通道的管理

1. 醒目标志、抢救优先　绿色通道各部门都应有醒目的标志,收费处、化验室、药房等设绿色通道患者专用窗口,其他绿色通道部门门旁张贴绿色通道患者优先的告示。

2. 合理配置、规范培训　合理配置急诊人力资源,开展急救技术操作规程的全员培训,实行合格上岗制度。配置急救设备和药品,符合《急诊科建设与管理指南（试行）》的基本要求。

3. 正确分诊、有效分流　加强急诊检诊、分诊、及时救治急危重症患者,有效分流非急危重症患者。

4. 首诊负责、无缝衔接　与挂钩合作的基层医疗机构建立急诊、急救转接服务制度。首诊负责制包括医院、科室、医生三级。首诊负责制是指第一位接诊医生(首诊医生)对其接诊患者,特别是急危重症患者的检查、诊断、治疗、会诊、转诊、转科、转院等工作负责到底的制度。

5. 分区救治、优化流程　实施急诊分区救治、建立住院和手术的"急救绿色通道",建立创伤、急性心肌梗死、脑卒中、急性呼吸衰竭等重点病种的急诊服务流程与规范,需紧急抢救的危重患者可先抢救后付费,保障患者获得连贯医疗服务(图3-1)。

6. 定期评价、持续改进　定期评价急诊体系对紧急事件处理的反应性,急诊高危患者"绿色通道"平均停留时间。

7. 规范运行、有效救治　急救绿色通道的急救程序:①接诊医生根据患者的病情或符合急救绿色通道范围的患者,决定启动急救绿色通道服务。②可在其处方、检查申请单、治疗单、手术通知单、入院通知单等医学文件的右上角标明"急救绿色通道",先进行医学处理再进行财务收费。③急诊服务流程体系中每一个责任部门(包括急诊科、各专业科室、各医技检查部门、药剂科,以及挂号与收费等),各司其职,确保患者能够获得连贯、及时、有效的救治。

图3-1　急救绿色通道流程图

第 2 节　急诊科护理管理

一、急诊科的护理人员管理

应根据各医院的急诊科的规模、急诊工作量、所设专科等条件确定人员编制,并参考卫生部制定的《急诊科建设与管理指南(试行)》标准执行。

急诊科应当有固定的急诊护士,护士结构梯队合理。急诊护士应具有扎实的业务基础和丰富的临床工作经验,掌握主要的危急重症和生命支持治疗的基本技能,熟悉抢救药品的应用,能熟练操作抢救仪器、分析监护数据和排除一般故障,熟悉急诊工作内涵与流程,经规范化培训合格,并定期接受急救技能的培训。

医院还应成立急救领导小组,由院长任组长,成员由医务科主任、各大专科主任、急诊科主任或急诊室负责人、护士长等组成,遇有重大抢救任务时负责领导与协调急救工作。

二、急诊科的护理管理制度

急诊科应严格执行《全国医院工作条例》中有关急诊方面的各项规章制度,并根据条例中有关制度的要求结合急诊科工作实际制订适合本部门急诊工作的制度及有关规定。同时,制订切实可行的急救程序、各项急诊技术操作规程及质量标准和相关急救预案,制定各项急诊工作制度、急诊值班制度、出诊抢救制度、急诊查房制度、疑难与死亡病例讨论制度、消毒隔离制度、医疗设备仪器管理制度、出诊抢救和重大突发事件呈报制度等,使工作规范、有章可循。

三、急诊护理应急预案

急诊科的医疗服务具有急危重症患者集中、随机性强、患者发病急、病情重、变化快、死亡率高、易发生医疗纠纷的特点。急诊护理应急预案是为迅速、有序地对急危重症患者、批量伤(病)员开展及时有效的救治而预先制订的实施方案。

(一)编制目的

建立健全应急机制,提高快速反应急救处理能力,切实保障急危重症患者及突发事件所致的批量伤(员)的急救绿色通道的畅通,以及救治效果。

(二)基本原则

1. 简明扼要、明确具体　急诊护理应急预案包含有常见急症的应急预案、突发事件的应急预案(停水、停电等)、批量伤(病)员的应急预案等,要求内容简明扼要、明确具体,标准化、程序化。

2. 责任明确、分级负责　急诊护理应急预案在启动、响应、增援过程中,各级人员职责明确、分级负责,要求时效性强。

3. 培训演练、快速反应　建立定期培训制度,使应急人员熟练掌握急救措施、急救程序、急救配合及各自的职责,保证急诊应急工作协调、有效、迅速地开展。

(三)常见类型

1. 常见急症的应急预案　包括常见急症的病情评估、急救处理措施以及处理流程,如心搏骤停、过敏性休克、急性中毒、严重外伤的应急预案等。

2. 突发事件的应急预案　包括请示报告、患者安全处理措施、评价与反馈等,如停水、停电、患者跌倒等。

3. 批量伤(病)员的应急预案　包括急救组织体系、人员物资增援方案、检伤分流、急救绿色通道实施、各级各类人员的职责,以及应急预案的启动、运行、总结、反馈等。

(四)应急准备

1. **人员准备** 根据应急预案的不同类型,合理调配人力资源。尽可能团队协作,根据批量伤(病)员人数及病情成立数个抢救小组,每组均由医生、护士、工人组成,保证应急措施的时效性。

2. **物资准备** 除急诊科正常使用的抢救品、药品、器材外,另增备有隔离衣、手术衣、无菌手套、消毒剂等,由护士长负责检查保管,定期检查使其处于良好的备用状态。大量使用抢救药品、器材时,由医院突发性卫生事件指挥小组调配。

3. **区域准备** 区域的有效保障及合理划分,是应急预案顺利实施的保证。个体区域的准备,有利于重症患者监测及急救措施及时应用。整体区域的准备,可将伤员进行轻重缓急分区安置,让相对有限的医疗资源最大化的有效应用,使应急工作有序、有效地进行,保障患者的安全。

(五)启动与运行

由院领导及各职能部门负责人,急诊科主任、科护士长、护士长以及各相关临床专科的专家等共同组成的急救应急组织体系。各部门统一指挥、统筹安排、各司其职、密切协作,确保急救工作有序进行。

四、急诊护理工作质量管理

(一)组织实施

急诊护理工作对患者采取的是分科就诊、集中抢救、集中观察的护理方式。急诊管理人员的组织能力与业务水平直接影响急诊患者的救治成功率。急诊科实行医疗(护理)副院长、护理部主任、急诊科科护士长、护士长、护士多级管理。

(二)基本原则

1. **建立健全规章制度** 制度建设和执行是质量管理的核心。特别是保障护理质量、护理安全的核心制度,如分诊制度、首诊负责制度、患者身份识别制度、危重患者抢救制度、口头医嘱执行制度、急诊值班报告制度、危重患者交接班制度、查对制度以及危重患者特检、入院转送制度、护患沟通制度等,并根据质量管理要求完善其他相关制度,有效防范、控制医疗护理风险,及时发现安全隐患。

2. **优化急诊工作流程** 优化各种急危重症抢救流程,根据急诊工作的特点,主要体现在三个方面的优化:①救治流程:分诊台设在醒目位置,当患者进入急诊区域时,分诊护士要快速对患者进行评估,依病情决定就诊的优先顺序及接诊方式。②抢救流程:抢救室护士接到分诊护士的抢救通知后立即进入抢救状态,分工合作,实施抢救措施。③转归流程:给予患者急救处理病情缓解后,可转入专科病房、急诊监护室或观察室。转送患者时,护士应准备好相应的急救物品,并电话通知接收科室做好接收患者的准备,对患者的病情进行简单的介绍,转送途中密切监测病情的变化。

考点:急诊科实行的"三区四级"

3. **实行分级分区就诊** 将急诊患者的病情分为"四级",即:一级是濒危患者,二级是危重患者,三级是急症患者,四级是非急症患者。从功能结构上将急诊科分为三大区域:红区即抢救监护区,适用于一级和二级患者处置。黄区即密切观察诊疗区,适用于三级患者,原则上按照时间顺序处置患者,当出现病情变化或分诊护士认为有必要时可考虑提前应诊,病情恶化后的患者应被立即送入红区。绿区即四级患者诊疗区,实行"三区四级",实施轻重缓急优先就诊顺序,保障急诊患者医疗安全。

4. **定期评价与反馈** 包括:①制订急诊护理质量管理与控制标准、考核方法和持续改进方案。②急诊护理过程中,有检查、分析评价,对存在问题有结论,有处理意见及改进措施,并及时反馈。

(三) 具体目标及措施

1. 稳定急诊护理专业队伍　急诊护理专业队伍人员相对固定,并经过专业训练,熟练掌握心肺复苏技术,能够胜任急诊工作。

2. 提高分诊准确率　建立预检分诊核心制度,有清晰明确的分诊指引。有开发急诊绿色通道的工作指引,有大批患者的分流方案。分诊护士主动接诊,有良好的服务意识,使用标准的服务用语。提高分诊准确率,合理安排就诊次序(按病情分级安排),对各类患者的安置措施得当。有预见性地发现问题,能发现危及生命的指征,落实危重患者优先处理原则。组织协调各部门,保证大型抢救顺利进行。及时化解、处理护理纠纷,按要求上报。

3. 提高患者身份识别的准确性　建立和完善急诊患者身份识别制度,各种处置和治疗前同时使用两种患者身份识别方法。如姓名、床号等(禁止仅以房间或床号作为识别的唯一依据)。实施者应让患者(或家属)讲述患者姓名,作为确认的手段以确保对患者实施正确的操作。在紧急抢救的特殊情况下,应由医生护士共同核对患者身份,实施双重检查。特殊患者建立使用"腕带"作为身份识别的标示制度。

4. 完善急救备用物资管理制度　急救仪器必须定人管理、定位放置、定期检查及维修保养,保证足够电量,用后立即补充用物,及时进行清洁处理;每周检查仪器设备功能及保养清洁,并记录在册。有清晰明确的操作流程标示牌,科室提供原始操作方法的依据(如说明书),急诊医护人员必须严格遵守操作规程。原则上急救仪器不得轻易外借。

5. 提高危重患者抢救成功率　加强急诊护理工作质量全程监控与管理,落实核心制度,尤其是首诊负责制,使急诊服务及时、安全、便捷、有效。建立急诊"绿色通道",科间紧密协作,建立与医院功能任务相适应的重点病种(急性心肌梗死、心力衰竭、脑卒中、创伤、中毒)急诊服务流程与规范,保障患者获得连续医疗服务。

6. 提高急诊患者的住院率　加强急诊留观患者的管理,提高需要住院治疗的急诊患者的住院率,急诊留观时间不得超过48小时。

7. 规范护理文书　急诊抢救护理文书书写规范、及时、完整。因需紧急抢救急危患者而未能及时记录的,有关医务人员应当在抢救结束后6小时内据实补记,并加以注明。

8. 保证护患沟通畅通　可采用文字、口头等不同方式,但病情告知内容必须保持医护的一致性。

链接　三级医院急诊科治疗管理评价指标参考值

1. 急救物品完好率100%。

2. 急诊分诊正确率＞95%。

3. 病例合格率≥90%。

4. 急诊危重患者在就诊5分钟内应得到处置。　急诊会诊医生10分钟到位。

5. 急诊患者留观时间≤48小时。

6. 急危重症抢救成功率≥80%。

7. 危重患者护理合格率≥90%。

8. 抢救记录于抢救结束后6小时内补记。

9. 挂号、划价、收费、取药等服务窗口等候时间≤10分钟。

摘自:《全国医疗卫生系统"三好一满意"活动2011年工作方案》

考点:急诊护理工作的具体目标及措施

第3节　急诊患者分诊

急诊分诊是急诊患者救治过程中的第一个重要环节。为保证病情危急、需要立即抢救的危重患者能够获得及时有效的救治,同时使等待治疗的患者需求得到关注,需要由有经验的急诊科护士根据分诊原则及程序,迅速对所有来诊患者按疾病危险程度进行分诊,对可能有生命危险的患者立即实施抢救。

一、接　　诊

当急诊患者到达急诊室,护士应立即查看病情,及时、果断地进行分诊,安排到相应的诊室进行就诊。如在分诊室听到救护车报警声,意识到有突发的情况发生时,护士应主动推平车或轮椅到急诊室门口迎候。立即检查患者的生命体征,并判断疾病的严重程度,迅速通知相关科室医师参加抢救,如院外已经确定急需手术者,则立即送入手术室。

对前来就诊的患者要根据病情缓急和就诊先后进行就诊顺序的排序。在候诊过程中,护士要密切观察患者的病情变化以便于及时处理。先救治严重危及生命的急诊患者。

二、分　　诊

分诊是对来院急诊的患者进行快速、重点的资料收集,并将资料进行分析、判断、分类、分科,同时按轻、重、缓、急安排就诊顺序,并进行登记,一般应在 2~5 分钟内完成。在传染病或特殊疾病流行期间,还应先做必要的相关检查,如患者需先测体温,再做急诊分诊。根据部门具体规定,安排疑似或传染病患者到隔离区域候诊,减少传染的机会。

分诊程序包括:分诊问诊、测量生命体征、分诊分流、分诊护理和分诊记录。

考点:急诊分诊的基本模式

1. 分诊问诊　首先要热情问候来诊患者和家属,主动介绍自己,询问患者不适情况,目的是了解患者就诊的原因。可应用以下模式进行问诊:

(1) SAMPLE:是英文单词首字母组成的单词,主要用于询问病史。S(sign and symptom):症状与体征;A(allergy):过敏史;M(medication):用药情况,如询问"有无服用过药物?";P(pertinent medical history):相关病史,如"有无慢性疾病?";L(last meal or last menstrual period):最后进食时间,对育龄女士询问最近一次经期时间;E(event surrounding this incident):围绕患病前后情况,如询问"令你不适的原因是什么?"。

(2) OLDCART:亦是英文单词首字母组成的单词,用于评估各种不适症状。O(onset):是发病时间,"何时感到不适?";L(location):部位,即"哪儿感到不适?";D(duration):持续时间,即"不适多长时间了?";C(characteristic):不适特点,即"怎样不适?";A(aggravating factor):加重因素,即"是什么引起的不适?";R(relieving factor):缓解因素即"有什么可缓解不适?";T(treatment prior):来诊前治疗,即"有没有服过药物、接受过治疗?"。

(3) PQRST:是英文单词首字母组成的缩写,主要用于疼痛评估。P(provoke):诱因,即疼痛发生的诱因及加重或缓解的因素;Q(quality):性质,即疼痛的性质,如钝痛、绞痛、烧灼样痛、刀割样痛、针刺样痛等;R(radiation):放射,有无放射,放射部位;S(severity):程度,疼痛的程度如何,可应用疼痛评估工具(如 0~10 数字评分法)进行评估;T(time):时间,疼痛开始、持续、终止的时间。

护士运用眼、耳、鼻、手来收集患者的客观资料,即主要的体征。用眼观察患者的一般状况,如意识、精神状态、面容表情、肤色、颈静脉、体位及发音等改变所代表的意义;观察排泄和分泌物的色、量、质的改变所代表的意义。用耳去辨别身体不同部位发出的声音,如咳嗽音、呼吸音、心音、肠鸣音等变化所代表的意义。用鼻去辨别患者发出的特殊气味所代表的意义。

用手去触摸患者的脉搏来了解其频率、节律及充盈度,触摸疼痛部位来了解疼痛涉及范围及程度,触摸患者的皮肤来了解体温等。可借助压舌板、手电筒、体温计、血压计、听诊器等进行护理查体,还可用心电图机、快速血糖仪等仪器进行检查,收集资料。

2. 测量生命体征　问诊时同时测量生命体征,作为就诊的基本资料,包括血压、脉搏、体温、呼吸、血氧饱和度、格拉斯哥昏迷评分(Glasgow coma scale,GCS)等。如果发现生命体征不稳定或异常,应立刻将患者送往抢救室。

3. 分诊分流　根据患者就诊时的主要症状和体征,进行简单的医疗体检,然后进行分诊分类和分科,按照分诊分类结果,安排患者就诊或候诊。

4. 分诊护理　在日常工作中,分诊之后应引导一般急诊患者到相关科室就诊,按患者所需给予适当的处理和帮助。有需要时,再次分诊分类。病情复杂难以确定科别者,按首诊负责制护理。危重患者应由分诊护士先送入抢救室,之后再办理就诊手续。任何需要紧急处理的危重患者,分诊护士都必须及时通知医生和护士,必要时配合抢救护士酌情予以急救处理,如心肺复苏(cardiopulmonary resuscitation,CPR)、吸氧、心电监护、建立静脉通道等。

大部分患者,经初步和再次评估后,可确定分诊级别。只有少部分患者因表达不清,或是病情表现不明显,需经重点和进一步评估后才可分级,这对急诊专科分诊护士则有更高要求。

在分诊过程中,除按常规分诊程序进行分诊之外,还应注意以下几点:①不是每一名患者都必须经过分诊处,才可进入抢救室。如严重创伤或生命危在旦夕,事前已由相关单位(如院前急救"120")通知急诊科,即可不经过分诊处,直接送入抢救室。②在初次评估中,全面评估患者整体情况,如出现气道、呼吸、脉搏不稳定、不清醒,需立即送往抢救室进行抢救,实行先抢救后补办手续的原则。③保证分诊准确,定期评价急诊分诊系统,合理利用急诊科资源。分诊级别过高,特别是分诊为二、三级时,可能增加急诊医生与护士在单位时间内的急诊工作量,而使真正需要快速抢救的患者等候过久。分诊级别过低,也将使二、三级的急诊患者久候,甚至延误救治。④如有分诊错误,应按首诊负责制处理,即首诊医生先看再转诊或会诊,分诊护士应做好会诊、转科协调工作。⑤遇患有或疑似传染病患者,应按规定将其安排到隔离室就诊。⑥遇身份不明的患者,应先给予分诊处理,同时按所在医疗单位规定进行登记、报告,并做好保护工作。神志不清者,应由两名以上工作人员清点其随身所带的钱物,签名后上交负责部门保存,待患者清醒或家属到来后归还。⑦遇成批伤员时,应立即报告上级及有关部门,同时按所在医疗单位规定进行快速检伤、分类、分流处理。多发伤涉及两个专科以上的,应先分诊到病情最重的科室,由其首先负责处理。

5. 分诊记录　不同的医疗单位可能有不同的记录要求和格式,但分诊记录的基本要求是清晰而简单。基本记录内容包括:患者到达急诊的日期与时间、分诊时间、患者年龄与性别、生命体征、病情严重程度分级、过敏史、分诊护士签名等。

亦可根据 SOAPIE 格式进行记录:①S(subjective assessment):为主观数据评估。②O(objective assessment):客观数据评估,为快速重点体检。③A(analysis of data):为数据分析,包括病情严重程度分级。④P(plan of care):护理计划。⑤I(implementation):实施分诊时所提供的护理,包括诊断性检查、现场救治措施、或启动的感染控制措施。⑥E(evaluation):评价或再评估,记录对救治措施的任何反应或病情变化情况。

第 4 节　急诊护理评估及心理护理

一、急诊护理评估

急诊护理评估,亦称急诊患者评估(patient assessment),是常规收集患者主观和客观资料的过程。急诊护理最初评估（initial assessment）分为两个阶段：初级评估（primary assessment）和次级评估（secondary assessment）。

（一）初级评估

初级评估的主要目的是快速识别有生命危险需要立即抢救的患者，评估内容包括：气道及颈椎、呼吸功能、循环功能、神志状况和暴露患者。如果发现患者其中任何一项不稳定，均应立即送往抢救室进行抢救。

1. 气道及颈椎　检查患者能否说话、声音是否正常，判断气道是否通畅。注意观察有无因舌后坠、松脱牙齿/口腔异物、呕吐物/分泌物、出血凝块、口唇及咽喉部肿胀等原因造成的气道梗阻，其中舌后坠是意识不清者气道梗阻最常见的原因。如果气道部分或完全阻塞，应立即采取措施开放气道，对创伤患者同时注意固定颈椎予以制动。

2. 呼吸功能　检查患者是否具有自主呼吸，呼吸频率、节律及深度是否正常，胸廓有无起伏及两侧胸廓起伏是否对称。如果患者没有呼吸或呼吸不正常，应立即将患者送入抢救室，给予辅助呼吸，或进行气管插管。呼吸困难者，给予吸氧、球囊-面罩通气。对外伤患者应注意张力性气胸、连枷胸合并肺挫伤及开放性气胸造成的换气功能障碍。若有开放性气胸时，可使用无菌无孔敷料封闭胸部伤口。

3. 循环功能　检查有无脉搏、脉搏是否正常、每分脉搏数、脉搏强弱及节律、外出血情况、毛细血管充盈时间、皮肤颜色及温湿度情况，判断循环功能状况。如果患者循环功能不良，应立即将患者送入抢救室，给予心电、血压监护，开放静脉通道。如果没有脉搏，立即进行心肺复苏，包括基础生命支持（BLS）和高级心血管生命支持（ACLS）。

4. 神志状况　评估患者是否清醒，如有意识改变，应查看瞳孔大小和对光反射，或应用格拉斯哥昏迷评分进行评分，并需进一步评估患者的神志状况。对于不清醒的患者，应将患者送入抢救室，保持气道通畅，维持呼吸功能，需要时做好 CT 检查的准备，密切观察病情。对于情绪不稳定者，应注意患者、自身和周围人员的安全，有条件可分隔候诊。

5. 暴露患者、注意保暖　评估时可移除患者的衣物以评估和识别任何潜在的疾病或损伤症状。注意给患者保暖和保护其隐私。

（二）次级评估

如果初级评估后，患者的初步情况稳定，没有生命危险，应该进行次级评估。次级评估的目的是识别疾病与损伤的指征，评估内容包括：问诊、测量生命体征和重点评估。可以同时进行，在 3～5 分钟内完成分诊级别的确定。

重点评估内容主要是采集病史和"从头到足"的系统检查。不同的病变可能具有相同的症状，分诊护士需要结合患者主诉和生命体征与检查所见，必要时应用其他检查结果，进行综合分析和判断。

二、急诊科患者的心理护理

（一）急危重症患者常见心理反应

急危重症患者起病急，病情严重，甚至危及生命。急危重症患者的心理反应，主要是指处于清醒状态下的患者而言。因此，心理反应强烈而且复杂。其常见心理反应如下。

1. 情绪休克　受伤或疾病早期，患者对突如其来的意外伤害完全没有心理准备，无法面对现实。在经过短暂的应激后，心理防御机制濒临"崩溃"，部分患者持续数天处于"情绪休克期"，表现为异常平静与冷漠，表情木然。

2. 焦虑　患者因疾病造成的痛苦及工作、家庭生活秩序的突然中断，难以接受和适应；医护人员紧张的工作场面，家属的惊慌哭泣，均可增加患者的焦虑程度。常表现为烦躁不安、敏感多疑、易激惹,有些患者吞吐犹豫、心灰意冷、表情淡漠,有的故作镇静。

3. 紧张和恐惧　急危重症患者多数是突然起病,或在原来疾病基础上病情加重,或是突然遭受意外伤害,生命往往危在旦夕,常表现出极度紧张和恐惧。

4. 绝望　表现出完全丧失康复的自信心、孤独、冷漠或消极合作。如受到意外伤害或蒙受委屈和挫折者,多表现为双眉紧锁、咬紧牙关、双唇颤抖、言语模糊或尖叫等愤怒状态,自杀未遂者更加暴躁。以上患者均因不堪忍受过重的身心创伤而拒绝与医护人员合作。

5. 个人应对无效　急危重症患者,尤其是意外伤害的患者,心理极不平衡,认为自己伤害或患病是不公平的,加之前途、事业受到影响,更易烦恼焦虑,自控力下降,时常向家人、医护人员发泄怒气。

6. 无效性否认　是个体有意或无意采取的一些无效的否认行为,是一种心理防御反应。这类患者经抢救后病情好转,急性症状初步控制,表现为否认有病,或认为自己的病情很轻,不需要住院监护与治疗。

(二)急危重症患者心理护理

心理护理是指由护士通过各种方式和途径,积极地影响患者的心理状态,以使患者达到其自身的最佳身心状态。心理护理是建立在护士与患者互相信任、相互沟通的良好治疗性人际关系基础之上的,急危重症患者心理护理措施如下。

1. 稳定情绪,疏导不良心理　急危重症患者情绪反应强烈,对疾病产生直接影响。例如:急性心肌梗死患者,情绪不稳定能导致病情急剧恶化,甚至死亡。因此,稳定患者情绪是急救过程中不可忽视的工作,护士应有高度的责任心和同情心,沉着稳定、有条不紊地进行抢救护理,使患者情绪稳定,对治疗产生信心。与患者、家属交流时,态度礼貌诚恳、语言通俗易懂,鼓励患者用语言或非语言方式表达自己的情感,说出忧虑的、害怕的、关心的或希望实现的事情,并给他们适当的安慰和必要的心理疏导,减轻或消除他们的紧张心理。

2. 给予心理支持　心理支持是指采用各种心理治疗手段能够在精神上给患者以不同形式和不同程度的支持。护士健康的心理、积极的言行可直接影响患者的内心世界,使患者内心产生一种积极恢复健康的内在动力,或使那些心理处于极端矛盾和困惑的患者减轻或解脱痛苦,心态趋于平和。有积极意义的治疗信息应及时反馈给患者,增强其治疗信心。同时,还要动员社会、家庭各方面的支持力量。目前许多研究表明,家属探视并不是造成院内感染的主要因素,因此,适度开放 ICU 探视制度,可降低 ICU 患者和家属焦虑程度,增强患者的信心,减轻孤独感。

3. 提供良好的人文环境和物理环境　尽可能多陪伴患者,以减轻患者的心理压力;不向患者提任何要求,暂时认同其当前的应对方式,如喊叫、哭泣等;不与患者进行争辩;与患者交流时态度和蔼,语气平和,以示理解和同情;减少对患者感官的不良刺激,提供安静的休息环境,避免与有焦虑反应的家人密切接触交谈。

4. 提供心理健康指导　帮助患者客观看待自己的病情,告诉患者只有树立健康的观念与正确的态度,才能产生健康的心理。鼓励患者勇于面对现实,面对未来,树立新的生活目标。提高其自信心,强化其已有的成就。指导患者有效地使用心理防御性措施,降低悲哀反应,如在丧失健康初期使用否认、合理化等心理防御机制,具有一定的保护作用。

(三)减轻患者家属心理压力的措施

1. 向家属提供患者的相关信息,并解答其疑问。

2. 及时与家属沟通患者病情及治疗效果方面的信息　在不影响治疗和护理的前提下,尽量让家属陪伴患者,并体谅家属在患者旁边持续徘徊的心情。

3. 给家属适当的心理安慰和必要的心理指导　告诉家属如何配合医疗护理工作,以及如何关心、支持和鼓励患者。

4. 给予患者家属情感上支持 护理人员主动介绍自我,倾听家属的顾虑,表示愿意与家属一起讨论解决患者所面临的各种治疗和护理问题,使家属感到受尊重。

5. 对有可能抢救无效而死亡的患者,事先通知家属,使其有一个逐步接受现实的心理过程,建立较好的心理应对机制。

6. 当患者经抢救无效死亡时,家属会因极度悲哀而哭泣,护理人员不应立即制止,应予以理解,并根据情况适当安慰、劝解。和家属一起严肃、认真地做好善后护理工作,体现对死者的尊重和家属的同情,做好家属的心理疏导工作。

目 标 检 测

A₁/A₂ 型题

1. 关于急诊科的布局,下列哪项不正确
   A. 尽量远离住院部
   B. 有专门的出入口通道
   C. 分诊室设立在入口明显位置
   D. 清创室与抢救室、外科诊室相邻
   E. 抢救室靠近急诊科的进口处

2. 下列不属于急救物品的是
   A. 除颤器
   B. 心电图机
   C. 纤维胃镜
   D. 电动洗胃机
   E. 简易呼吸器

3. 急诊科观察室床位数占医院总床数的
   A. 4%
   B. 5%
   C. 6%
   D. 7%
   E. 8%

4. 急诊科护理工作质量要求不包括
   A. 器材药物完备
   B. 分诊迅速准确
   C. 抢救组织严密
   D. 抢救效率高
   E. 极易交叉感染

5. 以下哪项不属于分诊护士的职责范围
   A. 分清患者的轻重缓急
   B. 对所有急诊患者进行登记
   C. 维持就诊环境
   D. 护送患者入病房
   E. 参与急救

6. 一位急诊创伤患者同时出现下列病情,护士应先抢救哪一项
   A. 窒息
   B. 昏迷
   C. 骨折
   D. 心律失常
   E. 伤口出血

7. 心前区疼痛来急诊就诊的患者,护理人员应用哪种方式分诊
   A. SOAP 分诊公式
   B. PQRST 分诊公式
   C. CRAMS 评分法
   D. QRS 分诊公式
   E. RSTRS 评分法

8. 下列哪项不是急诊患者心理反应
   A. 焦虑和忧郁
   B. 怀疑和依赖
   C. 恐惧和愤怒
   D. 安静和沉默
   E. 否认和冷漠

9. 下列哪项不是急诊患者心理特点
   A. 优先感
   B. 陌生感
   C. 焦虑感
   D. 无助感
   E. 沉默感

10. 患者,男性,56 岁,冠心病史 3 年,今晨于公交车上突然出现四肢抽搐,两眼上翻,呼吸心跳减弱,司机与乘客立即送到急诊室,分诊护士处理正确的是
    A. 分诊护士立即协助医生进行心肺复苏
    B. 分诊护士立即开通绿色通道,医护人员进行抢救
    C. 分诊护士立即进行心肺复苏
    D. 分诊护士立即协同其他护士进行心肺复苏
    E. 分诊护士立即呼叫医生进行抢救

11. 患者,男性,45 岁,在海中游泳时不慎溺水,被送到急诊室,查体:神志不清,口流海水,呼吸微弱,心率 45 次/分,血压 90/60mmHg,医生不在场,护士处理正确的是
    A. 立即呼叫医生等待医嘱
    B. 立即头偏一侧,吸出口腔异物,吸氧
    C. 立即心外按压
    D. 立即心电监护
    E. 先测生命体征

12. 患者,男性,40 岁,交通事故后送往急诊室,意识丧失,左闭合性下肢骨折,呼吸 20 次/分,心

率 62 次/分,血压 96/62 mmHg,身上无任何证件,护士处理不正确的是

A. 协助医生处理骨折

B. 处置同时通知保卫部

C. 等待家属办理手续后再处理

D. 先处理后再等家属补办手续

E. 处置同时通知医务部

13. 患者,男性,35 岁,因突发交通事故,送往急诊室,神清,生命体征平稳,右上肢骨折,第 7、8 肋骨骨折,评估患者心理反应正确的是

A. 否认和焦虑　　　B. 抑郁

C. 依赖　　　　　　D. 怀疑

E. 愤怒

14. 患者,女性,68 岁,因突发心肌梗死,送入急诊室,护士立即给予吸氧、心电监护,医生做心电图,医嘱溶栓治疗。医护人员进行急救时,患者的心理特点是

A. 优先欲　　　　　B. 否认疾病

C. 无望　　　　　　D. 无助

E. 陌生感和恐惧感

A₃/A₄ 型题

(15~17 题共用题干)

患者,男性,24 岁,高热一天,最高体温 39.2℃,来院急诊室就诊。查体:神清,胸前、耳后出现散在水痘,无鼻塞、咳嗽症状。

15. 分诊护士处理正确的是

A. 按高热患者分诊

B. 按急重患者分诊

C. 安排隔离室就诊

D. 按轻患者分诊

E. 安排儿科就诊

16. 护士协助医生处理正确的是

A. 护士替医生填写传染病疫情卡

B. 分诊护士替医生填写传染病疫情卡

C. 分诊护士替医生下医嘱,医生报卡

D. 护士协助医生填写传染病疫情卡

E. 分诊护士填写传染病疫情卡

17. 护士对患者健康教育不正确的是

A. 指导隔离相关知识

B. 指导皮肤护理知识

C. 指导用药的注意事项

D. 告知患者体温降至正常即可上班

E. 指导患者饮食

(18、19 题共用题干)

患者,男,42 岁,因酗酒后突发急性胰腺炎,送院急诊室。查体:神清,反应迟钝,屈膝卧位,呼吸 26 次/分,脉搏 52 次/分,血压 80/45mmHg。

18. 在抢救过程中护士的下列做法不正确的是

A. 及时做好记录

B. 护士向医生重复背述口头医嘱

C. 医护双方核对后用药

D. 快速急救,不必双方核对医嘱

E. 超常规用药应双方核对后用药

19. 抢救患者时,未能及时书写的医嘱或记录,应如何处理

A. 抢救后不用补记

B. 及时、准确补上记录

C. 抢救记录应简单

D. 不能后补医嘱,只记护理记录即可

E. 护理记录因急救不用规范书写

(冯永军)

第4章　心搏骤停与心肺脑复苏

案例 4-1

　　患者,男性,78 岁,心肌梗死 4 年,3 小时前情绪激动时突然出现剧烈胸痛,急诊入院。心电图示急性心肌梗死。在病房中,护士发现患者意识丧失,心电监护示室颤。

问题: 1. 该患者目前发生了什么状况?

　　　 2. 护士应立即采取什么抢救措施?

　　　 3. 抢救成功后,还应进一步采取什么措施?

第1节　心　搏　骤　停

　　心搏骤停(sudden cardiac arrest,SCA)是指各种原因所致心脏射血功能突然终止,随即出现意识丧失、脉搏消失、呼吸停止,经过及时有效的心肺复苏,部分患者可获存活。心搏骤停是临床上最危险的紧急情况,心搏骤停不治是心脏性猝死的直接原因。

一、心搏骤停的原因及病理生理

(一)心搏骤停的原因

导致心搏骤停的原因可分两大类。

1. 心源性因素

(1)冠状动脉粥样硬化性心脏病:是最常见的原因,急性冠状动脉供血不足或急性心肌梗死常发生心室纤颤或心室停顿,是成人猝死的主要原因。

(2)心肌病变:急性病毒性心肌炎及原发性心肌病常并发室性心动过速或严重的房室传导阻滞,也可导致心搏骤停。

(3)主动脉疾病:主动脉瘤破裂、夹层动脉瘤、主动脉发育异常,如马方综合征、主动脉瓣狭窄。

(4)其他:高血压性心脏病、心脏压塞等也可造成心搏骤停。

2. 非心源性心搏骤停

(1)各种原因引起的呼吸停止:如气管异物、溺水、窒息等引起的气道阻塞,脑血管意外、颅脑外伤等引起的呼吸停止,均可引起心肌严重缺氧而发生心搏骤停。

(2)严重的电解质紊乱与酸碱失衡:体内严重低血钾、高血钾等电解质紊乱及严重的酸中毒等均可导致心搏骤停。

(3)药物中毒或过敏:锑剂、洋地黄类、奎尼丁等药物的毒性反应可导致严重心律失常而引起心搏骤停。青霉素、链霉素及某些血清制剂发生严重过敏反应时也可导致心搏骤停。

(4)其他:麻醉或手术意外、各种意外事件(如电击、雷击、自缢、溺水等)。

某些诊断性操作(如血管造影、心导管检查)和某些疾病(如急性胰腺炎、脑血管病变等),均可导致心搏骤停。

(二)病理生理机制

心搏骤停导致全身血流中断,不同器官对缺血损伤的敏感性不同。大脑细胞对缺血缺氧最敏感,常温下,心脏停搏 5 分钟后,脑细胞开始发生不可逆的缺血损害;10 分钟内未行心肺复苏,神经功能极少能恢复到发病前水平。

二、心搏骤停的类型

心搏骤停根据心脏活动情况及心电图的表现可分为以下四种类型:

(一) 心室纤颤

心室纤颤(ventricular fibrllation,VF)又称室颤,是心搏骤停最常见的类型,占心搏骤停的80%。心电图表现为形态、振幅各异的不规则波动,频率约为310次/分,QRS-T波群消失(图4-1)。

图4-1　心室纤颤

(二) 无脉性室性心动过速

无脉性室性心动过速(ventricular tachycardia,VT)是心搏骤停时较常见的心律失常。出现无脉性室性心动过速和心室颤动的心搏骤停患者与无脉性电活动的心脏停搏患者相比,有较好的预后。无脉性室性心动过速患者的心电图表现为宽大畸形的QRS波群,ST-T波方向与QRS波群主波方向相反,频率150~300次/分(图4-2)。但大动脉没有搏动。

图4-2　室性心动过速

(三) 无脉性电活动

无脉性电活动(pulseless electrical activity,PEA)又称电-机械分离,指心肌有持续的电活动,但失去有效的机械收缩能力。

(四) 心脏停搏

心脏停搏(ventricular asystole),又称心室静止,是指心房、心室肌完全失去电活动,心电图显示房、室均无激动波,呈一直线,或偶见P波。心肌完全失去机械收缩力。

三、心搏骤停的临床表现与诊断

(一) 临床表现

心搏骤停时有效血液循环停止,机体组织缺血缺氧,引起明显的神经系统和循环系统症状。心搏骤停的典型"三联征"包括:意识突然丧失、大动脉搏动消失、呼吸停止,主要临床表现为:

1. 突然意识丧失或伴有短暂性抽搐。
2. 大动脉搏动消失,脉搏摸不到,心音消失。
3. 呼吸断续不规则,叹息样,继而停止。
4. 面色迅速变为苍白或青紫。
5. 双侧瞳孔散大、固定,对光反射消失。

考点:心搏骤停的临床表现与诊断

(二)诊断

患者突然意识丧失,伴大动脉搏动消失,是诊断心搏骤停的主要依据。成人通常检查颈动脉搏动,亦可触摸股动脉,儿童可检查肱动脉搏动。

第2节 心肺脑复苏

心肺复苏(cardiopulmonary resuscitation,CPR)是针对呼吸停止、心搏骤停的患者所采取的抢救措施,即采用胸外按压或其他方法形成暂时的人工循环并恢复心脏自主搏动和血液循环,用人工呼吸代替自主呼吸并恢复自主呼吸,达到恢复苏醒和挽救生命的目的。脑复苏是心肺复苏过程中,保护和恢复中枢神经系统功能的治疗,目的是加强对脑细胞损伤的防治和促进脑功能的恢复,此过程决定患者的生存质量。

《2010美国心脏协会心肺复苏及心血管急救指南》中急救生存链(图4-3)包括以下五个环节:①立即识别心搏骤停并启动急救反应系统。②尽早进行心肺复苏,着重于胸外按压。③快速除颤。④有效的高级生命支持。⑤综合的心搏骤停后治疗。生存链中各个环节必须环环相扣,中断任何一个环节,都可能影响患者预后,前三个环节构成了基础生命支持的内容。

图4-3 急救生存链

一、基础生命支持

(一)判断意识并启动急救医疗服务系统

发现患者突然倒地,检查现场环境安全,做好自我防护的情况下完成:

1. 判断患者意识 ①成人、儿童:轻拍重唤(轻拍患者双肩,凑近耳边大声呼唤)。②婴儿:有力叩击患儿足跟或捏掐合谷处。如患者对刺激无反应,说明意识丧失。

2. 立即启动急救医疗服务系统(emergency medical service system,EMSS) 如患者无意识,立即高声呼叫并请求援助,帮助拨打急救电话求助EMSS,之后立即返回患者身边开始CPR。拨打急救电话时,急救人员应该向EMSS调度员说明现场的位置、事情经过、患者人数、相应的病情及已采取的急救措施等,如未经CPR培训的现场救助人员,可听从调度员的电话指导后进行CPR操作。

3. 摆放患者体位 立即将患者置于复苏体位,即仰卧位。如患者头向下,先将患者双臂轻放于头两侧,一手托住患者头颈部,另一手插入患者胸部,沿其躯体纵轴整体翻转成仰卧位,要注意头、颈、躯干平直,无扭曲,再把双手放在躯干两侧。头不能高于胸部,应与躯干呈水平位。同时松解患者衣领及裤带。如患者在软床上,应在其身下垫硬木板。

4. 判定大动脉搏动 成人通常检查颈动脉搏动,亦可触摸股动脉,儿童可检查肱动脉搏动。触摸颈动脉时不能用力过大,检查时间不超过10秒,在10秒内没有触摸到搏动者,立即实施胸外心脏按压。基础生命支持流程图见图4-4。

图 4-4　基础生命支持流程图

（二）建立人工循环

建立有效的人工循环（circulation，C），最关键的是迅速、有效的胸外心脏按压。胸外心脏按压是通过增加胸腔内压力和（或）直接按压心脏驱动血流，有效的胸外心脏按压能产生 60 ~ 80mmHg 动脉压。

链 接 ⋯⋯⋯⋯　人工循环原理

　　心泵机制：按压胸部，使胸骨与脊柱之间的心脏被挤压，推动血液向前流动。按压解除，心室恢复舒张状态，产生吸引作用，使血液回流充盈心脏。

　　胸泵机制：按压胸部时，胸膜腔内压增高，导致胸腔内心腔及各血管床的压力增高，血液流入下腔静脉，放松时胸腔内压下降，正是这个压差使静脉血液返回流入心脏。

1. 按压部位　成人：胸部的中部（胸骨的中下部）或两乳头连线与胸骨交界处。儿童：胸骨正中两乳头连线水平。婴儿：胸骨正中两乳头连线下处稍下方。

2. 按压方法　成人：施救者跪于（或立于）患者一侧，双手掌根重叠置于按压部位，身体前倾、腕、肘、肩于同一轴线上，与患者身体长轴垂直，以髋关节为支点用上身的重力和肩臂的力量垂直、有规律地下压胸骨（用力、快速），放松时掌根不可离开胸壁（图4-5）。儿童：单手掌根按压。婴儿：食指和中指按压。

3. 按压深度　成人至少5cm，1 ~ 8 岁儿童至少为胸廓前后径的 1/3（大约 5cm），婴儿至少胸廓前后径的 1/3（大约 4cm）。

图 4-5　胸外按压

4. 按压频率　至少 100 次/分。

5. 按压与放松时间　按压与放松时间相等，要保证每次按压后胸部回弹到正常位置。

6. 按压与人工呼吸比例　按压与人工呼吸比例目前推荐使用（新生儿除外）30：2。

7. 胸外心脏按压常见并发症　由于操作不当可引起肋软骨断离、肋骨骨折、内脏损伤、气胸、血胸等。

(三) 开放气道

在胸外心脏按压 30 次后应立即开放气道(airway,A)。首先检查口腔,清除异物,取出活动义齿(做好自我防护),然后用手法打开气道,常用的开放气道方法有仰头抬颏法、托颌法。

1. 仰头抬颏法　此法是临床最常用的方法,适用于头、颈部无创伤者(图 4-6)。

2. 托颌法　怀疑患者有颈椎损伤时使用(图 4-7)。

图 4-6　仰头抬颏法　　　　　　　　图 4-7　托颌法

(四) 人工呼吸

人工呼吸(breathing,B)是用人工的方法供氧,并推动肺、膈及胸廓的活动,使气体被动进出肺,排出二氧化碳,维持一定的氧分压。如果患者没有呼吸或不能正常呼吸(如仅仅是叹息),应行人工呼吸。常用的人工呼吸方法有:

1. 口对口人工呼吸法　院外现场急救时最简便、最常用、最有效的方法。①保持气道通畅、口部张开的位置进行。②一手掌根部按于患者前额,并用拇指与食指捏闭患者的鼻孔。③施救者张开口紧贴患者口部,以封闭患者的口周围。④给予 2 次紧急吹气,每次人工呼吸时间均超过 1 秒钟,以使患者胸部起伏。⑤每次吹气完毕,立即与患者口部脱离,同时放松捏闭患者鼻部的手指,使患者能从鼻孔呼出气体(图 4-8)。

2. 口对鼻人工呼吸法　此法适用于口部外伤或张口困难者。打开患者气道,将患者口唇闭拢,均匀吸一口气,用口包住患者鼻部,用力向患者鼻孔内吹气,直到胸部抬起,吹气后将患者口部张开,让气体呼出。如吹气有效,则可见到患者的胸部随吹气而起伏,并能感觉到气流呼出(图 4-9)。

图 4-8　口对口人工呼吸法　　　　　　图 4-9　口对鼻人工呼吸法

3. 口对口鼻人工呼吸法 此法适用于婴幼儿。施救者用嘴将患儿口鼻同时包严后吹气,吹气量以胸廓抬起为宜。

4. 球囊-面罩通气 在医院内急救时使用,需要一定练习才能熟练使用。一般不推荐单人心肺复苏时使用,由两名有经验者的施救者实施时才最有效。一名施救者开放患者气道,使用 EC 手法将面罩紧扣面部,另一名施救者捏球囊,2 名施救者均应观察患者胸部的起伏状况(图 4-10)。

5. 高级气道建立 当进行了高级气道干预(如气管内插管和气食管联合插管等)后,应由有经验的医务人员进行通气。此时,2 人

图 4-10 球囊-面罩通气

进行 CPR 的吹气频率为 8~10 次/分,不需考虑通气与按压同步,即通气时不必暂停胸外心脏按压。

心肺复苏注意事项:①为保证胸外心脏按压的持续性和有效性,每 2 分钟及时交换胸外按压者,交换时尽可能减少按压的中断,中断时间控制在 10 秒内。②人工呼吸时保持患者呼吸道通畅,做好自我防护。吹气要有一定的力量,深而缓使患者胸廓抬起,不宜力度过大。

(五) 除颤

心室纤颤是心搏骤停最常见的心律失常,而终止心室纤颤最有效的方法是电除颤。除颤成功随时间延误而降低,每延误一分钟,存活率降低 7%~10%,心室颤动常在几分钟内转为心跳停止,早期除颤(1 分钟内)成功率 97%,所以强调越早越好。电除颤能量选择:首次单相波 360J,双相波 200J。除颤前行 5 个 CPR,除颤后立即行 CPR,5 个循环后评估效果,如果仍是室颤,继续以上述能量除颤。如果在现场,及早使用自动体外除颤器(AED),将会大大提高心搏骤停抢救的成功率。

(六) 心肺复苏有效指标和终止抢救的指征

1. 心肺复苏有效指标

(1) 颈动脉搏动:停止按压,能触及大动脉搏动。

(2) 神志:神志改善,可见患者有眼球活动,对光反射与睫毛反射出现,甚至手脚开始抽动。

(3) 瞳孔:瞳孔由散大开始回缩。

(4) 面色(口唇):由苍白、发绀转为红润。

(5) 自主呼吸出现。

2. 终止抢救的指征

(1) 院前:①患者已恢复良好的自主呼吸和心搏;或有其他人接替抢救或患者转移到医院;环境安全危及施救者。②确定患者已死亡(心电图、致死性伤害、疾病终末期、死亡已久)。③心肺复苏进行 30 分钟以上,检查患者仍无反应、无呼吸、无脉搏、瞳孔无回缩。原则上,除 CPR 成功外,院前不停止 CPR。

(2) 院内:①经高级生命支持后仍无循环、呼吸。②致死性损伤或疾病、经各种救治措施无效。③终末性疾病:癌症晚期、重要器官慢性功能衰竭、高龄生命终结。④有合法遗嘱或家庭成员坚决拒绝并签字为证。

（七）儿童和婴儿基础生命支持（表 4-1）

表 4-1　儿童和婴儿关键基础生命支持

		成人	儿童	婴儿
识别	意识	无反应（所有年龄）		
	呼吸	没有呼吸或不能正常呼吸（即仅仅是喘息）	没有呼吸或仅仅是喘息	
	脉搏	在 10 秒内未扪及脉搏（所有年龄）		
心肺复苏程序		C-A-B		
按压频率		每分钟至少 100 次		
按压幅度		至少 5cm	至少 1/3 胸廓前后径,大约 5cm	至少 1/3 胸廓前后径,大约 4cm
胸廓回弹		保证每次按压后胸廓回弹,每 2 分钟交换胸外心脏按压		
气道		仰头抬颏法（医务人员疑有颈椎损伤;托颌法）		
按压通气比例（建立高级气道前）		30 : 2 1 或 2 名施救者	单人施救者:30 : 2 2 名施救者:15 : 2	
建立高级气道		每 6~8 秒钟 1 次呼吸（每分钟 8~10 次呼吸）,每次呼吸约 1 秒钟,明显的胸部抬起。与胸外按压不同步		
除颤能量		单相波:360J;双相波:200J	初始能量:2J/kg,后续能量:4J/kg,可以更高能量,但不超过 10J/kg 或成人能量	

二、高级心血管生命支持

考点:高级心血管生命支持主要措施

　　高级心血管生命支持（advanced cardiovascular life support,ACLS）通常有专业急救人员到达发病现场或在医院内进行,通过应用设备、特殊技术和药物等,进一步提供更有效的呼吸、循环支持,以恢复自主循环或维持循环和呼吸功能。可归纳为高级 A、B、C、D,即 A（airway）——人工气道；B（breathing）——机械通气；C（circulation）——循环支持,使用血管加压药物及抗心律失常药物；D（differential diagnosis）——寻找心搏骤停原因。

（一）人工气道

　　人工气道（airway,A）应在心肺复苏中尽早建立,可使用气管内插管、口咽或鼻咽气道、食管-气道导管、喉罩通气等,其中气管内插管是建立人工气道的主要手段。其优点在于保持呼吸道通畅,便于清除气道内分泌物,并可与呼吸机相连接,给予选择性通气。一旦插入气管插管,立即评估气管插管位置。评估方法:①通气时观察双侧肺部有无起伏。②听诊肺部,两侧呼吸音是否对称。③X 线摄片确定气管插管的位置。④有条件可持续监测呼气末二氧化碳浓度。

（二）机械通气（breathing,B）

　　详见第 14 章常用急救技术。

（三）循环支持（circulation,C）

　　1. 心电血压监测　见第 8 章急危重症监护。

　　2. 建立给药途径　心搏骤停时,在 CPR 和快速除颤的前提下,应迅速建立给药途径。

　　（1）静脉通路（Ⅳ）:首先建立外周静脉通路,给予药物和液体,常用肘前静脉（正中静脉或贵要静脉）、颈外静脉,尽量不用手或下肢的远端静脉。尽可能建立中心静脉,因为中心静脉给药比外周静脉给药药物浓度更高、循环时间更短、起效更快,但不可因植入中心静脉而中断 CPR。放置中心静脉导管是急性冠脉综合征溶栓相对(不是绝对)禁忌证。

（2）骨内通路(IO)：如果无法建立静脉通路,可选择骨内通路进行液体复苏、给药。

（3）气管内给药(ET)：如果无法建立静脉通路或骨内通路,某些药物可经气管插管注入气管。常用药物有：肾上腺素、阿托品、利多卡因、纳洛酮和血管加压素等。其剂量是静脉给药的 2 ~ 2.5 倍。尽管气管内可以给予某些药物,但是为了确保确切给药,尽量选择静脉或骨内方法给药。

3. 常用药物

（1）肾上腺素(epinephrine)：是 CPR 的首选药物,能兴奋 α、β 肾上腺素受体。主要是兴奋 α-肾上腺素受体,收缩外周血管,提高血压,增加冠状动脉和脑等重要脏器的灌注压。肾上腺素用法：1mg 静脉注射或骨内注射,每 3 ~ 5 分钟一次。高剂量用于特殊情况,如 β 受体阻滞剂或钙通道阻滞剂过量。如果 IV/IO 延误或无法建立,可经气道内给药,每次 2 ~ 2.5mg。

（2）血管加压素(vasopressin)：是非肾上腺素能血管收缩药,也能引起冠脉和肾血管收缩,联合肾上腺素能提高自主循环恢复。CPR 时,可以使用血管加压素 40U 替代第一剂或第二剂肾上腺素,经静脉或骨内给予。

（3）胺碘酮(amiodarone)：胺碘酮可以用于对 CPR、除颤和血管加压素无反应的 VF 或无脉 VT。起始剂量 300mg IV/IO,可接着用 150mg IV/IO。

（4）利多卡因(lidocaine)：可作为无胺碘酮时的替代药物。起始剂量 1 ~ 1.5mg/kg 静脉注射,如果 VF/无脉 VT 持续,5 ~ 10 分钟后可再用 0.5 ~ 0.75mg/kg 静脉注射,最大量为 3mg/kg。

（5）硫酸镁(magnesium sulfate)：静脉注射硫酸镁能有效终止尖端扭转型室性心动过速(TDP)(QT 延长间期相关性的不规则/多形 VT)。镁似乎对正常 QT 间期的不规则/多形性 VT 无效。当 VF/无脉 VT 心搏骤停与 TDP 相关时,抢救者可以使用1 ~ 2g 的硫酸镁,用5% 葡萄糖 10ml 稀释后 IV/IO。

（6）阿托品(atropine)：有证据表明,在心搏骤停期间常规使用阿托品没有治疗益处,故不常规推荐阿托品用于 CPR。

（7）碳酸氢钠(sodium bicarbonate)：如果在心搏骤停前已经存在代谢性酸中毒,高钾血症,三环类抗抑郁药物过量,应用碳酸氢钠有益。初始剂量为1mmol/kg,尽量在血气分析检测的指导下应用。

（四）明确诊断(differential diagnosis,D)

在救治心搏骤停过程中,应尽可能迅速明确引起心搏骤停的病因,以便及时采取相应的措施。心搏骤停可治疗的"5H"和"5T"为：低血容量(hypovolemia)、低氧血症(hypoxia)、氢离子(酸中毒)[hydrogen ion (acidosis)]、高/低钾血症 (hyper-/hypokalemia)、低体温(hypothermia)；中毒(toxins)、填塞(心包)[tamponade(cardiac)]、张力性气胸(tension pneumothorax)、冠状动脉血栓形成(thrombosis,coronary vasculature)、肺动脉血栓形成(thrombosis,pulmonary)。

三、心搏骤停后管理

自主循环(ROSC)恢复以后,系统的心搏骤停后管理能改善存活患者的生命质量。

（一）心搏骤停后管理目的

1. 心搏骤停后管理的初始目的　①优化心、肺功能和重要器官灌注。②转运到适当的单元进行心搏骤停后综合系统管理。③识别并治疗心搏骤停的病因,防止再发心搏骤停。

2. 心搏骤停后管理的后续目的　①控制体温,使存活神经功能恢复达最优。②识别并治疗急性冠脉综合征。③优化机械通气,尽量减少肺损伤。④降低多器官损伤的风险,根据需要支持脏器功能。⑤客观评估预后恢复情况。⑥需要时协助患者进行康复。

(二)心搏骤停后治疗措施

考点：心搏骤停后主要治疗措施

心搏骤停后治疗要综合运用广泛的、结构化的、多学科系统措施进行管理,包括:亚低温治疗、血流动力学和气体交换的最优化、当有指征时需要恢复冠脉血流时采用经皮冠状动脉介入术进行冠脉灌注、血糖控制、神经学诊断、管理和预测(流程见图4-11)。

图4-11 心搏骤停后处理流程

1. **亚低温** 为保护大脑和其他脏器,对心搏骤停,ROSC后仍处于昏迷状态的成年患者,应采取亚低温治疗。在几分钟至几小时内将体温降至32~34℃,维持12~24小时,能提高神经学未受损患者存活出院率。具体操作:冰袋、冰帽、冰毯,或输注低温液体。

2. **呼吸系统的维护** 心搏骤停后,肺功能障碍很常见,其严重程度用 PaO_2/FiO_2 比值判断,结合胸部影像学表现判断有无 ARDS。一旦 ROSC,立即监测动脉血氧饱和度,可通过调整呼吸机模式、参数,使动脉血氧饱和度≥94%,并避免过度通气和低碳酸血症。

3. **循环系统的维护**

(1)建立和维持静脉通路:CPR 时尽可能早建立静脉通路或骨通路,在此基础上,尽可能建立中心静脉通路,方便大量快速输液、血管活性药物应用、有创血流动力学监测,并做好护理,防止血流感染,保证导管位置合适和通畅。

(2)多功能监护:见第8章急危重症监护。

(3)血管活性药物应用:ROSC 后可能要使用血管活性药物以保证心输出量,尤其是灌注到大脑和心脏的血流。可以通过改善心率、心肌收缩力、动脉压、心脏后负荷的药物。对血管活性药物的输注速度没有特殊规定,要根据危重患者药代动力学和药效学来进行调整。其起始剂量范围参照表4-2。

表4-2 ROSC后常用血管活性药物

药物	标准起始剂量(然后调整至预期效应)
肾上腺素	$0.1 \sim 0.5 \mu g/(kg \cdot min)$
去甲肾上腺素	$0.1 \sim 0.5 \mu g/(kg \cdot min)$
去氧肾上腺素	$0.5 \sim 2.0 \mu g/(kg \cdot min)$
多巴胺	$5 \sim 10 \mu g/(kg \cdot min)$
多巴酚丁胺	$5 \sim 10 \mu g/(kg \cdot min)$
米力农	先以 $50 \mu g/kg$ 注射至少10min,然后以 $0.375 \mu g/(kg \cdot min)$ 注入

4. 中枢神经系统的维护

(1)维持血压:在缺氧状态下,脑血流的自主调节功能丧失,主要靠脑灌注压来维持脑血流。因此,对ROSC昏迷的患者应维持正常的或稍高于正常水平的血压,如果有颅内高压应给予脱水以降低颅内压,保证良好的脑灌注。

(2)亚低温治疗:因为高热和抽搐会使患者的脑需氧增加,医生应治疗过高热,并考虑给予亚低温。

(3)抗癫痫治疗:癫痫由于全脑损伤引起,进一步加重缺血损伤。常用的药物:苯二氮䓬类、苯妥英钠以及巴比妥类。

(4)血糖控制:ROSC后的高血糖加重脑血流紊乱,促进脑水肿形成,加重脑损伤。故要常规监测血糖,并予胰岛素控制血糖在推荐的最佳范围内(8~10mmol/L)。高血糖的危害可能是通过谷氨酸介导。除非有低血糖,否则避免输注含糖液体。

(5)高压氧治疗:通过增加血氧含量及其弥散功能,提高脑组织氧分压、改善脑缺氧、降低颅内压。有条件者可早期应用。

(6)其他:包括应用钙拮抗剂,解除脑血管痉挛;抗凝疏通微循环等。神经保护药在多个临床试验数据有限,而且都表明在心搏骤停复苏后治疗并不能改善预后,其使用有争议。

5. 器官捐献 尽管经过最积极的复苏支持和密切观察,仍有一些心搏骤停后患者出现脑死亡。心搏骤停复苏后成年患者,如果发生脑死亡,可考虑器官捐献。

目 标 检 测

A₁/A₂型题

1. 心搏骤停主要诊断依据
   A. 突然意识丧失伴大动脉搏动消失
   B. 心脏停搏
   C. 瞳孔散大
   D. 神经反射消失
   E. 身冷如冰

2. 导致心搏骤停的最常见的原因为
   A. 心肌病　　　　B. 冠心病
   C. 溺水　　　　　D. 主动脉病变
   E. 药物中毒、过敏

3. 心搏骤停类型中复苏成功率较高的是
   A. 心室颤动　　　　B. 心脏停搏
   C. 心电机械分离　　D. 心房颤动
   E. 心律失常

4. 心搏骤停后意识丧失于
   A. 20~35s后　　　B. 30~60s后
   C. 40~55s后　　　D. 3~10s后
   E. 60~75s后

5. 脑功能恢复的较早的征象是
   A. 听觉恢复　　　　B. 吞咽反射
   C. 咳嗽反射　　　　D. 痛觉反应

E. 肢体活动

6. 心搏骤停后瞳孔散大于
   A. 20~35s 后　　　　　B. 30~60s 后
   C. 40~55s 后　　　　　D. 3~10s 后
   E. 60s 后

7. 判断患者有无脉搏下列哪项是正确的
   A. 同时触摸双侧颈动脉
   B. 颈动脉触摸时,不要用力过大
   C. 检查时间不得短于 10s
   D. 不能触摸股动脉
   E. 颈动脉搏动点在胸锁乳突肌外缘

8. 成人胸外心脏按压的操作,下列哪项是错误的
   A. 患者仰卧背部垫板
   B. 急救者用手掌根部按压
   C. 按压部位在患者心尖区
   D. 使胸骨下半段及其相邻的软骨下降至
      少 5cm
   E. 按压要有节律,频率至少每分钟 100 次

9. 判断口对口人工呼吸法是否有效,首先观察
   A. 口唇发绀是否改善
   B. 瞳孔是否缩小
   C. 吹气时阻力大小
   D. 看到患者胸廓升起
   E. 剑突下隆起

10. 胸外心脏按压的位置是
    A. 剑突下
    B. 胸骨左旁第四肋间
    C. 左锁骨中线第四肋间
    D. 胸部的中部(胸骨的中下部)
    E. 上胸部

11. 胸外心脏按压时,每分钟按压次数为
    A. 50 次　　　　　　　B. 80 次
    C. 至少 100 次　　　　D. 120 次
    E. 130 次

12. 人工呼吸中每次吹气应持续
    A. 5 秒　　　　　　　B. 2 秒以上
    C. 1 秒以上　　　　　D. 3 秒以上
    E. 4 秒以上

13. 心肺复苏最常用的给药途径
    A. 气管内　　　　　　B. 心内注射
    C. 静脉注射　　　　　D. 肌内注射
    E. 联合途径

14. 世界卫生组织将"猝死"的时间标准定为
    A. 3 小时以内　　　　B. 6 小时以内
    C. 5 小时以内　　　　D. 4 小时以内

E. 2 小时以内

15. 单人胸外心脏按压与人工呼吸的比为
    A. 2∶30　　　　　　　B. 15∶2
    C. 30∶2　　　　　　　D. 2∶15
    E. 1∶30

16. 成人胸外按压的深度为
    A. 3.5~5cm　　　　　B. 5cm
    C. 2.5~4cm　　　　　D. 1.5~2.5cm
    E. 至少 5cm

17. 人工呼吸方法中最常用最有效的是
    A. 口对口人工呼吸
    B. 口对鼻人工呼吸
    C. 口对口鼻人工呼吸
    D. 口对呼吸面罩人工呼吸

18. 心搏骤停时最易受损的是
    A. 呼吸系统　　　　　B. 循环系统
    C. 中枢神经系统　　　D. 消化系统
    E. 泌尿系统

19. 亚低温治疗脑复苏,脑组织温度可降至
    A. 28℃　　　　　　　B. 25℃
    C. 30℃　　　　　　　D. 32℃
    E. 35℃

20. 患者,6 岁,在公园玩耍时不慎溺水窒息,急救的首要步骤是
    A. 加压给氧
    B. 挤压简易呼吸器
    C. 清除呼吸道异物
    D. 肌内注射呼吸兴奋剂
    E. 口对口人工呼吸

21. 患儿,家中进食时突发吸气性呼吸困难伴刺激性干咳,最可能的原因是
    A. 哮喘发作　　　　　B. 自发性气胸
    C. 气管异物　　　　　D. 肺水肿
    E. 心衰

22. 患者,无意识和呼吸,以下哪项是确保心跳骤停者呼吸道通畅的正确位置
    A. 头后仰颈项过伸
    B. 平卧位,去枕
    C. 侧卧位
    D. 头低足高位
    E. 俯卧位,头向一侧

A₃ 型题

(23~25 题共用题干)

　　患者,48 岁,住院时出现了心搏骤停。

23. 抢救首选的药物是

A. 肾上腺素　　　B. 碳酸氢钠

C. 利多卡因　　　D. 溴苄胺

E. 阿托品

24. 最常用的给药途径

A. 气管内　　　　B. 心内注射

C. 静脉注射　　　D. 肌内注射

E. 联合途径

25. 急救措施最有效的是

A. 吸氧　　　　　B. 清理呼吸道

C. 通知医生　　　D. 现场心肺复苏

E. 心电图检查

(26～28 题共用题干)

患者,女,52 岁,有冠心病史,今晨起床时,突然晕倒,意识不清,伴抽搐,颈动脉搏动未触及。

26. 作为值班护士,目前最主要的抢救措施是

A. 通知医生　　　B. 建立静脉通路

C. 心前区叩击　　D. 心电图检查

E. 吸氧

27. 该患者发生了

A. 休克　　　　　B. 心搏骤停

C. 昏迷　　　　　D. 意识障碍

E. 癫痫

28. 抢救不及时最易受损的是

A. 呼吸系统　　　B. 循环系统

C. 中枢神经系统　D. 消化系统

E. 泌尿系统

(徐建如)

第5章 休 克

案例 5-1

患者,男性,28岁。因车祸致腹部疼痛3小时,由120送至急诊科。入院查体:T36.5℃,P130次/分,R21次/分,BP82/66mmHg。患者表情痛苦,烦躁不安。颜面部见多处软组织擦伤,呼吸急促。右上腹饱满,局部腹肌紧张,压痛明显,移动性浊音阳性,四肢湿冷。血常规检查示:红细胞计数为 $2.8×10^{12}$/L,血红蛋白为61g/L,白细胞计数为 $11.2×10^9$/L,血小板计数为 $135×10^9$/L。初步诊断:1. 肝脏挫裂伤;2. 休克。

问题: 1. 请您对该患者进行护理评估并提出其主要护理问题是什么?

2. 如果您是急诊科的接诊护士,现阶段您的主要救护措施有哪些?

第1节 概 述

休克(shock)是各种原因引起的有效循环血容量减少,组织灌注不足所导致的以微循环障碍、代谢障碍、细胞受损为特征的一种急性临床综合征。休克通常起病急骤,进展迅速,并发症严重,甚至可致多器官功能衰竭,病死率较高,是临床处理的重点和难点。

一、病因与分类

考点: 休克的临床分类

临床上通常把休克分为低血容量性休克、感染性休克、心源性休克、神经源性休克、过敏性休克五大类。

1. **低血容量性休克** 常见于急性大出血,如创伤造成肝脾破裂、血胸、骨盆骨折,宫外孕破裂出血,肝硬化并发上消化道出血等。也可以发生于体液急性大量丢失,如剧烈呕吐、腹泻、大面积烧伤创面渗液、炎性渗出等,均可导致血容量锐减。

2. **感染性休克** 常见于脓毒症、急性腹膜炎、绞窄性肠梗阻、胆道系统感染、泌尿系统感染等。多由革兰阴性菌引起,其释放的内毒素是导致休克的主要因素,故又可称其为内毒素性休克。

3. **心源性休克** 各种原因造成心泵功能受损导致外周循环血量不足。常继发于急性心肌梗死、严重心律失常、心肌炎等。

4. **神经源性休克** 当出现脊髓损伤、剧烈疼痛、严重精神创伤、麻醉药物或自主神经阻滞剂不良反应等情况时,血管运动中枢发生抑制,和(或)传出的交感缩血管纤维被阻断,外周血管张力下降而诱发神经源性休克。

5. **过敏性休克** 主要是机体发生了Ⅰ型变态反应引起的,常见致敏原有药物(以青霉素、血清制品、麻醉药、造影剂等多见)、食物、蛇虫毒液等。

二、病理生理机制

1. **微循环改变** 各种类型休克的发病机制不尽相同,但都具有共同的病理生理基础,即体内重要脏器微循环处于低灌流状态,以及由此导致的微循环变化、代谢变化和组织细胞的损害。根据休克的严重程度和发展过程可将休克微循环的改变分为三阶段。

微循环收缩期:又称为缺血缺氧期,是休克的临床早期阶段。机体由于有效循环血容量下降,反射性引起交感-肾上腺髓质系统兴奋,产生大量儿茶酚胺,使得心率加快,心肌收缩力增强,皮肤黏膜、骨骼肌、胃肠道、肾脏等部位的小动脉、微动脉、毛细血管前括约肌和微静脉持续性收缩,毛细血管前阻力增加,大量真毛细血管关闭,造成微循环灌注急剧减少。这种微循环的变化对机体有一定的代偿意义,使得血液发生了重新分配,增加了回心血量,保证了心脏、肺脏、脑组织等重要脏器的血液供应;但同时也造成了皮肤、腹腔内脏、肾脏等的缺血缺氧改变。

微循环扩张期:又称为瘀血缺氧期。随着休克病程的进展,微循环缺血缺氧状态不能及时逆转,组织细胞发生无氧酵解,产生大量的酸性代谢产物。毛细血管前括约肌长时间处于酸性环境下对儿茶酚胺的敏感性下降,逐步出现"疲劳",遂由收缩转为松弛,而毛细血管后括约肌因敏感性相对较低,仍然处于相对收缩状态,这样就造成了微循环血液出现"多进少出"。此期血液淤积于微循环内,漏出增多,血液黏稠度上升,回心血量减少,各重要脏器逐步出现损害。

微循环衰竭期:又称为DIC期。由于微循环内血液浓缩,黏稠度增加和酸性环境导致血液出现高凝状态,使微循环内的红细胞、血小板发生凝集形成微血栓,甚至发生弥散性血管内凝血(DIC)。同时大量微血栓的形成消耗了大量的凝血因子,以及纤维蛋白溶解系统的激活,造成机体出现出血倾向。微循环障碍逐步加重并形成恶性循环,组织细胞因缺氧引起广泛损害,甚至发生多器官功能衰竭。

2. 代谢改变 休克时由于组织灌注不足和细胞缺氧,葡萄糖的无氧酵解成为了机体获得能量的主要途径,该途径获取能量的效率是极低的,所以机体处于能量极度缺乏的状态。另外,由于无氧酵解又造成了机体乳酸堆积,从而诱发代谢性酸中毒。

3. 炎症介质释放和细胞损伤 严重创伤、感染、休克可刺激机体过度释放炎症介质并造成组织细胞损伤(参见第6章多器官功能障碍综合征)。

4. 重要器官的继发性损害 由于持续的缺血、缺氧导致各脏器出现代谢紊乱和发生损害,甚至出现多器官功能衰竭和死亡。

肺:肺部毛细血管的低灌注和缺血缺氧导致肺部毛细血管内皮细胞损伤,血管通透性增加,造成间质性肺水肿。另外,由于缺氧导致肺泡上皮细胞受损,其肺表面活性物质的生成减少,肺泡的顺应性下降,可继发肺泡萎陷,并出现局部肺不张。进而引起氧的弥散障碍,导致动脉血氧分压进行性下降可出现急性呼吸窘迫综合征(ARDS)。

肾:循环血容量下降,肾脏血管收缩,使得肾小球滤过率下降,尿量减少。此外,肾内血流重新分配,血流大部分流向髓质,造成皮质肾小管缺血坏死,引起急性肾衰竭。

心:休克时心率增快,心脏舒张期缩短,冠状动脉供血下降,可导致心肌缺血损伤,可引起局灶性心肌坏死和心力衰竭。

脑:随着血压的下降,脑灌注压和血流量下降,脑供血不足,脑细胞缺血缺氧,导致脑细胞水肿。同时,缺氧造成脑部血管扩张和通透性增高,出现脑间质性水肿。最终可出现颅内压增高。

肝:缺血缺氧可导致肝细胞损伤,患者可出现黄疸、转氨酶增高等。此外,还可引起肝脏的代谢、解毒和凝血因子合成障碍。

胃肠道:休克发生后胃肠道血管剧烈收缩,胃肠道黏膜上皮因缺血缺氧出现糜烂、溃疡、出血等,并可造成胃肠道屏障功能破坏,胃肠道内细菌和毒素发生移位,可诱发全身性严重感染。

三、临床特点

（一）临床表现

考点：休克患者不同时期的临床表现，包括：意识、皮肤黏膜、生命体征、尿量等的改变

休克患者的临床表现主要体现在意识、皮肤黏膜、生命体征、尿量等的改变上。根据休克病程的进展和严重程度，临床上通常把休克分为休克代偿期和休克抑制期两个阶段和轻、中、重三度（表5-1）。

1. 休克代偿期　由于中枢神经系统对缺血缺氧较为敏感，休克早期患者即可出现烦躁不安、恐惧、紧张等意识的改变。皮肤黏膜血管收缩，患者可出现为脸色苍白、四肢湿冷、出冷汗。同时随着回心血量的增加和外周血管阻力的提高，患者心率加快、收缩压变化不大，舒张压增高，脉压下降，伴有呼吸急促。此期是抢救休克患者的关键，如能及时采取有效的救护措施，休克容易纠正，否则，病情很快恶化。

2. 休克抑制期　若有效循环血容量不能及时恢复，病情继续发展，患者逐步出现休克典型的临床表现。意识逐渐转为抑制，表现为表情淡漠，懒言少语。皮肤、黏膜、甲床发绀，四肢冰冷。脉搏不断增快，血压下降，通常脉搏细速多出现在血压下降前。临床上常把脉率与收缩压之比称为休克指数，用以判断休克的有无及轻重，休克指数为0.5提示无休克，休克指数1.0～1.5提示休克存在，休克指数大于2提示休克严重。血压进行性下降，以收缩压下降明显，脉压进一步缩小；通常认为收缩压<90mmHg、脉压<20mmHg是休克存在的证据。呼吸变得浅促或不规则，呼吸>30次/分或<8次/分提示病情危重。尿量明显减少，尿量<25ml/h提示血容量不足，严重者甚至可发生急性肾衰竭。终末期休克患者微循环发生DIC，并可继发多器官功能衰竭，表现为意识模糊或昏迷，皮肤黏膜广泛出血，四肢厥冷、脉搏摸不清、血压测不到，少尿、无尿，甚至出现呼吸窘迫、消化道出血、血尿、黄疸等。

表5-1　休克临床特点及程度判断

分期	程度	意识	皮肤黏膜	脉搏	血压	呼吸	尿量
休克代偿期	轻	清楚，烦躁	苍白，发凉	<100次/分	收缩压正常，舒张压升高，脉压缩小	增快	正常
休克抑制期	中	淡漠，迟钝	苍白，发冷	100～120次/分	收缩压为70～90mmHg，脉压进一步缩小	浅促	尿少
	重	模糊，昏迷	青紫，厥冷	细速或摸不清	收缩压<70mmHg或测不到	微弱或不规则	尿少或无尿

（二）实验室及辅助检查

1. 血、尿和大便常规检查　红细胞计数、血红蛋白值有助于对失血性休克的诊断及休克治疗效果的判断；血细胞比容增高反映体液丢失；白细胞计数、中性粒细胞比值是诊断感染性休克的重要依据。尿比重增高提示血液浓缩。大便隐血试验阳性提示消化道出血。

2. 血液生化检查　体液大量丢失造成休克的患者常见水、电解质紊乱。同时注意监测患者的肝、肾及凝血功能等，以了解患者是否合并多器官功能障碍综合征（MODS）。

3. 动脉血气分析　动脉血氧分压（PaO_2）反映血液携氧情况，当休克并发急性呼吸窘迫综合征时，PaO_2降至60mmHg以下，而且鼻导管吸氧常难以改善。二氧化碳分压（$PaCO_2$）主要反映肺脏通气功能，当休克患者过度通气时，可使$PaCO_2$下降。

4. 中心静脉压检测　中心静脉压（CVP）反映右心房或胸腔段腔静脉内的压力，正常值为5～12cmH₂O。当CVP低于5cmH₂O时，表示血容量不足；高于15cmH₂O时，提示心功能不全，或补液过量；超过20cmH₂O时，提示充血性心力衰竭。

5. 肺毛细血管楔压　肺毛细血管楔压(PCWP)反映左心室、左心房、肺静脉的压力,正常值为 6 ~ 15mmHg。若 PCWP 下降,提示血容量不足;增高则提示肺循环阻力增高,例如肺水肿,此时应限制补液量。

(三) 诊断要点

根据患者的病史及临床表现,休克患者的诊断不难,要点包括:

1. 有诱发休克的原因。

2. 有意识障碍。

3. 脉搏细速,超过 100 次/分或不能触及。

4. 四肢湿冷,胸骨部位皮肤指压阳性(压迫后再充盈时间超过 2 秒钟),皮肤有花纹,黏膜苍白或发绀,尿量少于 30ml/h 或无尿。

5. 收缩血压低于 80mmHg。

6. 脉压小于 20mmHg。

7. 原有高血压者,收缩血压较原水平下降 30% 以上。

凡符合上述第 1 项以及第 2、3、4 项中的两项和第 5、6、7 项中的一项者,可诊断为休克。

四、救治与护理

(一) 救治原则

1. 抢救生命　应该首先处理危及患者生命的情况。例如:心搏骤停者立即施行心肺复苏;内脏脱出者立即予以包扎保护;大血管撕裂伴活动性出血者立即包扎止血;剧烈疼痛者立即实施包扎固定,以及镇静止痛处理;气道梗阻、窒息者立即开放气道,有条件可行气管插管或切开结合机械辅助通气。

考点: 休克患者的救治原则

2. 保持呼吸道通畅　应松解患者衣扣,头后仰,及时清理呼吸道分泌物,及时予鼻导管或面罩吸氧,必要时可给予气管插管或切开,行机械辅助通气。

3. 补充血容量　迅速建立静脉通道,快速扩容补液,扭转组织低灌注和缺氧是治疗休克的最基础和最根本的措施。补充血容量所选用溶液有晶体和胶体。晶体溶液最常用的是平衡盐溶液,其渗透压、电解质含量及 PH 等与血浆相近。晶体溶液的特点是扩容迅速,起效快,输注后液体还可漏到血管外而达到补充组织间液的作用,但也因此其扩容作用时间很短,仅为 1 小时左右。代血浆、清蛋白、血浆、全血等胶体溶液可维持扩容效果数小时。

4. 积极处理原发病　根据引起休克的原因,采取有效方法处理原发病灶。如创伤造成的失血性休克,应在迅速恢复循环血量的同时实施有效的止血,必要时予以手术治疗;感染性休克患者在病原菌尚未确定前可根据临床规律和经验选择抗菌药物;心源性休克患者原则上予以强心、利尿、扩血管治疗;神经源性休克患者予以镇静镇痛;过敏性休克患者应迅速脱离致敏原的接触。

5. 使用血管活性药物　治疗休克患者的血管活性药物可分为血管收缩剂和血管舒张剂两大类。血管收缩剂常有去甲肾上腺素、间羟胺、肾上腺素等;血管舒张剂常用酚妥拉明、酚苄明、阿托品以及小剂量多巴胺等。一般在积极扩容补液的基础上选用血管扩张剂,使收缩的微循环重新得到血流灌注,缓解组织缺血缺氧。当积极扩容补液但血压仍然低时,可选用血管收缩剂,以增加组织的灌注压。血管收缩剂和血管扩张剂常联合应用,目的是把强心与改善微循环放在同一重要的地位。

6. 纠正酸碱平衡失调　休克患者组织由于缺血缺氧容易发生代谢性酸中毒,根据血红蛋白氧离曲线规律,酸性环境对氧从血红蛋白解离是有利的。因此,轻度酸中毒无须积极纠正,多在血容量得到补充。微循环改善后,轻度的酸中毒即可缓解。但重度休克经扩容治疗后仍有严重酸中毒者需使用碱性药物,常用5%碳酸氢钠溶液,并根据血气分析结果调整用药速度和剂量。

7. 保护重要脏器,预防多器官功能损害 维持有效心排血功能,最常用的是强心苷如毛花苷C,可增强心肌收缩力,必要时在补充血容量的基础上适当使用利尿药可减轻心脏负荷。注意防治呼吸功能衰竭,如吸氧状态下仍有顽固性低氧血症,应配合医生气管插管或气管切开,行机械辅助通气,维持动脉血 PaO_2 在70mmHg以上。维持尿量在30ml/h以上,避免使用肾毒性药物,预防急性肾衰竭。患者如有出血倾向,怀疑合并DIC时,尽早使用肝素和低分子右旋糖酐,必要时予以输注新鲜血。严重休克患者可使用皮质类固醇激素可有效对抗机体的炎症反应。遵医嘱合理使用抗菌药物防治感染。

(二)护理措施

考点:休克患者予以安置中凹卧位

1. 急救护理 原则是配合医生做好各类抢救工作,密切观察并报告病情变化,遵医嘱保证各项治疗措施及时有效地实施。立即处理危及生命的情况;保持气道通畅;迅速建立静脉通道,有条件者迅速建立2条及以上静脉通道,若周围静脉通道开放困难时可进行中心静脉穿刺置管;安置抗休克体位,将患者头部、躯干抬高20°~30°,下肢抬高15°~20°,呈中凹卧位以增加回心血量;对于烦躁不安患者给予适当镇静止痛处理;对创伤患者应予以包扎、固定、制动和止血;院外伤员给予初步救治后尽快转运。

2. 一般护理

(1)保持病室通风良好,温度适宜,设专人护理,减少搬运和家属探视,病室定时消毒,避免院内感染。

(2)患者安置休克体位,及时更换床单和衣物,保持皮肤干燥。定时为患者翻身拍背,防治压疮和坠积性肺炎的发生。意识障碍患者容易出现坠床和各种管道脱落造成的意外伤害,必要时可予以约束带和床栏保护。

(3)维持体温正常,注意保暖。如患者出现体温下降、畏寒,可提高室温、加盖棉被,禁用热水袋、电热毯等加温方法,避免血管扩张和组织耗氧量的增加。感染性休克高热患者予以降温处理。

3. 治疗配合

(1)补充血容量,恢复有效循环血量。迅速建立两条以上的静脉输液通道,一条保证扩容,另一条保证各种药物按时按量滴注。如果周围静脉穿刺困难,应该立即行中心静脉穿刺插管。一般先快速输入晶体液,如等渗盐水、平衡盐溶液,后输入胶体液,如全血、血浆、清蛋白等。在输液过程中,注意保持管道的通畅,固定妥当,防止管道打折、脱落、空气栓塞等。根据中心静脉压和血压情况适时调整输液量和速度(详见本章第2节低血容量性休克的救护)。

(2)保持呼吸道通畅,改善缺氧。意识不清患者可予头偏向一侧或置入口咽管,以防止舌根后坠或呕吐物、气道分泌物等引起误吸。病情允许时,鼓励患者定时做深呼吸、咳嗽排痰,必要时吸痰。协助患者做上肢运动,促进肺脏扩张,以改善肺的通气功能。遵医嘱予以吸氧,经鼻导管给氧时可用40%~50%氧浓度,6~8L/min的氧流量。严重呼吸困难者,协助医生行气管插管或气管切开,机械辅助呼吸。

(3)遵医嘱使用血管活性药物。药物的种类、量、浓度、速度应根据病情的变化调整,一般从低浓度、慢速度开始。开始用血管活性药物时,血压常不稳定,需每5~10分钟监测一次血压,根据血压变化调整药物浓度和滴速。注意保护血管,防治药物的外渗,以免引起局部组织的坏死。

(4)其他:协助医生寻找和治疗引起休克的原发病;纠正代谢紊乱,维护重要器官功能;休克时机体免疫力下降,容易继发感染,应注意预防。

4. 病情观察

（1）休克发生时患者的意识反映的是脑组织血流灌注情况。若患者意识清楚、安静，说明循环血容量已基本足够；如果患者烦躁不安或者意识模糊、昏睡、昏迷等反映患者病情危重。

（2）生命征是评估休克的重要体征。休克患者脉搏细速、呼吸急促、收缩压<90mmHg，脉压<20 mmHg，表明休克存在；血压回升、脉压增大，表明休克好转。呼吸>30 次/分或<8 次/分表示病情危重。一般休克患者体温偏低，但是感染性休克患者常常伴有高热。

（3）皮肤黏膜的颜色和温度反映末梢循环情况。休克患者皮肤黏膜苍白、发绀，四肢湿冷；如果皮肤干燥、红润，四肢转暖说明末梢循环恢复。

（4）尿量是反映循环血容量的客观指标。如果尿量<25ml/h，表明血容量不足；尿量<17ml/h，表明可能发生了急性肾衰竭；尿量>30ml/h，表明休克好转。

（5）准确记录24 小时出入量是评估和治疗休克患者的重要依据。

（6）定时检查血、尿、大便常规、电解质、肝肾功能、血气分析、中心静脉压等以了解休克的状态和治疗效果。

5. 心理护理及健康教育　积极与患者及家属沟通，适当地向患者及家属说明休克的原因，解释病情的变化和有关治疗方法，缓解患者及家属的紧张焦虑情绪，取得患者及家属的理解和配合。指导生产生活中加强自我防护，减少休克危险因素的暴露。

第2节　各类休克的特点与救护要点

一、低血容量性休克

低血容量性休克是临床最为常见的休克类型，是由于急性失血失液造成的有效循环血容量锐减。起病早期患者呈兴奋状态、烦躁不安。若患者短时间内失血量达到全部血容量的20%，为800～1000ml，或者急性失液量超过体重的5%，为2500～3000ml 时，则可出现休克典型的临床表现。患者表现为表情淡漠、意识模糊、反应迟钝、昏迷；四肢湿冷，浅表静脉萎陷；皮肤和口唇黏膜苍白或发绀，晚期合并 DIC 时患者可出现广泛皮下出血；脉搏细弱，甚至摸不到；收缩压低于 90mmHg，脉压低于 20mmHg；呼吸急促变浅或不规则。尿量减少，尿比重增高，提示肾脏血管收缩，血容量不足。

低血容量性休克的救护要点：

1. 迅速输血补液，恢复有效循环血容量是治疗低血容量性休克最有效的措施。临床上可根据中心静脉压及血压情况调整补液速度和补液量（表5-2）。

表5-2　中心静脉压与补液的关系

中心静脉压	血压	原因	处理原则
低	低	血容量严重不足	充分补液
低	正常	血容量不足	适当补液
高	低	心功能不全或血容量相对过多	给强心药，纠正酸中毒，舒张血管
高	正常	容量血管过度收缩	舒张血管
正常	低	心功能不全或血容量不足	补液试验*

* 补液实验：取等渗盐水 250ml，于 5～10 分钟内经静脉输入，如果血压不变而中心静脉压升高，提示心功能不全；如果血压升高而中心静脉压不变，提示血容量不足。

考点：休克患者病情观察内容

考点：抢救低血容量性休克患者最有效措施是迅速建立静脉通道，扩容补液

2. 快速恢复血容量的同时,应协助寻找和治疗病因。对于活动性出血患者应迅速控制出血,需要手术治疗患者尽快完善各项必要的术前检查,交叉配血和其他术前准备。呕吐腹泻的胃肠炎患者予以抗菌药物治疗及对症处理。

其余护理措施参见本章第1节。

二、感染性休克

感染性休克常继发于严重感染,其发病机制极为复杂,主要致病菌是革兰阴性杆菌。病原微生物及其毒素激活人体体液和细胞免疫反应系统,产生各种炎症介质和生物活性物质作用机体各种器官,影响组织灌注,导致组织细胞缺血缺氧、代谢紊乱、功能障碍,甚至全身炎症反应综合征和多器官功能衰竭。

患者前期有感染性疾病病史,如脓毒症、急性腹膜炎、绞窄性肠梗阻、胆道系统感染、泌尿系统感染等,当患者出现以下征象预示感染性休克发生的可能:非神经系统感染而出现神志改变,如表情淡漠或烦躁不安;血压下降,收缩压低于90mmHg,或较原来基础值下降30%;心率增快、与体温升高不平行,或出现心律失常;尿量减少;不明原因的肝、肾功能损害等。

感染性休克的救护要点:

考点:控制感染是治疗感染性休克患者的重要措施

1. 控制感染是治疗感染性休克患者的重要措施,遵医嘱使用抗菌药物的过程中做好用药的护理,包括过敏试验、不良反应的观察、疗效的评估等。

2. 注意维持水、电解质和酸碱平衡。该类型患者常常大汗淋漓以及饮食不足容易造成脱水,应注意监测患者的体液指标和出入量。同时感染性休克患者容易并发酸中毒,轻度者可通过扩容补液得到纠正,严重者可静脉滴注5%碳酸氢钠,并密切监测血气分析,及时调整治疗方案。

3. 应用血管活性药物以提高血压,改善微循环,在应用过程中监测血压变化,及时调整输液剂量、浓度、速度等;心功能损害者可给予强心苷;糖皮质激素能抑制多种炎症介质的释放,缓解全身炎症反应综合征。

4. 感染性休克患者需密切监测患者的血液系统、呼吸功能、肝功能、肾功能等,因为该类患者容易出现DIC及多器官功能衰竭;同时注意对患者进行病原学监测,包括局部分泌物、脓液以及血液的细菌学检查。

其余护理措施参见本章第1节。

三、心源性休克

心源性休克是指由于心脏功能减退,导致心输出量显著减少并引起严重的急性周围循环衰竭的一种综合征。其病因以急性心肌梗死最多见,严重心肌炎、心肌病、心包填塞、严重心律失常或慢性心力衰竭终末期等均可导致本症。大部分心源性休克多发生于心脏疾病进展恶化之后。发病前患者可有心前区疼痛、心慌、胸闷等表现,随后出现烦躁不安、面色苍白,诉口干、出汗;逐渐表情淡漠、意识模糊、神志不清直至昏迷。四肢厥冷,肢端发绀,皮肤出现花斑样改变。心率逐渐增快,常大于120次/分。收缩压逐渐降低,严重时血压测不出。脉搏细弱,心音低钝。尿量减少,甚至无尿。休克晚期出现广泛性皮肤黏膜出血,以及多器官功能衰竭。血流动力学监测提示心脏指数降低、中心静脉压、肺毛细血管楔压增高。

考点:急性心肌梗死所致的心源性休克患者的急救措施

心源性休克的救护要点:

1. 让患者绝对卧床休息,取半卧位,注意缓解焦虑紧张情绪。急性心肌梗死所致者可给予吗啡、哌替啶止痛,同时予地西泮、苯巴比妥镇静处理。迅速建立有效的静脉通道,必要时行深静脉插管。持续吸氧,必要时气管插管或气管切开,人工呼吸机辅助呼吸。

2. 心源性休克患者一方面心脏超负荷，另一方面微循环灌注不足，因此其治疗原则是提高心输出量，改善微循环和组织血流灌注。在实施液体复苏过程中控制补液速度、补液量，防治前负荷过重诱发或加重心力衰竭是治疗和护理的难点。平衡盐溶液、低分子右旋糖酐是心源性休克患者常用液体。患者血容量补足的表现包括：口渴感消除、颈静脉充盈良好、四肢暖、脉搏有力而不快；收缩压大于 90mmHg、脉压大于 30 mmHg；尿量大于 30ml/小时；CVP 在 8 ～ 12cmH$_2$O、PCWP 在 18 ～ 20mmHg。对于急性心肌梗死并发心源性休克患者，24 小时补液量应控制在 1500 ～ 2000ml。

3. 血容量得到改善后，可同时结合药物治疗，常用药物如强心药、血管扩张药和利尿剂等改善心功能和微循环灌注情况。多巴胺是治疗心源性休克常用药物，通常选择中小剂量的多巴胺 [<10μg/(kg·min)] 静脉滴注，可有效增强心肌收缩力，增加心输出量，同时可扩张肾脏血管，增加尿量。顽固性心衰时可结合使用多巴酚丁胺，血压下降明显时宜与间羟胺合用。洋地黄类制剂一般在急性心肌梗死 24 小时后才使用。硝普钠可扩张血管，减轻心脏前后负荷，增加左心室射血指数。急性肺水肿时还可选用硝酸甘油和或呋塞米。在使用上述药物治疗过程中，护理的重点在于观察患者用药后的反应，特别是患者的意识、皮肤黏膜的颜色温度、血压、脉压、CVP、PCWP 等情况，及时调整给药速度和用药剂量。

4. 心源性休克患者除常规密切观察休克常见症状体征外，还需重点监测患者的血流动力学指标，包括：中心静脉压（CVP）、肺毛细血管楔压（PCWP）、心脏指数（CI）；如果是由于心肌梗死引起的休克注意监测患者的心肌酶谱；影像学检查胸片可发现肺水肿征象，超声心动图检查有助于评估心瓣膜和心室功能。

其余护理措施参见本章第 1 节。

四、神经源性休克

神经源性休克是由于控制全身小血管的血管运动中枢及其传出的交感神经纤维发生抑制、阻断或功能受损后导致血管紧张性下降，大量血液淤积于外周，回心血量减少，心排血量降低，血压下降所致。常见原因包括：脊髓损伤、椎管内麻醉用药过量、剧烈疼痛、强烈精神打击等。此类休克发生发展极为迅速，但同时具有快速逆转的特点。常以脑血流不足、发生急剧的意识障碍为主要表现，伴随出现头晕、面色苍白、出汗；胸闷、心悸、呼吸困难；脉搏细速、血压下降等，一般预后较好。

神经源性休克的救护要点：

1. 一旦发病立即给予患者安置休克体位。该类患者可伴有呼吸抑制，立即开放患者气道，可采用仰面举颏法，或放置口咽管，予以吸氧，必要时行气管插管机械辅助通气。

2. 立即建立静脉通道，快速扩容补液是治疗该类患者的有效措施。晶体液选用平衡盐溶液，胶体液可选用低分子右旋糖酐或 706 代血浆。一般快速补液 500 ～ 1000ml 后根据血压情况调整。

3. 如果补液治疗效果不理想可皮下注射 0.1% 肾上腺素 0.5 ～ 1ml。

4. 如果是由于剧烈疼痛引起的休克者可给予吗啡 5 ～ 10mg 或哌替啶（度冷丁）50 ～ 100mg；情绪紧张患者应给予镇静药物如地西泮 10mg。

其余护理措施参见本章第 1 节。

五、过敏性休克

过敏性休克是已经致敏的机体再次接触某些特异性抗原物质后引起的以急性循环衰竭为主的全身性速发型过敏反应。常见致敏原有药物、食物、蛇虫毒液等。药物中以青霉素、血清制品、麻醉药、含碘造影剂等较为常见。其发生机制是机体接触致敏原后形成特异性 IgE 抗体,当人体再次接触该致敏原后,该致敏原与 IgE 抗体结合,引起体内的肥大细胞、嗜碱性粒细胞释放大量组织胺、缓激肽、5-羟色胺等,使血管床容量扩张、毛细血管通透性增加、平滑肌痉挛等。从而引起皮肤黏膜改变、呼吸道阻塞、循环衰竭等。

本病起病突然,多数患者可在接触致敏原后数秒钟或数分钟内出现症状。皮肤黏膜改变是过敏性休克早期临床表现,包括皮肤潮红、瘙痒、荨麻疹,打喷嚏、流清水样鼻涕等。呼吸道梗阻是本病常见表现和主要致死原因,主要与喉头水肿、支气管痉挛、气道分泌物增多有关,患者可出现咳嗽、胸闷、气短、呼吸困难、发绀等。循环系统症状包括:心悸、面色苍白、出冷汗、四肢厥冷、脉搏细速、血压下降,严重者可出现心搏骤停。此外,患者还可出现神经系统症状,如头晕、乏力、眼花,神志淡漠或烦躁不安、大小便失禁、晕厥、昏迷,甚至抽搐等。

过敏性休克的救护要点:

1. 立即去除致敏原,如为药物过敏应立即停药,更换输液器,不拔针,保留静脉通路,因为在发生过敏性休克后血液灌注量显著减少,周围循环不良,穿刺难度大、时间长,影响抢救速度。及时通知医师,就地组织抢救。如发生心搏骤停,立即实施心肺复苏术。

2. 肾上腺素是治疗过敏性休克的首选药物。肾上腺素具有收缩血管、增加外周阻力、兴奋心肌、增加心输出量及舒张支气管平滑肌的作用。发生过敏性休克时,立即给予皮下注射 0.1% 盐酸肾上腺素 0.5～1ml。如症状不缓解,可每隔 30 分钟皮下或静脉注射 0.5ml,直至脱离危险期。

3. 遵医嘱抗过敏治疗,以减少免疫反应活性介质释放,减轻活性介质对靶组织的作用。可使用糖皮质激素类药物,如地塞米松 10～20mg 静脉推注,氢化可的松 200～400mg 静脉滴注;抗组胺类如异丙嗪 25～50mg 肌内注射;10% 葡萄糖酸钙静脉推注等。

4. 经抢救血压仍低者,可用多巴胺 20mg 加入 5% 葡萄糖溶液 250ml 中静脉滴注,根据血压调节滴速。

5. 解除支气管痉挛,使用氨茶碱可舒张支气管平滑肌、减少免疫反应活性介质释放作用。常用氨茶碱 0.25～0.5g 静脉滴注。

6. 由于本病起病急骤,患者常紧张恐惧,家属可能责怪医务人员,情绪激动。因此护士应关心体贴患者,积极主动向患者和家属解释病情,消除其思想顾虑,使其积极配合治疗及护理。

7. 告诉患者及家属致敏原的名称,避免再次接触该致敏原。对于可能致敏药物常规进行过敏试验,用药后要注意观察,并告之患者如有皮疹、呼吸困难、头晕等应及时告诉医务人员。

目 标 检 测

A₁/A₂ 型题

1. 各类型休克的病理生理基础是

   A. 血压下降   B. 血管扩张

   C. 微循环障碍   D. 酸碱失衡

   E. 有效循环血容量下降

2. 临床上最为常见的休克类型是

   A. 心源性休克   B. 感染性休克

   C. 神经源性休克   D. 过敏性休克

   E. 低血容量性休克

3. 下列哪项描述符合休克早期的临床表现

   A. 面色苍白、烦躁不安

   B. 脉弱无力

   C. 血压降低

   D. 代谢性酸中毒

   E. 皮肤黏膜出现瘀斑

4. 中心静脉压正常值为

   A. 5～12cmH₂O   B. 4～16cmH₂O

   C. 4～6cmH₂O   D. 10～12cmH₂O

E. 6～8cmH$_2$O

5. 休克指数为多少提示休克的存在
   A. >0.5　　　　B. >1.0
   C. >1.5　　　　D. >2.0
   E. >2.5

6. 休克早期血压变化特点是
   A. 收缩压升高,舒张压正常
   B. 收缩压正常,脉压缩小
   C. 收缩压下降,脉压增大
   D. 血压无变化
   E. 血压明显下降

7. 休克患者的体位应该取
   A. 头低脚高位
   B. 侧卧位
   C. 上身和下肢各抬高10°～30°
   D. 头高脚低位
   E. 半坐卧位

8. 给休克患者扩容补液时,指导补液量、速度的可靠指标是
   A. 颈静脉充盈情况
   B. 面色和肢端温度
   C. 血压
   D. 尿量及中心静脉压
   E. 出入量

9. 对休克患者进行病情观察,以下哪项提示休克患者血容量已基本恢复正常
   A. 每小时尿量30ml
   B. 神志由烦躁转为淡漠
   C. 脉压为18mmHg
   D. 脉搏为110次/分
   E. 中心静脉压为4.5cmH$_2$O

10. 患者,女,42岁,因肺部感染于门诊输液室正在行头孢呋辛静脉滴注治疗,突然出现脸部皮肤潮红,剧烈咳嗽,伴有胸闷气促,随后很快出现脸色苍白,出冷汗,随即昏迷,经抢救无效死亡,患者可能出现了什么情况
    A. 心力衰竭　　　B. 呼吸衰竭
    C. 休克　　　　　D. 肺栓塞

E. MODS

11. 患者,男,45岁,因感染性休克正在输液治疗。现在发现患者CVP18cmH$_2$O,BP80/58mmHg,尿量19ml/h,应如何处理
    A. 继续补液并加用利尿剂
    B. 减慢输液
    C. 加快输液速度
    D. 减慢输液,给予强心剂
    E. 密切观察病情变化

12. 患者,男,18岁,于硬膜外麻醉下行关节镜手术,手术进行1小时后患者突然出现脸色苍白,四肢冰冷,呼吸急促,BP75/55mmHg,P122次/分,R22次/分,先应该如何处理
    A. 平衡盐溶液静脉滴注
    B. 肾上腺素肌内注射
    C. 地塞米松静脉滴注
    D. 输血
    E. 吸氧

A$_3$/A$_4$ 型题

(13、14题共用题干)

患者,女,23岁,因腹痛半日就诊,停经2个月余。查体:血压73/50mmHg,心率135次/分,呼吸25次/分,烦躁不安。临床诊断:1.宫外孕破裂;2.失血性休克,急诊科立即组织抢救。

13. 对于该患者立即予建立静脉通道,此时宜首选
    A. 平衡盐溶液
    B. 10%葡萄糖溶液
    C. 右旋糖酐
    D. 5%碳酸氢钠
    E. 全血

14. 经过抢救,现患者血压98/75mmHg,心率110次/分,呼吸19次/分,意识渐清。下一步主要处理措施是什么
    A. 继续输液输血
    B. 密切观察病情变化
    C. 抗菌药物抗感染治疗
    D. 送手术室手术止血
    E. 吸氧,必要时气管插管

（曾　健）

第6章 多器官功能障碍综合征

第1节 全身炎症反应综合征

案例 6-1

患者男,30岁,因左小腿急性蜂窝织炎在当地医院输液、应用抗生素治疗1天。由于病情加重,出现寒战、高热转来本院。查体:体温39.4℃,P108次/分,BP100/60mmHg,R24次/分,神清,精神差,头面颈、胸、腹无阳性发现。左小腿红肿达膝关节,触痛明显。血常规:WBC16.2×10^9/L,N90%。

问题: 1. 您认为该患者目前应考虑的诊断是什么?

2. 请列出诊断依据?

3. 救治与护理原则有哪些?

全身炎症反应综合征(systemic inflammatory response syndrome,SIRS)是指任何致病因素作用于机体,引起机体应激反应过度,最终导致全身炎症反应的临床综合征。SIRS是多器官功能障碍综合征发生的基础,而多器官功能障碍综合征是SIRS发展的结果。

一、病因与发病机制

1. **病因** SIRS常在严重创伤、低血容量性休克、严重感染、急性胰腺炎、自身免疫性疾病时发生,还常常夹杂医源性因素,如大量输液输血、大手术等,因此,病因常常是复合的。SIRS的病因可概括为感染性和非感染性因素两类。

(1) 感染因素:据报道,70%左右的SIRS由感染引起,包括细菌、病毒、真菌和寄生虫等感染。

(2) 非感染因素:严重创伤、大面积烧伤、低血容量性休克、大手术、急性出血坏死性胰腺炎等均可导致SIRS。机体免疫缺陷、恶病质、持续高浓度吸氧、输液过多及药物中毒等情况可诱发或促进SIRS的发生。

2. **发病机制** 目前认为SIRS是机体对各种致病因素的失控反应,机体释放过多炎症介质、大量细胞因子、或过量抗炎介质,导致炎症反应与抗炎症反应系统严重失衡。

在感染、创伤等病理过程中出现的器官微循环障碍、肠道细菌移位、内毒素启动失控性炎症级联反应是SIRS的始动环节。在它们的共同作用下,炎症细胞活化,导致大量炎症介质、细胞因子、氧自由基与活性酶类大量释放、黏附分子介导中性粒细胞-内皮细胞相互作用增强及补体与激肽系统激活。

在众多的炎症介质中,以肿瘤坏死因子-α(TNF-α)、白介素-1β(IL-1β)、白介素-6(IL-6)、白介素-8(IL-8)等最有影响,这些介质被称为前炎症介质。炎症启动后激发机体产生众多的继发性炎症介质,包括内皮素-1(ET-1)、一氧化氮(NO)、前列腺素、激肽和血小板激活因子(PAF)等。它们加重SIRS的瀑布效应。与此同时,机体内尚存一种与之对抗的抗炎机制,参与的介质包括IL-4、IL-10、转化生长因子-β等,超常抗炎反应,导致过度免疫抑制,形成代偿性抗炎反应综合征(CARS),CARS可引发持续和严重的全身感染。

促炎介质和抗炎介质表达失衡,可引起血管内皮细胞损害、毛细血管通透性增加、血小板黏附、纤维蛋白沉积、多形核中性粒细胞外逸、蛋白酶和氧自由基释放,造成局部组织及器官的相继损害,表现出高代谢征和高循环动力状态等病理特征。

SIRS 持续发展可导致多器官功能障碍综合征(MODS)。

二、病情评估与判断

1. 病史　评估患者有无严重创伤、低血容量性休克、严重感染、急性胰腺炎、中毒、自身免疫性疾病等原发疾病,是否存在缺氧、灌注不足、再灌注损伤等诱发因素。

2. 临床表现　SIRS 不是一个独立的疾病,而是机体对各种严重损伤,包括感染、创伤、烧伤、缺氧和再灌注损伤等引起的全身应激反应过度的临床状态。临床上除有原发疾病的临床特征外,引起 SIRS 时出现:

(1) 体温异常:体温>38℃或<36℃。

(2) 心率增快:心率>90 次/分。

(3) 呼吸增快:呼吸频率>20 次/分,或高通气 $PaCO_2$<32mmHg。

(4) 外周血白细胞总数或分类异常:白细胞计数>$12×10^9$/L 或<$4×10^9$/L,或未成熟粒细胞>10%。

(5) 持续高代谢:高氧耗、高血糖、蛋白质消耗增多、负氮平衡以及高乳酸血症等。

(6) 高动力循环状态:高心排血量、低外周血管阻力。

(7) 多种炎症介质和细胞因子释放:TNF、IL-1、IL-6、IL-8、内源性 NO、C-反应蛋白等明显增高。

链接 ┈┈┈┈ **全身炎症反应综合证**

SIRS 的含义比脓毒症(sepsis)更广泛,更有意义,它不是一种疾病,而是基于对感染、炎症和危重症发生、发展机制深入认识提出的新概念,1991 年由美国胸科医师协会(ACCP)和危重急救医学会(SCCM)在芝加哥联合会议上提出。

考点:SIRS 诊断要点

确诊 SIRS 须具备以下四点中的至少两点:

(1) 体温>38℃或<36℃。

(2) 心率>90 次/分。

(3) 呼吸>20 次/分或 $PaCO_2$<32mmHg。

(4) 血白细胞计数>$12.0×10^9$/L 或<$4.0×10^9$/L(或未成熟粒细胞>10%)。

3. 重要器官功能评估

(1) 呼吸功能:呼吸频率、节律,潮气量,肺泡通气量,动脉血氧分压(PaO_2)和二氧化碳分压($PaCO_2$)等。

(2) 循环功能:心电图、血压、中心静脉压、肺毛细血管楔压、心脏指数等。

(3) 肾功能:尿量、比重,血尿素氮、肌酐,内生肌酐清除率和肾小球滤过分数等。

(4) 中枢神经系统功能:意识状态、瞳孔反应等。

(5) 内环境状态:动脉血气分析指标,包括 pH、HCO_3^-、碱剩余(BE)等;血生化指标,包括血钾、钠、氯、钙等;血糖、血浆晶体和胶体渗透压等指标。

(6) 其他:红细胞计数、血红蛋白、红细胞比容、胃肠黏膜 pH 等。

三、救治与护理

（一）救治原则

1. 去除诱因　去除坏死组织、缺氧和血容量不足等诱发因素。
2. 治疗原发病　积极治疗感染、创伤、大面积烧伤、急性胰腺炎和休克等。
3. 拮抗炎症介质和免疫调理　当 SIRS 占优势时，可采用炎症介质拮抗剂治疗；若 CARS 占优势时，应采用免疫刺激治疗。
4. 维护器官功能　加强呼吸、循环和中枢神经系统等重要系统功能维护，稳定内环境，进行营养支持，提高机体抵抗力。

（二）护理措施

1. 一般护理
（1）选择合适体位：若无禁忌一般选用半卧位。
（2）营养支持：根据病情提供适宜的营养支持，改善患者营养状况。
（3）严密观察病情：密切监测生命体征，观察病情演变，发现病情变化，及时报告医生，并协助处理。
（4）对症护理：高热患者进行物理降温，体温不升者加强保暖。
（5）心理护理：加强与患者交流沟通，消除患者的焦虑、恐惧等不良情绪，帮助患者树立战胜疾病的信心。
（6）基础护理：加强基础护理，预防并发症，提高生活质量。

2. 重症患者护理
（1）维持呼吸道功能：畅通呼吸道，吸氧，必要时协助医生进行机械辅助通气。
（2）维持循环功能：建立静脉通路，遵医嘱及时、准确补液和用药，必要时协助医生进行动静脉置管监测血流动力学。
（3）留置管道护理：对各种留置管道，保持通畅、妥善固定，观察引流物性质、色泽和量，并记录。
（4）严密观察和记录患者出入量。
（5）加强防护，避免受伤：对躁动、昏迷患者加强保护措施，如使用床栏、约束带等。

3. 重要器官功能的监测与护理
（1）呼吸功能：观察患者呼吸频率、节律，注意有无呼吸困难、口唇发绀等缺氧表现。监测动脉血氧分压（PaO_2）、二氧化碳分压（$PaCO_2$）和脉搏血氧饱和度（SpO_2）等，及时发现缺氧和二氧化碳潴留。保持呼吸道通畅，正确吸痰、超声雾化，必要时协助医生建立人工气道，器械辅助通气，做好呼吸机辅助呼吸相关护理。
（2）循环功能：监测患者心电图、血压、中心静脉压等，发现心律失常与血压异常，及时报告医生并协助处理。加强导管护理，预防导管脱落、折断和堵塞，预防感染。
（3）肾功能：记每小时或 24 小时尿量，观测尿液颜色、比重，必要时查血尿素氮和肌酐。留置尿管保持通畅，每日进行会阴、尿道口护理，按需要进行膀胱冲洗，预防尿路感染。
（4）中枢神经系统功能：观察意识和瞳孔变化，发现异常，及时报告医生并协助医生进行处理。

4. 并发症观察　SIRS 患者常见并发症有脓毒症、脓毒症性休克和 MODS 等。通过对 SIRS 患者的症状、体征观察，器官功能状态监测，辅助检查结果分析，争取早期发现并发症，采取适当防治措施。

5. 健康教育
（1）向患者及家属讲解 SIRS 发生的原因、治疗原则。

（2）讲解及时发现局部感染或创伤后及时就诊的意义。

（3）加强营养、多参加体育锻炼、提高机体抵抗力。

第2节 多器官功能障碍综合征

案例 6-2

患者,男性,28 岁。饮大量白酒后腹胀 1 天,剧烈上腹痛 4 小时入院。

查体:T36.1℃,P88 次/分,R20 次/分,BP128/94mmHg。心肺未见异常。腹部平软,左上腹明显压痛,轻度反跳痛,移动性浊音(−)。

辅助检查:血淀粉酶 1970U/dl,血糖 8.2mmol/L,血 WBC10×10^9/L,N70%,L28%。B 超提示:急性胰腺炎。

诊断:急性胰腺炎。

处理:禁食、胃肠减压,抑制腺体分泌药物,抗感染,补液及对症等治疗。病情未见好转。

两天后上腹疼痛加重,伴发热、心慌和呼吸急促,给予高流量氧吸入不能缓解,动脉血氧饱和度 87%,持续下降。尿少,24 小时 180ml。

查体:T38.4℃,P125 次/分,R42 次/分,BP103/72mmHg。神志恍惚。双肺呼吸音粗,可闻及散在湿啰音。心音低。腹部明显膨隆,腹肌紧张,全腹压痛、反跳痛,左上腹为重,移动性浊音(+),肠鸣音消失。

生化:ALT83.40U/L,AST163.40U/L,总胆红素 57.1μmol/L,直接胆红素 39.30μmol/L,尿素氮 19.29mmol/L,肌酐 206.3μmol/L,血糖 16.1mmol/L,血淀粉酶 350U/dl,脂肪酶 1847.40U/L,尿淀粉酶 458U/dl。

血常规:WBC13.1×10^9/L,N80.6%,L13%。

血气分析:pH7.436,$PaO_2$58mmHg,$PaCO_2$28.7mmHg,HCO_3^-19mmol/L,BE −5mmol/L。

胸片:双肺透光度减低,肺纹理增多,边缘模糊。

ECG:ST-T 下移 3mm。

问题:1. 该患者是否存在 MODS? 致病因素是什么?

2. 主要护理措施有哪些?

3. 如何进行健康教育?

多器官功能障碍综合征(multiple organ dysfunction syndrome,MODS)是指机体在遭受严重创伤、感染、中毒、大面积烧伤、大手术等损害后,同时或序贯发生 2 个或 2 个以上系统或器官严重功能障碍的临床综合征。

📖 **链接** ⋯⋯⋯ 多器官功能障碍综合证(MODS)

多器官功能障碍综合征(MODS)是 20 世纪 90 年代对 70 年代提出的 "序贯性系统衰竭"、"多系统器官衰竭"、"多器官衰竭"等名称的修订。 此综合征既不是独立疾病,也不是单一脏器的功能障碍,而是涉及多器官的病理生理变化,是一个复杂的综合征。

MODS 这一名称能更准确地、动态地反映此综合征的病理演变全过程,以及进行性和可逆性的特点,有利于早期预防和治疗。

📖 **链接** ⋯⋯⋯ MODS 的表现特点

（1）原发致病因素是急性的;

（2）致病因素与发生 MODS 间隔超过 24 小时;

（3）多发的、进行的、动态的器官功能障碍;

（4）器官功能障碍是可逆的;

（5）MODS 病死率高达 60%（两个器官受累病死率为 45%～55%,三个器官受累病死率约 85%,四个器官受累几乎 100% 死亡）。

一、病因与发病机制

1. 病因　MODS 病因很多,任何引起全身炎症反应的疾病均可能发生 MODS,常见病因:

(1) 感染因素:急性梗阻性化脓性胆管炎、肺部感染、弥漫性腹膜炎、泌尿系感染及各种严重感染引起的脓毒症等均可发生 MODS。

(2) 非感染因素:严重创伤、大面积烧伤、休克、大手术、药物或毒物中毒、出血坏死型胰腺炎等容易引起 MODS。

(3) 医源性因素:长期高浓度氧吸入,大量输液输血,大剂量使用去甲肾上腺素等缩血管药物,呼吸机使用不当等可诱发 MODS。

2. 发病机制　MODS 的发病机制繁杂,虽有多种学说,但至今尚未完全清楚。现在的主流看法是,MODS 的发病基础是失控的全身性炎症反应综合征。

(1) 炎症失控假说:适度炎症是机体的重要防御反应,MODS 是由于机体受到严重创伤或感染刺激而发生的炎症反应过于强烈,导致促炎—抗炎反应失衡,从而造成自身细胞广泛性损伤的结果。

(2) 两次打击和双项预激假说:该学说把严重创伤、感染、休克等早期致病因素视为第一次打击,该次打击使机体免疫细胞被激活而处于一种"激发状态"。此后,如果病情控制则炎症反应逐渐消退,损伤的组织得以修复。当再次受到致病因素侵袭,则成为第二次打击,此次打击最突出的特点是炎症反应具有放大效应,即使打击的强度小于第一次打击,也会造成处于激发状态的免疫细胞超大量的释放炎症介质。这些炎症介质作用于靶细胞后,还可以导致"二级"、"三级",甚至更多级别的新的介质产生,从而形成"瀑布样反应"。在此种状态下,炎症反应开始从"有序"转向"失控",形成全身炎症反应综合征,进一步发展成 MODS。

(3) 缺血-再灌注损伤假说:该假说认为,呼吸心搏骤停、休克引起生命器官微循环缺血,心肺复苏、休克控制血流再灌注损伤是 MODS 发生的基本环节,它强调各种原因所致微循环障碍若持续发展,都能造成生命器官血管内皮细胞和器官实质细胞缺血、缺氧和功能障碍。20 世纪 80 年代,比较强调损伤过程中氧自由基和炎症介质的作用,目前随着分子生物学和细胞生物学的研究成果,人们提出了缺血再灌注过程中,内皮细胞和白细胞相互作用引起器官实质细胞损伤的观点,即血管内皮细胞能通过多种凝血因子和炎症介质,与多形核白细胞相互作用,产生黏附连锁反应,导致器官微循环障碍和实质器官损伤。

(4) 肠道细菌和内毒素移位假说:严重创伤、休克、缺血-再灌注损伤、外科手术应激等均可造成肠黏膜灌注不足而遭受缺氧性损伤,导致肠黏膜屏障功能破坏,肠道的细菌和毒素移位,形成肠源性内毒素血症和(或)菌血症,从而诱发多种炎症介质释放,引起远距离器官损伤。近年来有关细菌移位和肠屏障功能衰竭的研究虽有长足进展,但迄今尚无临床资料说明预防肠道屏障衰竭能防止 MODS 发生,肠道是否确是 MODS 的始动器官,也还有待于进一步研究。

(5) 基因多态性假说:临床上常见受到同一致病菌感染的不同个体的临床表现和预后截然不同,提示基因多态性等遗传因素也是影响人体对应激打击易感性与耐受性、临床表现多样性及药物治疗反应差异性的重要因素。

二、病情评估与判断

1. 病史　收集病史,评估是否存在引起 MODS 的病因,如严重创伤、休克、感染、急性胰腺炎、中毒、自身免疫性疾病,是否有引发 MODS 的诱因,如高龄、缺氧、营养不良、慢性疾病、大量输液输血等。

2. 临床表现　因原发病、感染部位、器官代偿能力、治疗措施不同而各异。临床上 MODS 可分为两种类型：

（1）单相速发型：是原发急症在发病 24 小时后有两个或更多器官系统同时发生功能障碍。

（2）双相迟发型：是先发生一个重要器官或系统功能障碍，如心血管、肺或肾功能障碍，经过一段近似稳定期，继而发生多器官系统的功能障碍。

常见器官系统功能障碍的诊断：随着人们对 MODS 认识的不断深入，诊断方法和标准也在不断变化，国内多采用参照 Fry 诊断的综合修订标准，见（表 6-1）。

表 6-1　MODS 诊断标准

器官或系统	诊断标准
循环系统	收缩压<90mmHg，持续 1 小时以上，或循环需要药物支持维持稳定
呼吸系统	急性起病，$PaO_2/FiO_2 \leq 200mmHg$，胸片显示双肺浸润，$PCWP \leq 18mmHg$，或无左房压升高的证据
肝脏	血清总胆红素>34μmol/L；血清转氨酶在正常值上限 2 倍以上，或有肝性脑病
肾脏	血肌酐>177μmol/L，伴少尿或无尿，或需血液透析
胃肠道	上消化道出血量>400ml/24 小时，或不耐受食物，或消化道坏死或穿孔
血液	血小板<50×10^9/L 或减少 25%，或出现 DIC
代谢	不能为机体提供所需能量，糖耐量降低，需要用胰岛素；或出现骨骼肌萎缩、无力等
中枢神经系统	Glasgow 评分<7 分

由于器官系统功能障碍是动态变化过程，所以动态评价有助于做出准确判断，使之作出正确干预措施。Marshall 提出的 MODS 评分系统（表 6-2）得到了广泛应用。

表 6-2　MODS 评分标准（Marshall 标准）

系统或器官评分	0	1	2	3	4
肺（PaO_2/FiO_2，mmHg）	>300	226～300	151～225	76～150	≤75
肝（血清胆红素，μmol/L）	≤20	21～60	61～120	121～240	>240
肾（Cr，μmol/L）	≤100	101～200	201～350	351～500	>500
心脏（PAR，mmHg）	≤10	10.1～15	15.1～20	20.1～30	>30
血液（血小板，×10^9/L）	>120	81～120	51～80	21～50	≤20
脑（GCS 评分）	15	13～14	10～12	7～9	≤6

注：PAR：压力校正心率＝心率×右房压（或中心静脉压）/平均动脉压。

三、救治与护理

（一）救治原则

1. 去除病因　积极治疗原发病，消除引起 MODS 的诱发因素，这是治疗的关键。

2. 对高危患者重点监测　严重创伤、大面积烧伤、严重感染、休克及大手术后的患者应在 ICU 病房进行严密监测和治疗。

3. 防治感染　外科感染是引起 MODS 的重要病因，防治感染对预防 MODS 有非常重要的作用。

4. 营养支持　MODS 患者的代谢处于持续高分解代谢状态，耗氧量增加，葡萄糖的利用受到限制，蛋白质急性丢失使器官功能受损，严重营养不良导致免疫功能低下，所以必须积极进行营养支持。

5. 及早治疗首先发生功能障碍的器官 MODS 多从一个器官功能障碍开始,连锁反应导致更多器官功能障碍。只有及早处理了已发生的器官功能障碍,才能有效阻断 MODS 的发展。

(二) 护理措施

MODS 病因较多,发病机制复杂,目前尚缺乏有效治疗手段,当前最重要的是早防、早治。护士首先要了解 MODS 发生的病因和诱因,掌握病程发展规律,做到有预见性的护理。其次要了解各系统脏器功能障碍的表现,才能及早发现脏器功能障碍,做到针对性的护理。

1. 监测 监测重要器官系统功能状况,及时发现异常情况,尽早作出准确判断,以便采取及时有效的措施,阻断病理的连锁反应。

(1) 呼吸功能:MODS 时肺常是最先受累的器官。监测呼吸频率、节律、幅度,潮气量、每分通气量、肺泡通气量和动脉血气分析等,早期发现急性呼吸窘迫综合征(ARDS)。

(2) 肾功能:监测尿量、尿比重、尿钠、尿渗透压、尿蛋白,血尿素氮、肌酐等及时发现急性肾功能不全。

(3) 循环功能:监测血压、心率、脉搏血氧饱和度(SpO$_2$)、中心静脉压(CVP)、肺毛细血管楔压(PCWP)、心排血指数(CI)和心电图,发现循环系统功能障碍。

(4) 肝功能:测定血清胆红素、丙氨酸氨基转移酶(ALT)和门冬氨酸氨基转移酶(AST)等发现肝功能异常。

(5) 凝血功能:监测血小板计数、凝血时间、纤维蛋白原、因子Ⅷ、因子Ⅴ、凝血酶原等,有利于早期发现凝血功能障碍。

(6) 中枢神经系统功能:监测意识状态、瞳孔变化和进行 Glasgow 评分,及时发现颅内病变。

(7) 内环境状态:监测血乳酸、pH、电解质、血浆晶体和胶体渗透压、血糖、血红蛋白、血细胞比容、胃黏膜 pH(pHi)等。

链 接 ········· 胃黏膜 pH(pHi)监测

胃黏膜 pH 监测作为无创监测手段从 20 世纪 80 年代被提出至今,因其能早期敏感可靠地反映胃肠黏膜血液灌注及组织氧合状态,已广泛应用于危重症患者的抢救。临床上常用胃黏膜 pH 监测危重患者组织氧合与灌注水平,指导治疗及评价疗效,预测严重并发症和病死率。

2. 护理

(1) 一般护理:对清醒患者,护士应及时与之交流,了解其心理状况和需求,针对性地给予心理支持,避免或减轻紧张、焦虑、恐惧、绝望等过强应激反应。MODS 患者应在 ICU 内进行抢救和监测,要求保持室内安静、整洁、空气新鲜流通,定时空气消毒以预防感染。MODS 患者处于高代谢状态,能量消耗大,免疫功能低下,代谢障碍,因此保证营养供给对改善病情极为重要,MODS 患者常伴有胃肠道功能障碍,肠内营养常达不到补充营养的目的,因此需采用静脉营养途径。MODS 患者免疫功能低下,极易发生感染,尤其是肺部和泌尿道感染,治疗、护理患者时应严格执行床边隔离和无菌操作,防止交叉感染和医源性感染。

(2) 病情观察:密切观察生命体征、意识状态、尿量、尿比重,监测心电图、药物治疗反应等。

(3) 对症护理:对呼吸衰竭、昏迷、无力排痰者应及时清除呼吸道分泌物,必要时行气管插管或气管切开,应用呼吸机辅助呼吸。患者出现心功能不全时,将患者安置在恰当体位,及时报告医生,协助医生处理,严格控制每日液体入量和输液速度。有肾功能障碍表现,准确记录 24 小时液体出入量,必要时留置尿管,严格控制液体入量,坚持"量出为入,宁少勿多"原则。有肝功能障碍表现,避免使用损害肝脏的药物,保证充足能量供给,慎用镇静剂,忌用肥皂水灌肠。创伤后 48～72 小时是应激性溃疡发生的高峰,此期间应常规放置胃管,持续胃肠减压,监测胃液量、颜色、pH,一旦发现上消化道出血,及时报告医生,协助医生应用止血措施,并观察止血药的疗效。

3. 健康教育　MODS 对人的健康危害极大,虽经抢救病情缓解,但在康复期仍应给予患者良好指导。

（1）应注意合理膳食,避免刺激性食物、酗酒等。

（2）注意休息,适当活动,尽量减少在公共场所停留时间。

（3）按时服药,定期复查,发现异常及时就医。

（4）学会自我调控,保持情绪稳定。

目 标 检 测

A₁/A₂ 型题

1. MODS 中,最先累及且发生率最高的是
    A. 脑
    B. 肺
    C. 肝
    D. 肾
    E. 心脏

2. 关于 SIRS 的叙述,下列哪项不正确
    A. SIRS 是 MODS 发生的基础
    B. SIRS 的发生与感染有关
    C. SIRS 的发生与创伤无关
    D. SIRS 患者体温>38℃或<36℃
    E. SIRS 患者心率>90 次/分

3. 关于 MODS,以下叙述哪项是错误的
    A. 患者出现严重创伤、休克、脓毒症时,应警惕并发 MODS
    B. 救治患者时必须要有整体观念
    C. 急性创伤患者,只要出现呼吸困难,就可以诊断为 ARDS
    D. 病因治疗是防治 MODS 的首要措施
    E. 防治感染是预防 MODS 极为重要的措施

4. 患者男性,30 岁,因车祸挤压伤急诊入院,第 2 天,患者主诉头痛、头晕,呼吸费力,24 小时尿量 300ml。考虑可能发生
    A. 颅内压增高
    B. 急性肾衰竭
    C. 心功能不全
    D. 急性呼吸窘迫综合征
    E. MODS

5. ARDS 最典型的临床表现是
    A. 呼吸窘迫
    B. 动脉血氧分压下降
    C. 难治性进行性呼吸窘迫
    D. X 线胸片示网状阴影
    E. 严重的酸中毒

6. 急性呼吸窘迫综合征患者最主要的治疗方法是
    A. 机械通气
    B. 抗感染
    C. 吸氧
    D. 支持治疗
    E. 保证足够体液容量

7. 多器官功能障碍综合征可继发于下列急症,但哪项不正确
    A. 大面积烧伤
    B. 大出血
    C. 出血坏死性胰腺炎
    D. 心肺复苏术后
    E. 急性阑尾炎

（王利平）

第7章 常见急诊

第1节 发　　热

患者,男性,28 岁,受凉后出现寒战发热,体温持续在 39.2~39.8℃,咳嗽,咳痰,右侧胸痛,深呼吸及咳嗽时加重。体检:T39.5℃,P96 次/分,R22 次/分,BP130/80mmHg。急性病容,口角有疱疹,右中下肺闻及支气管呼吸音。急诊以肺炎入院。

问题:1. 患者的发热属于何种热型?

2. 针对该患者发热的护理评估要点有哪些?

3. 该患者应怎样救治?

发热是指机体在致热原作用下使体温调节中枢的调定点上移而引起的调节性体温升高。以口腔温度为标准,按发热的高低可分为低热(37.3~38℃)、中度发热(38.1~39℃)、高热(39.1~41℃)、超高热(41℃以上)。由于发热是人体抵抗疾病的一种生理性防御反应,它可调动机体的免疫系统,从而有利于病原体的灭活和局限,但长时间的高热可导致机体水、电解质紊乱及酸碱平衡失调,各系统器官功能受损,甚至惊厥、昏迷、死亡。

一、病　　因

根据致热源的性质和来源不同,可分为感染性发热和非感染性发热。

(一)感染性发热

临床上最常见。

1. **细菌性感染** 肺炎、感染性心内膜炎、肾盂肾炎、肝脓肿、结核等。

2. **病毒感染** 病毒性肝炎、乙型脑炎、流行性出血热、流行性感冒、麻疹、脊髓灰质炎等。

3. **支原体感染** 支原体肺炎等。

4. **立克次体感染** 斑疹伤寒等。

5. **螺旋体感染** 钩端螺旋体病等。

6. **真菌感染** 真菌性肺炎、念珠菌病等。

7. **寄生虫感染** 血吸虫、疟疾、阿米巴病等。

(二)非感染性发热

由病原体以外的各种物质引起的发热。

1. **无菌性组织损伤** 急性心肌梗死、大手术后组织损伤、严重创伤、烧伤、化学性炎症等。

2. **抗原-抗体反应** 风湿热、血清病、药物热、结缔组织病等。

3. **内分泌代谢疾病** 甲状腺功能亢进症、重度脱水等。

4. **皮肤散热减少** 广泛性皮炎、鱼鳞病、慢性心力衰竭等。

5. 体温调节中枢功能失常　中暑、重度安眠药物中毒、颅内压增高、脑震荡等。

6. 自主神经功能紊乱　属于功能性发热,多为低热,常伴有自主神经功能紊乱的其他表现。如感染后低热、夏季低热、生理性低热等。

二、病情评估

(一) 年龄、性别、职业及既往史

1. 年龄　儿童可见于流行性感冒、流行性腮腺炎、流行性乙型脑炎、麻疹、水痘等;青壮年多见于大叶性肺炎;老年人可见于肺炎、恶性肿瘤等。

2. 性别　年轻女性可见于系统性红斑狼疮、类风湿关节炎、亚急性甲状腺炎、混合性结缔组织病。

3. 职业　从事畜牧业者考虑布氏杆菌病可能。

4. 既往史　有无组织损伤、中暑、药物热,有无同性恋及静脉注射毒品史等。

(二) 临床表现

1. 发热的过程　一般包括三个时期。

(1) 体温上升期:常表现有畏寒或寒战、乏力、皮肤干燥、肌肉酸痛等,体温上升可有 2 种方式。①骤升型:体温在几个小时内达到 39℃ 或以上,多伴有寒战,见于肺炎球菌肺炎、疟疾、急性肾盂肾炎等。②缓升型:体温在数日内缓缓上升达高峰,常不伴有寒战,见于伤寒、结核病、布氏杆菌病等。

(2) 高热持续期:体温上升到高峰后在较高水平保持一定的时间。此期可持续数小时(如疟疾)、数日(如肺炎球菌肺炎、流感)或数周(如伤寒)。患者可有皮肤潮红而灼热,呼吸、心率加快,出汗等症状。

(3) 体温下降期:病因消除后致热源的作用减弱或消失,体温中枢的体温调定点逐渐降至正常水平,而使体温恢复正常。降温方式有 2 种:①骤降:体温在数小时内迅速降至正常水平,有时甚至略低于正常,常伴大汗。见于急性肾盂肾炎、疟疾、肺炎球菌肺炎等。②渐降:体温在数日内逐渐下降至正常,如伤寒、风湿热等。

2. 热型

(1) 稽留热:体温可达 39 ~ 40℃ 以上,持续数天或数周,24 小时体温波动范围不超过 1℃。该热型常见于肺炎球菌肺炎、斑疹伤寒和伤寒的高热期。

考点:发热常见的热型

(2) 弛张热:体温达 39℃ 以上,24 小时内体温波动范围超过 2℃。该热型常见于化脓性炎症、重症肺结核等。

(3) 间歇热:高热期与无热期交替出现,体温骤升达高峰后持续数小时,又迅速降至正常水平,无热期可持续 1 天至数天,如此反复交替出现。见于疟疾、急性肾盂肾炎等。

(4) 波状热:体温逐渐升高达 39℃ 或以上,持续数天后逐渐下降至正常水平,数天后再度逐渐升高,如此周而复始反复多次。常见于布鲁菌病。

(5) 回归热:体温骤升至 39℃ 或以上,持续数天后又逐渐下降至正常水平,几天后再逐渐升高,如此反复多次。见于回归热、霍奇金病、周期热等。

(6) 不规则热:发热无任何规律,可见于结核病、风湿热、渗出性胸膜炎、支气管肺炎等。

3. 伴随症状

(1) 伴寒战:可见于肺炎球菌肺炎、急性胆囊炎、急性肾盂肾炎等。

(2) 伴结膜充血:可见于麻疹、流行性出血热、咽结膜热、斑疹伤寒等。

(3) 伴单纯疱疹:可见于肺炎球菌肺炎、流行性脑脊髓膜炎、间日疟、流行性感冒等。

（4）伴淋巴结肿大：可见于传染性单核细胞增多症、风疹、淋巴结结核、白血病、淋巴瘤等。

（5）伴肝脾大：可见于病毒性肝炎、肝及胆道感染、布氏杆菌病等。

（6）伴皮肤黏膜出血：可见于流行性出血热、急性白血病、重症再生障碍性贫血等。

（7）伴关节肿痛：可见于猩红热、风湿热、痛风等。

（8）伴皮疹：可见于麻疹、水痘、斑疹伤寒、药物热等。

（9）伴昏迷：可见于流行性乙型脑炎、流行性脑脊髓膜炎、中毒性菌痢、中暑等。

（三）辅助检查

1. 常规检查　血常规、尿常规、便常规。必要时做胸腔、腹腔或心包腔积液检查，脑脊液检查，关节腔积液检查。

2. 血液生化检查　血清电解质、血清酶、红细胞沉降率、免疫学检查等。

3. 微生物学检查　包括来自咽喉部、尿道、肛门、阴道、子宫颈及血液等处标本的细菌或病毒培养。

4. 影像检查　X线、CT、MRI、超声波、内镜等检查。

三、救治与护理

（一）急救处理

考点：高热患者的救护

1. 积极寻找病因　明确有细菌感染者，合理使用抗生素。若为输液反应，须立即停止输液。对高度怀疑的疾病，可做诊断性治疗。

2. 物理降温　简便安全，疗效较快，常为首选的降温方法。有局部冷疗和全身冷疗两种方法。①局部冷疗可以采用冷毛巾、冰袋、退热贴等置于颈部、额部、腋下、腹股沟等处，通过传导的方式散热。②全身冷疗可以采用温水擦浴、30%～50%的乙醇擦浴的方式，达到降温的目的。物理降温30分钟后应重测体温，观察降温效果。

3. 药物降温　常用的药物有对乙酰氨基酚、阿司匹林、地塞米松等。使用时应注意药物的剂量，尤其对年老体弱和心血管疾病的患者应防止出现虚脱和休克的现象。若上述措施不能使体温降至38.5℃以下，可加用人工冬眠药物（氯丙嗪50mg、异丙嗪50mg、哌替啶100mg）全量或半量静脉滴注，注意该药物可引起血压下降，使用前补足血容量，纠正休克，使用中监测血压变化。

（二）一般护理

1. 密切观察　测量体温，高热患者每4小时测一次，体温恢复正常3日后，改为每日2次，同时注意观察发热的临床过程、热型、伴随症状及治疗效果等，注意患者的面色、脉搏、呼吸、血压及出汗等体征。观察物理及药物降温效果，避免虚脱的发生。小儿高热易发生惊厥，应密切观察。高热原因不明患者应暂时隔离，待确诊后按医嘱处理。退热过程中应注意大量出汗后血容量不足对血流动力学的影响，尤其注意老年患者在退热过程中大量出汗后血压及神志的改变。

2. 卧床休息　高热时新陈代谢加快，进食减少，消耗增加，绝对卧床休息能减少能量消耗，有利于机体恢复。护士应为患者提供温度适宜、安静舒适、通风良好的室内环境。

3. 补充营养和水分　鼓励患者多饮水，进食高热量、高蛋白、高维生素、易消化的流质或半流质饮食。不能进食者给予静脉输液或鼻饲，以补充水分、电解质和营养物质。

4. 基础护理　加强口腔及皮肤护理。预防口腔感染及压疮的形成。

第2节 呼吸困难

案例 7-2

患者,男性,45岁,患支气管哮喘8年,每年冬季均有哮喘发作。近日由于气温骤降,受凉后引发哮喘发作。体检:T36.5℃,P116次/分,R26次/分,BP140/90mmHg。端坐呼吸,双肺可闻及弥漫性哮鸣音。心界不大,心律齐,各瓣膜听诊区未闻及病理性杂音。腹部查体未见异常,双下肢未见水肿。

问题: 1. 该患者属于哪种呼吸困难?

2. 该患者应怎样救治?

呼吸困难是指患者主观上感觉空气不足,呼吸费力;客观上表现为呼吸运动用力,重者鼻翼扇动、张口耸肩甚至出现发绀,且伴有呼吸的频率、节律和(或)深度的改变。呼吸困难是急诊科的常见急症之一,如不进行紧急救治,可危及患者生命。

一、病　因

(一)呼吸系统疾病

1. 气道阻塞　慢性支气管炎、支气管哮喘等。
2. 肺脏病变　肺炎、肺脓肿、肺结核等。
3. 胸廓疾病　严重的胸廓畸形、肋骨骨折等。
4. 神经肌肉疾病　急性多发性神经根神经炎、重症肌无力等。
5. 膈肌运动障碍　膈麻痹、大量腹水等。

(二)循环系统疾病

左心功能不全或右心功能不全、心脏压塞,原发性肺动脉高压及肺栓塞等。

(三)中毒

一氧化碳中毒、吗啡或安眠药中毒、代谢性中毒(尿毒症)、感染性中毒等。

(四)血液系统疾病

严重贫血、高铁血红蛋白症及硫化血红蛋白症等。

(五)神经精神因素

颅脑外伤、脑血管病、脑肿瘤、脑炎及脑膜炎、情绪激动、过度悲伤、剧烈运动、癔病等。

各种疾病所致呼吸困难分类见表7-1。

表7-1　呼吸困难分类

分类		临床特点	常见疾病
肺源性呼吸困难	吸气性呼吸困难	吸气费力,出现三凹征,伴有高调吸气性哮鸣音	喉部、气管、大支气管的狭窄与阻塞
	呼气性呼吸困难	呼气延长,伴有哮鸣音	慢性支气管炎(喘息性)、支气管哮喘、慢性阻塞性肺气肿、弥漫性细支气管炎
	混合性呼吸困难	吸气与呼气均费力,呼吸频率增快、深度变浅、呼吸音异常	重症肺炎、肺水肿、气胸、肺间质纤维化、胸腔积液、ARDS
心源性呼吸困难		劳动、平卧时加重,休息、坐位时减轻	急性左心衰、急性冠脉综合征、严重心律失常
中毒性呼吸困难		表现为深而大或浅而慢的呼吸困难	一氧化碳、有机磷杀虫药、药物中毒及毒蛇咬伤

分类	临床特点	常见疾病
血液及内分泌性呼吸困难	心率快,相关疾病史	重度贫血、甲亢危象、糖尿病酮症酸中毒、尿毒症
神经精神性与肌病性呼吸困难	呼吸节律改变,有时有手足抽搐	严重颅脑病变、重症肌无力危象、癔症

二、病 情 评 估

(一) 年龄、性别、诱因及既往史

1. 年龄　儿童多见于气管异物;青壮年可见于肺炎、各类气胸、有机磷杀虫剂中毒;老年人可见于急性左心衰竭、右心衰竭、急慢性肾衰竭、脑出血等。

2. 性别　成年女性可见于中度贫血、癔症等。

3. 诱因　食物过敏原或吸入性过敏原(如花粉、乳胶、真菌)、运动、冷刺激、吸烟等。

4. 既往史　有无心脏病、慢性支气管炎、阻塞性肺疾病、支气管哮喘等病史。

(二) 临床表现

1. 呼吸形态的改变

(1) 呼吸频率:每分钟呼吸超过 24 次称为呼吸频率加快,多见于呼吸系统疾病、心血管疾病、贫血、发热等。每分钟呼吸小于 10 次称为呼吸频率减慢,是呼吸中枢受抑制的表现,可见于急性镇静催眠药及一氧化碳中毒等。

(2) 呼吸深度:呼吸加深见于糖尿病及尿毒症酸中毒,呼吸中枢受刺激,出现深而慢的呼吸,称为酸中毒深大呼吸。呼吸变浅见于肺气肿、呼吸肌麻痹及镇静剂过量等。呼吸浅快,常见于癔症发作。

(3) 呼吸节律:常见的呼吸节律异常可表现为潮式呼吸或间停呼吸,是呼吸中枢兴奋性降低的表现,反映病情严重。潮式呼吸见于中枢神经系统疾病和脑部血液循环障碍,如脑动脉硬化、心力衰竭、颅内压增高以及糖尿病昏迷和尿毒症等。间停呼吸偶见于脑膜炎、脑炎、颅脑外伤等。

2. 主要症状与伴随症状　引起呼吸困难的原发病不同,其主要症状和伴随症状也不同。当患者有不能解释的呼吸困难、胸痛、咳嗽,同时存在深静脉血栓的高危因素,应高度怀疑急性肺栓塞的可能。既往曾诊断哮喘或有类似症状反复发作,突然出现喘息、胸闷、伴有哮鸣的呼气性呼吸困难可考虑支气管哮喘急性发作。急性起病,呼吸频数和(或)呼吸窘迫,顽固性低氧血症,常规给氧方式不能缓解,出现非心源性肺水肿可判断为 ARDS。呼吸困难伴有突发一侧胸痛,呈针刺样或刀割样疼痛,有时向患侧肩部放射常提示气胸。在 COPD 的基础上,出现咳嗽加剧、胸闷、气短和(或)喘息加重,咳痰困难,或痰量增多,痰液呈脓性或黏液脓性,常伴有发热等表现,可能为 COPD 急性发作。

3. 体征　可通过观察患者的胸廓外形及呼吸肌活动情况、有无"三凹征"和颈部静脉充盈,触摸脉率,叩诊胸廓和听诊呼吸音评估呼吸困难患者的体征。肺栓塞患者可有颈静脉充盈,肺部可闻及局部湿性啰音及哮鸣音,肺动脉瓣区第二心音亢进或分裂,严重时血压下降甚至休克。支气管哮喘急性发作时胸部呈过度充气状态,吸气性三凹征,双肺可闻及广泛性呼气相哮鸣音,但非常严重的哮喘发作可无哮鸣音。呼吸浅快、桶状胸、叩诊过清音,辅助呼吸肌参与呼吸运动甚至出现胸腹矛盾运动常见于 COPD。患侧胸廓饱满、叩诊呈鼓音、听诊呼吸音减弱或消失应考虑气胸。

4. 呼吸困难程度评估与判断 根据患者日常生活自理能力、体力活动与呼吸困难的关系,将呼吸困难分5度。

Ⅰ度:日常生活自理能力正常,日常活动时无气促。中、重度体力活动时出现气促。

Ⅱ度:日常生活能自理,不需要他人帮助,但有轻度气促。与同龄健康人同等速度平地行走无气促,但登高或上楼时出现气促。

Ⅲ度:日常生活能自理,但有中度气促,活动中间必须停下休息、喘气。与同龄健康人同等速度平地行走时呼吸困难。

Ⅳ度:日常生活自理能力差,有显著呼吸困难,活动时需要他人帮助。以自己的步速平地行走100m或数分钟即感到呼吸困难。

Ⅴ度:日常生活不能自理,完全需要他人帮助。说话、洗脸、穿脱衣服,甚至休息时都感到呼吸困难。

(三)辅助检查

1. 血、尿常规检查 有助于诊断呼吸系统感染性疾病和血液系统、泌尿系统疾病。

2. 血液生化检查 对引起呼吸困难的各种疾病提供诊断、治疗及监测的依据。

3. 其他检查 包括胸部X线、血气分析、肺功能、心功能、心电图、肺CT、纤维支气管镜等检查。

三、救治与护理

(一)急救处理

1. 体位 协助患者取合适体位,减轻呼吸困难。急性左心衰、严重哮喘、肺气肿患者取坐位或半卧位;肋骨骨折患者取健侧卧位;胸腔积液患者取患侧卧位;急性呼吸窘迫综合征患者取平卧位。 **考点**:呼吸困难患者的救护

2. 保持呼吸道通畅 有效清除气道分泌物,增加肺泡通气量。可协助患者咳嗽、咳痰、翻身、拍背、指导患者做深呼吸和有效的咳痰动作;进行雾化吸入,湿润呼吸道及稀释痰液,必要时建立人工气道,给予机械通气,辅助呼吸。

3. 吸氧 一般经鼻导管或面罩吸氧,吸氧浓度可根据呼吸困难(缺氧)程度进行调整,使动脉血氧分压>60mmHg,或动脉氧饱和度>90%。有效的吸氧可改善机体缺氧状态,增加患者活动的耐受性和自信心,帮助患者保持镇静,消除患者紧张、恐惧情绪。

4. 应用呼吸兴奋剂的护理 呼吸兴奋剂能改善通气,但同时可增加呼吸功和耗氧量,增加二氧化碳的产生量。静脉滴注速度不宜过快,同时注意观察治疗反应,如出现心悸、烦躁、面色潮红、肌肉颤动、惊厥等药物过量表现时,应减慢滴速并立即通知医生。

5. 原发病治疗 积极治疗原发病,如肋骨骨折固定、肺脓肿及肺炎选用抗生素等。

(二)一般护理

1. 环境要求 保持环境的整洁、舒适、空气新鲜,维持适宜的温度和湿度。避免尘埃和烟雾刺激。

2. 病情观察 注意患者的神志、呼吸、脉搏、血压、体温变化,重点观察呼吸困难及缺氧症状的改善情况,了解呼吸节律、频率、幅度变化,有无二氧化碳潴留。

3. 合理膳食 给予高蛋白、高热量、高维生素、易消化的清淡饮食。适当增加水的摄入。

4. 对症护理 气道分泌物多者,可协助患者翻身拍背,有利于痰液排出,以增加肺泡通气量。必要时吸痰,保持呼吸道通畅。注意口腔卫生,张口呼吸者应每日口腔护理2～3次。根据病情采取不同的给氧方式、给氧浓度,观察氧疗效果。

5. 药物护理 如存在支气管痉挛,经脉给予支气管扩张药物,如β₂肾上腺素受体激动

剂、糖皮质激素、茶碱类药物等。

6. **心理护理**　若患者出现精神不振、焦虑时可分散其注意力,指导患者做深而慢的呼吸,以缓解症状。

第3节　心　悸

案例 7-3

　　患者,男性,32 岁,阵发性心悸 10 年,每次心悸突然发作,持续半小时至 3 小时不等。体检:T36.5℃,P200 次/分,R22 次/分,BP90/60mmHg。神志清楚,两肺呼吸音清,未闻及干湿性啰音。心前区无隆起,心率 200 次/分,心律绝对规则,各瓣膜听诊区未闻及病理性杂音。腹平坦,肝脾未触及,双下肢无水肿。

问题: 1. 患者发生心悸的原因是什么?

　　　　2. 该患者应怎样救治?

　　心悸是指患者自觉心跳或心慌、常伴有心前区不适感。一般认为与心脏过度活动有关、当心律不齐、致心搏量不正常时,都可引起心悸。

一、病　因

(一)心脏跳动增强

1. **生理性:** 情绪、饮酒、药物。见于正常人在剧烈体力活动或精神激动之后、饮酒及服用麻黄碱、咖啡因肾上腺素等药物也可心搏增强而感心悸。

2. **病理性:** 心室肥厚、甲亢、发热、低血糖。见于心室肥大(如风湿性、高血压性、冠状动脉硬化性心脏病等)、贫血、高热、甲状腺能亢进症等引起心输出量增加的疾病均可引起心悸。

(二)心律失常

快速性、缓慢性均可。如心动过速或心动过缓(如高度房室传导阻滞等)及心律不规则(如期前收缩、心房颤动等)均可使患者感到心悸。

(三)心脏神经症

多见于青壮年女性。由于自主神经功能失调,致心脏血管功能紊乱引起的一种临床综合征、患者除感觉心悸外尚有左胸部刺痛或隐痛、呼吸不畅,且常伴有其他神经官能的症状。

二、病情评估

(一)年龄、性别、职业及既往史

1. **年龄**　儿童可见于先天性心脏病等;青壮年多见于病毒性心肌炎、贫血等;老年人可见于冠状动脉硬化性心脏病、心房颤动等。

2. **性别**　女性可见于心神经症、甲状腺功能亢进症。

3. **职业**　运动员剧烈运动后。

4. **既往史**　有无冠心病、风湿性心脏病史等。

(二)临床表现

1. **症状**　主要症状为患者自觉心慌或心前区不适。

2. **体征**

(1)心率加快或减慢及心律不齐等。

(2)原发病体征。

（3）部分患者无阳性体征。

3. 伴随症状

（1）伴呼吸困难：可见于急性心肌梗死、心功能不全、重症贫血等。

（2）伴胸闷、心前区疼痛：可见于冠心病心绞痛、心肌梗死、心肌炎、心神经官能症等。

（3）伴晕厥、抽搐：严重心律失常，可见于高度房室传导阻滞、心室颤动等。

（4）伴消瘦、出汗：甲亢、发热等。

（三）辅助检查

1. 常规检查　血常规、尿常规、便常规等。必要时做胸腔或心包腔积液检查。

2. 血液生化检查　血清电解质、血清心肌酶、心肌标志物、红细胞沉降率等。

3. 血清甲状腺激素测定　有助于甲状腺功能亢进症的诊断。

4. 影像检查　胸部 X 线、心电图、心脏彩超、放射性核素、冠状动脉造影等检查。

三、救治与护理

（一）急救处理

1. 积极寻找病因　心电图能快速准确诊断各种心律失常。

2. 治疗护理　按医嘱给予抗心律失常药物，纠正各种心律失常，恢复正常心率，注意观察疗效及不良反应。根据心律失常的种类以及血流动力学状态给予气道、呼吸和循环支持，必要时做好起搏、电复律、消融术等治疗的术前准备和术后护理。详见图 7-1 快速性心律失常救治流程图和图 7-2 缓慢性心律失常救治流程图（译自《2010CPR 与 ECC 指南》）。

考点：心悸患者的救护

图 7-1　快速性心律失常救治流程图

图 7-2 缓慢性心律失常救治流程图

3. 吸氧。

（二）一般护理

1. 密切观察　患者的面色、脉搏、呼吸、血压及出汗等体征。特别是心率和心律的变化，必要时遵医嘱实施心电监护和血压监护，发现严重心律失常，如血压低或发生晕厥、抽搐时，立即通知医生，配合抢救。

2. 卧床休息　能降低心肌耗氧量，有利于机体恢复。严重心律失常患者需绝对卧床休息，但应避免左侧卧位，以减轻心悸感；有睡眠障碍者，按医嘱给予少量镇静剂。

3. 饮食护理　指导患者少食多餐，选择清淡、易消化、低脂、多纤维素的食物，保持大便通畅。避免过饱及刺激性食物，戒烟，禁饮浓茶、酒和咖啡，以免诱发心悸。

4. 基础护理　加强口腔及皮肤护理，预防口腔感染及压疮的形成。

5. 心理护理及健康指导　解释心悸的原因及阐明心悸严重程度不一定与病情呈正比，指出紧张、焦虑可加重心悸，指导患者保持稳定的情绪，调节自主神经功能，以利于减轻或消除心律失常。指导建立良好的生活习惯。

6. 用药护理　遵医嘱按时、按量、按一定给药途径正确给药，用药前告知家属所用药物名称、剂量和用法。用药过程中详细询问患者用药的反应，观察心率、心律、脉搏、血压和呼吸变化，必要时进行心电监护。

7. 治疗与抢救配合　备好抢救药品和设备，如利多卡因、苯妥英钠、阿托品、异丙肾上腺素等药物及除颤仪、临时起搏器等。

第 4 节　急 性 胸 痛

案例 7-4

患者，男性，70 岁。高血压 30 年，糖尿病 10 年。20 天前赴宴时首次发生胸骨后闷胀疼痛，持续约 5 分钟，经休息后缓解。今清晨发生胸骨后痛，已持续 6 小时，含服硝酸甘油未能缓解，因而紧张、焦虑、烦躁不安，呕吐 1 次，急送入院。测 BP130/90 mmHg，心电图示 Ⅰ、aVL、V5、V6 ST 段抬高，Ⅰ、aVL 有深而宽的 Q 波，T 波深倒置；心肌酶谱 CK-MB 升高；心电监护见频发室性期前收缩。

问题：1. 该患者的临床诊断是什么？

2. 该患者应怎样救护？

胸痛是各种刺激因素刺激胸部的感觉神经纤维产生痛觉冲动,传至大脑皮质痛觉中枢而引起的胸部疼痛。急性胸痛是一些致命性疾病的主要临床表现,如急性冠脉综合征、主动脉夹层、肺栓塞、张力性气胸、心包炎致心脏压塞以及食管损伤等。

一、病　　因

胸痛的主要原因多来自胸部疾病。

(一) 胸壁疾病

带状疱疹、肋间神经炎、肋骨骨折、肋软骨炎、多发性骨髓瘤等。

(二) 胸、肺疾病

肺栓塞、张力性气胸、肺炎、胸膜炎、肺癌等。

(三) 心血管疾病

急性心肌梗死、主动脉夹层、心脏压塞、肥厚型心肌病等。

(四) 纵隔疾病

纵隔炎、纵隔肿瘤等。

(五) 食管疾病

食管撕裂、食管裂孔疝、食管癌等。

二、病情评估

(一) 年龄、性别及既往史

1. 年龄　青壮年多见肋软骨炎;老年人可见急性冠脉综合征、肺癌等。

2. 性别　年轻女性可见妊娠剧吐造成的食管撕裂。

3. 既往史　有无外伤、高血压、冠心病史等。

(二) 临床表现

1. 胸痛部位

(1) 胸壁病变:胸壁炎症和肋骨骨折,固定于病变部位;带状疱疹,沿肋间神经呈带状分布。

(2) 胸膜病变:位于病变胸侧部。

(3) 肺尖部肺癌:位于肩部及腋下,向上肢内侧放射。

(4) 心绞痛和心肌梗死:位于胸骨体上段或中段之后,向左肩和左臂内侧放射。

(5) 食管和纵隔疾病:位于胸骨后。

2. 胸痛的特征

(1) 带状疱疹:呈刀割样、烧灼样或触电样剧痛。

考点:胸痛的特征

(2) 胸膜炎:呈隐痛、钝痛或刺痛,呼吸、咳嗽加剧,屏气时减轻。

(3) 自发性气胸:屏气或剧烈咳嗽时突然发生撕裂样剧烈胸痛,伴气急、发绀。

(4) 心绞痛:劳累和精神紧张时诱发,呈压迫性不适或紧缩感、压榨感,休息或含服硝酸甘油后缓解。

3. 伴随症状或体征

(1) 肺结核、肺癌引起的胸痛常伴有咳嗽、咳痰和咯血。

(2) 食管疾病引起的胸骨后疼痛可伴有吞咽困难。

(三) 辅助检查

1. 常规检查　心电图检查、超声心动图等。

2. 血液生化检查　心肌酶、D-二聚体、红细胞沉降率等。

3. 影像检查　X 线、CT、MRI、超声波、内镜等检查。

三、救治与护理

（一）一般护理

指导患者保持情绪稳定,采取舒适的体位,如侧卧位、半坐卧位、坐位等以减轻疼痛或防止疼痛加重。

（二）缓解疼痛

1. 胸部活动引起剧烈疼痛者,在呼气末用 15cm 宽的胶布固定病侧胸部,减轻呼吸幅度,或在咳嗽、深呼吸、活动时用手按压疼痛部位制动,以缓解疼痛。当剧烈疼痛或持续性疼痛影响休息时,按医嘱给予镇痛剂和镇静剂。

2. 心血管疾病引起的胸痛,应绝对卧床休息,病情较重时立即吸氧,按医嘱给予硝酸酯类、吗啡、溶栓剂、复方丹参、β 受体阻滞剂、钙拮抗剂等改善心肌供血,缓解疼痛。

（三）用药护理

按医嘱准确给药,观察药物的疗效、副作用和有无药物依赖性。

（四）病情观察

观察胸痛的部位、特征、程度、加重和缓解因素,并注意观察生命体征、呼吸困难、咳嗽、心悸等情况。如血压降低,应立即建立静脉通路,报告医生,采取相应的措施。

第 5 节　急 性 腹 痛

案例 7-5

王先生,男,30 岁,因"腹部剧烈疼痛 3 小时,伴恶心、呕吐"入院。患者今晚饱食后突感上腹部刀割样剧烈疼痛,迅速转移至右下腹和下腹部,伴恶心、呕吐,呕吐物为胃内容物,呕吐不能减轻腹痛,发病 3 小时来院急诊。查体:痛苦貌,T38℃,P120 次/分,R17 次/分,BP90/60mmHg,腹式呼吸减弱,肠鸣音消失,肝浊音界缩小,移动性浊音阳性,全腹肌紧张、压痛、反跳痛,以上腹和右腹部为著,呈"板状腹"。白细胞 $16×10^9$/L,中性粒细胞 0.9。

问题: 1. 根据患者的情况您认为该患者发生腹痛的原因是什么?

2. 假如您是急诊科当班护士,您认为对该患者应采取哪些救护措施?

急性腹痛是指患者自觉腹部突发性疼痛,是急诊科常见的临床症状之一,也是促使患者就诊的重要原因之一。它具有起病急、发展快、病情重、变化多和病因复杂等特点,若延误诊治极易发生严重后果,甚至危及患者生命。

一、病因与发病机制

急性腹痛的病因复杂多样,原发病变多位于腹部,但其他部位的疾病和全身性疾病亦可引起急性腹痛。

（一）腹部病变

1. 腹腔器官急性炎症　如急性胃炎、急性胃肠炎、急性阑尾炎、急性胆囊炎、急性胰腺炎、急性腹膜炎等。

2. 胃肠道穿孔　胃肠道急性穿孔造成胃肠液、胆汁、胰液的外漏,进而引起急性化学性和(或)细菌性腹膜炎。

3. 空腔脏器阻塞或扭转　常见于急性肠梗阻、肠扭转、胆管结石、胆道蛔虫病、泌尿道结石、囊肿蒂扭转等。

4. 脏器破裂出血 如外伤致肝破裂、脾破裂、异位妊娠破裂、肝癌破裂等,以失血表现为主,可有程度不同的腹膜刺激征。

5. 腹腔脏器肿瘤 如肝癌、胃癌、肠癌等,肿瘤生长累及感觉神经。

6. 腹腔内血管病变 甚少见,腹痛相当剧烈,常见于肠系膜动脉栓塞、门静脉栓塞、脾梗死、肾梗死等。

7. 腹壁疾病 如腹壁挫伤、脓肿等。

(二) 临近脏器病变

1. 胸部疾病 胸膜炎、大叶性肺炎、气胸等可引起的上腹部牵涉痛。

2. 心脏疾病 如急性心肌梗死、急性心包炎等。

(三) 全身其他系统疾病

1. 中毒及电解质紊乱 如铅中毒、汞中毒等,低钾血症、低钠血症等。

2. 代谢性疾病 如糖尿病酮症酸中毒、尿毒症等。

3. 神经或精神源性疾病 如脊柱结核、末梢神经炎、带状疱疹、腹型癫痫等。

二、病情评估与判断

(一) 一般情况及既往史

1. 年龄 幼年时期以先天性消化道畸形、肠寄生虫病、肠套叠、嵌顿疝等多见;青壮年以急性阑尾炎、急性胃穿孔、腹部外伤致脏器破裂出血等多见;中老年人则以胆石症、胆囊炎、胃肠道癌肿等多见。

2. 性别 急性胆囊炎、胰腺炎以女性多见,急性胃穿孔、尿路结石及肠梗阻则以男性多见。

3. 既往史 应重点询问既往有无类似发病史(如慢性胃炎、消化性溃疡、胆绞痛等有反复发作史);手术外伤史(如粘连性肠梗阻患者常有腹部手术史)及特殊职业史(如铅中毒绞痛有长期铅接触史)。育龄妇女应询问月经史,若有月经过期、突发下腹痛伴阴道出血、休克时,应考虑宫外孕破裂。此外,尚需询问有无糖尿病、高血压、心肺疾病等病史。

考点: 急性腹痛病情评估

(二) 重点询问腹痛病史

1. 腹痛的诱因 急性腹痛的发生常有一定诱因,如饮食不洁、暴饮暴食、酗酒、油腻饮食等,可诱发急性胃肠炎、胰腺炎、胆囊炎、胆绞痛等。溃疡病穿孔常在饱食后多见。剧烈活动或突然改变体位后突发腹痛可能为肠扭转。腹部外伤后发生的腹痛应考虑内出血或胃肠道破裂。嵌顿疝多与腹内压增高有关。

2. 腹痛发生的缓急 腹痛开始时较轻,逐渐加重,多为炎症性病变。突然发生,迅速加重,多见于脏器梗阻、扭转、穿孔、破裂等。

3. 腹痛的部位 源于腹部病变的腹痛,腹痛最初开始的部位大多是病变的部位(急性阑尾炎却常为转移性右下腹痛),如胆道病变、肝脓肿、右肾结石等疼痛多在右上腹;小肠病变疼痛多在脐周;异位妊娠破裂及盆腔炎、痛经等疼痛在下腹部。弥漫性或部位不定的疼痛见于急性弥漫性腹膜炎、急性出血坏死性肠炎、机械性肠梗阻、肠穿孔等。腹外病变所致腹痛,如胸部脏器病变引起的腹痛,多以上腹部为主;全身性病变(如尿毒症、铅中毒等)所致腹痛,则多以脐周或弥漫性为主。

4. 放射痛 某些急腹痛常有特定部位的放射痛,如胆管疾病、右膈下脓肿等的腹痛可放射至右肩部;急性胰腺炎的腹痛多向腰背部或左肩放射;肾绞痛可放射至同侧下腹部、外生殖器及大腿内侧。

5. 腹痛的性质 腹痛的性质常可反映病变的类型,而且腹痛性质的变化可显示病变发展情况。①持续性胀痛或隐痛,一般是炎症性或出血性病变,如阑尾炎、胰腺炎、脾破裂出血等。②阵发性绞痛是因平滑肌痉挛所致,见于中空性器官发生痉挛或梗阻性病变,如机械性肠梗阻、胆石病、输尿管结石等。其特点是突然发作,疼痛剧烈,呈阵发性,有缓解期。③持续性腹痛伴阵发性加重,常表示炎症与梗阻并存,如胆结石合并胆道感染等。如开始为阵发性绞痛,以后转为持续性胀痛,则为空腔器官的梗阻已并发炎症或已发生血运障碍。

6. 腹痛的程度 腹痛的程度与患者的敏感度、病变性质及刺激物种类等有关。胃肠道穿孔的腹痛最剧烈,呈持续性刀割样;腔道梗阻性疾病引起的腹痛也较剧烈且阵发性加重,如肠扭转、卵巢囊肿蒂扭转等。老年人对疼痛敏感性低,同样疾病所致的腹痛较轻或无痛。臆病性腹痛、腹型癫痫,尽管没有或仅有轻度病理改变,腹痛却很剧烈。

7. 腹痛的伴随症状 腹痛时常伴有恶心、呕吐、食欲下降、腹胀、腹泻、便秘等症状。如急腹痛不伴有任何消化道症状时,应考虑腹腔以外病变所致腹痛的可能。腹痛伴呕吐及腹泻常提示肠道的感染;腹痛伴呕吐而无排便和排气则可能有肠梗阻;腹痛伴黄疸常提示胆道系统病变、急性溶血等;腹痛伴尿频、尿急、血尿应考虑泌尿系统疾病所致。腹痛伴寒战、高热提示有炎症的存在,见于急性化脓性胆道炎症、急性阑尾炎、肝脓肿、膈下脓肿,也可见于腹腔外感染性疾病如肺炎等。腹痛伴休克常提示腹腔内出血(如肝破裂、脾破裂、肾破裂、肠系膜血管破裂以及异位妊娠破裂等)和感染(如继发于消化道穿孔、绞窄性肠梗阻、肠扭转等)等。此外,心肌炎、休克型肺炎等也可有腹痛和休克。

(三) 体格检查

1. 全身情况快速评估 急诊护士接诊急腹痛患者后,首先应评估患者的总体情况,初步判断病情轻重、缓急。若患者表情痛苦、面色苍白、脉搏细速、呼吸急促、仰卧不动或卷曲侧卧、明显脱水等,则提示病情较重,需要做急救处理,如立即告知医生并进行输液、给氧、备血输血等抢救,待情况允许再做详细检查。

2. 腹部情况评估 ①视诊:注意观察腹部形态及腹式呼吸运动。如急性胃穿孔者常呈舟状腹、腹式呼吸消失;肠扭转者的腹部可不对称;肠梗阻者可见肠型或异常蠕动波。②听诊肠鸣音亢进、有气过水声常提示机械性肠梗阻。急性腹膜炎时肠鸣音减弱或消失。上腹部振水音可提示幽门梗阻或胃扩张。③叩诊:胃肠道穿孔时(胃肠道内气体移至膈下)肝浊音界缩小或消失,腹膜炎渗液或腹腔内出血较多时可有移动性浊音。④触诊:腹部压痛处常是病变器官所在处。若有腹膜刺激征,应了解其部位、范围及程度,弥漫性腹膜炎的压痛和腹肌紧张最显著处也常为原发病灶处。触及腹部包块时,注意其部位、大小、形状、质地、活动度等。

(四) 辅助检查

1. 实验室检查 ①血常规:白细胞总数增高见于各种感染性原因的急腹痛;血红蛋白值和红细胞计数降低见于出血性疾病。②尿常规:尿中大量红细胞提示泌尿系损伤、结石、肿瘤等。③大便常规:糊状或水样便,含少量红细胞、白细胞可能为细菌性食物中毒引起的急性肠炎;黏液血便提示痢疾等可能;血便提示有消化道出血。④生化检查:血、尿或腹水淀粉酶增高常是急性胰腺炎。人绒毛膜促性腺激素测定有利于异位妊娠诊断。

2. 影像学检查 ①X 线检查:胸部 X 线检查可用于诊断胸膜炎及肺炎等。立位腹部平片急性胃肠道穿孔可见膈下游离气体;机械性肠梗阻可见肠管内存在多个液气平面。②B 超、CT 对腹部肝、胆、胰腺、子宫及附件和膀胱等脏器的形态以及腹腔积液、占位性病变、结石、异位妊娠等有诊断价值。

3. 内镜检查 对胃、十二指肠、胆及胰腺等脏器病变有较好的诊断价值。

4. 诊断性腹腔穿刺 腹腔穿刺在急腹痛的诊断中有重要意义,是外科急腹症常用的检查手段。根据穿刺液的性质可判断病变的部位和性质。若抽出不凝固血性液体,多提示腹腔内脏器出血;若抽出的液体是黄绿色混浊液,带有食物残渣,无臭味,多为胃十二指肠溃疡急性穿孔;若穿刺液的淀粉酶测定结果阳性则为急性胰腺炎。洗肉水样液见于绞窄性肠梗阻、急性胰腺炎和肠系膜血管血栓形成等。

5. 手术探查 急腹痛诊断不能确定,保守治疗不见好转而病情转危的紧急情况下应考虑剖腹探查。

三、救治与护理

(一)救治原则

引起急性腹痛的病因虽然不同,但救治原则基本相似,即挽救生命、减轻痛苦、积极对因治疗和预防并发症。

1. 初步急救 许多急性腹痛患者存在危及生命的紧急情况,如创伤、出血、毒血症、休克、水电解质及酸碱平衡紊乱等,必须先抢救再诊断,边治疗边诊断。

2. 密切观察 密切观察有助于尽早作出诊断。观察期间应给予对症支持治疗和护理,并积极做好术前准备,为需要手术的急腹痛患者创造更加充分的条件。

3. 对症及支持治疗(非手术治疗)

(1)指征:①就诊时腹膜炎已经局限,而且患者全身情况良好。②诊断不明确,而且又无紧急手术指征者。③出血性疾病,经过输血治疗,血压回升,病情稳定,无再出血征象者。④诊断明确,非手术治疗疗效明显者。⑤病情危重,全身情况极差或合并重要器官功能不全,不能耐受手术者。

(2)措施:①禁饮食,必要时(如急性胃扩张、胃肠梗阻者)给予有效胃肠减压。②抗休克。③维持水电解质及酸碱平衡,补充营养。④控制感染。⑤对症处理。高热时采用物理降温或解热镇痛剂;疼痛剧烈者给予解痉镇痛;急性胰腺炎者应用抑制胰腺分泌药物。⑥危重患者行重症监测。

4. 急诊剖腹探查术的指征 ①突然剧烈腹痛持续数小时,非手术治疗无效或病情进行性加重。②腹膜刺激征明显而范围继续扩大,病因不明可剖腹探查。③腹腔内不明原因的活动性出血,并且进行性加重。④空腹脏器穿孔较大,漏出液较多、腹膜炎弥散。⑤绞窄性肠梗阻,肠坏死。⑥急性梗阻性化脓性胆管炎。

(二)护理措施

1. 即刻护理措施 应首先处理威胁生命的情况,如腹痛伴有休克者应及时配合抢救,如迅速建立静脉通路,及时补液等。若急腹症患者伴有呕吐则将其头偏向一侧,以防误吸。遵医嘱积极做好术前准备。

2. 严密观察病情变化 急腹痛病情发展快、变化多,因此护士应密切观察病情变化,如发现病情恶化、腹痛加重、腹膜炎发展,应及时与医生联系。

3. 卧床休息 指导患者采取舒适体位卧床休息。在一般情况良好或病情允许的情况下,宜取半卧位,可降低腹壁张力减轻疼痛;利于腹腔液体引流至盆腔,减少毒素的吸收及发生膈下积液感染的机会等。

4. 饮食管理及胃肠减压 对病因未明或病情较重者,必须严格禁食、禁饮。对于胃肠道穿孔或破裂者以及急性肠梗阻者,一般需行胃肠减压(胃肠道穿孔或破裂者可减少消化液自穿孔部位漏出,减急性肠梗阻者可减轻胃肠道积气、积液,改善胃肠道血供,缓解腹胀)。胃肠减压期间,应注意保持胃肠减压引流通畅,观察并记录引流液的量和性质。每日用滴管向插有胃管的鼻孔滴入数滴液状石蜡,以减轻胃管对鼻黏膜的刺激。对于病情严重,预计较长时间不能进食者,遵医嘱给予肠外营养。

考点:急性腹痛救治原则

考点:急性腹痛护理措施

5. 疼痛护理　理解、同情患者对疼痛的反应,采取适当措施帮助患者缓解疼痛,如安慰患者、安置舒适体位、指导患者转移注意力(如听音乐)减轻疼痛的方法等。对诊断明确的单纯性胆绞痛、肾绞痛患者可给予解痉剂。凡诊断不明或治疗方案未确定者应禁用吗啡、哌替啶类麻醉性镇痛药,以免掩盖病情。

6. "五禁四抗"的护理　未确诊病因的急腹症患者在非手术治疗期间需遵循"五禁四抗"的原则,"五禁"即禁饮食、禁热敷、禁灌肠和禁用泻药、禁用麻醉镇痛药、禁活动,"四抗"即抗休克、抗感染、抗腹胀、抗水电酸碱失衡。护士应积极配合医生做好相应的护理工作。

7. 遵医嘱积极治疗原发病,并做好必要的术前准备。

8. 心理护理　急腹痛往往给患者及家属造成极大的恐惧或焦虑。因此,应注意对患者及家属做好解释安慰工作,向他们说明病情变化的情况以及有关治疗方法、护理措施的意义,减轻他们对疾病的焦虑与恐惧心理,积极地配合治疗和护理工作。

9. 加强基础护理　对伴有高热者,可用药物或物理方法降温,以减少患者的不舒适;对神志不清或躁动者,做好保护性约束。

10. 健康指导　适当地向患者及家属介绍急腹痛的原因、病情转归和目前的治疗和护理计划;解释有关检查的目的、方法和注意事项;说明饮食管理、胃肠减压、疼痛护理的有关原则和必要性,以获得患者及家属的理解及良好的配合。告知患者家属发现病情变化时,应保持镇静,及时与医生和护士联系。

第6节　上消化道大出血

案例 7-6

　　患者,男,36 岁,上腹节律性疼痛反复发作 6 年,每于空腹时腹痛发作,进食后缓解,有夜间痛。今晨食山芋后连续呕血 3 次,总量约 1200ml,呕吐物初为咖啡色,后为鲜红色,有稀黑便、头晕、心慌。查体:T36℃,P110 次/分,R22 次/分,BP80/50mmHg。

问题:1. 患者最可能的临床诊断是什么?

　　2. 病因是什么? 诱因是什么?

　　3. 上消化道大量出血指失血量超过多少?

　　4. 如何抢救护理?

　　上消化道出血是指屈氏韧带以上的消化道的出血,一般包括来自食管、胃、十二指肠、胰腺、胆道的出血,胃空肠吻合术后的空肠出血也包括在内。临床上主要表现为呕血、黑便。消化道急性大出血常伴血容量减少引起的急性周围循环障碍,若出血量超过 1000ml 或血容量减少 20% 以上,可危及生命。

一、病　因

　　引起上消化道出血的原因很多,最常见的有消化性溃疡、食管胃底静脉曲张破裂、急性胃黏膜病变和胃癌。

考点:引起
上消化道出
血最常见的
原因

(一)上消化道疾病

包括食管疾病,如各种原因的食管炎、食管损伤及食管癌等。胃十二指肠疾病,如胃十二指肠溃疡、胃部肿瘤、急性胃黏膜病变等。胃手术后病变等。空肠上段疾病,如小肠间质瘤、血管畸形等。

(二)上消化道邻近器官或组织的疾病

如门静脉高压导致食管胃底静脉曲张破裂、胆道出血、胰腺疾病累及十二指肠、主动脉瘤破入胃或十二指肠等。

（三）全身性疾病

如血液病（血小板减少性紫癜、弥散性血管内凝血、白血病等）、结缔组织病（结节性多动脉炎、系统性红斑狼疮或其他血管炎）、尿毒症、急性感染（流行性出血热等）以及手术、外伤导致应激相关的胃黏膜损伤。

二、病情评估

（一）年龄、性别及既往史

1. 年龄　中老年人服用非甾体抗炎药可造成急性胃黏膜病变出血。

2. 性别　上消化道出血男性多于女性（大约2∶1左右），女性妊娠剧吐可造成贲门撕裂出血。

3. 诱因　服用肾上腺糖皮质激素、吲哚美辛、水杨酸类等药物史；酗酒史；进食粗硬食物；精神刺激；剧烈呕吐等。

4. 既往史　有无消化性溃疡史、肝炎肝硬化史等。

（二）临床表现

1. 呕血及便血　上消化道急性大量出血多表现为呕血，呈咖啡样胃内容物，如出血速度快、出血量大，则为暗红色，甚至鲜红色，可有血凝块。上消化道出血后均有黑便，即柏油样便。当出血量大，在肠道停留时间短，为鲜红色血便。

2. 周围循环衰竭　急性大量失血可致循环血量不足，表现为心慌、头晕、乏力、体位性晕厥、肢体冷、血压下降、心率增快等；出现休克时可伴有烦躁不安、精神萎靡、四肢湿冷、呼吸急促、意识障碍、少尿或无尿。

3. 贫血　大量出血后均有失血性贫血，贫血出现的速度和程度主要取决于失血的程度。

4. 发热　多数患者在24小时内出现低热，可持续数日。发热的原因可能与血容量减少、贫血、周围循环衰竭、血液或分解蛋白吸收等因素导致体温调节中枢功能障碍有关，但应注意并发吸入性肺炎。

5. 氮质血症　消化道出血后，大量血液蛋白质的消化产物在肠道被吸收，使血尿素氮升高（肠源性氮质血症）。失血使肾血流量暂时性减少，导致氮质潴留（肾前性氮质血症）。一般在纠正低血压、休克后，血尿素氮可迅速降至正常。

（三）辅助检查

1. 实验室检查：包括隐血试验、血常规、血尿素氮、凝血系列、肝功能、肾功能等。

2. 特殊检查

（1）内镜检查：胃镜直接观察，即能确定，并可根据病灶情况作相应的止血治疗。

（2）X线钡剂检查：仅适用于慢性出血或出血已停止、病情已稳定的患者。

（3）选择性血管造影：适用于紧急内镜检查未能明确诊断的活动性出血。

（四）病情判断

1. 上消化道出血的判断　根据呕血、黑便和失血性周围循环衰竭的临床表现，呕吐物及黑便隐血试验呈强阳性，结合其他检查，多数可做出上消化道出血的判断，但需注意以下几点：

（1）鉴别口、鼻、咽喉部出血时吞下血液引起的呕血。

（2）鉴别呕血与咯血。

（3）鉴别上消化道出血与下消化道出血。

（4）除外进食引起粪便变黑，例如服用铁剂、铋剂或动物血液等。

2. 出血病因的判断 在上消化道出血的众多病因中，常见病因及特点为：

（1）消化性溃疡：慢性、周期性、节律性上腹痛；冬春季节多见；出血前可有劳累或精神紧张、受寒等诱因，且常有上腹痛加剧，出血后疼痛减轻或缓解。

（2）急性糜烂出血性胃炎：多有应激状态或服用非甾体抗炎药等损伤胃黏膜史。

（3）食管胃底静脉曲张破裂出血：多有肝炎、酗酒史，以及门脉高压表现。

（4）胃癌：多见于 40 岁以上男性，有渐进性食欲不振、上腹持续疼痛、进行性贫血、体重减轻、上腹部肿块，出血后上腹痛无明显缓解。

3. 出血严重程度的判断 观察和记录呕血持续时间、次数、量、性状。失血量的估计与呕血与黑便量来参考，临床上 >500ml 的失血还需根据临床表现来判断出血量。大便隐血阳性，阳性：出血量>5ml；黑便：出血量达 50 ~ 70ml；出现呕血：胃内积血达>250ml；出现全身症状如头晕、心慌等，出血量>400ml；短时间出血量>800ml 或全血量的 20%，患者可有血压下降、尿少、头晕、心跳增快至 100 次/分以上等临床表现。

4. 出血是否停止 注意排便次数、颜色的变化。次数多，大便稀、暗红均代表仍在继续出血。出血是否停止，不能只根据排便情况来判断，必须结合临床表现，如血压、脉搏、意识、肠鸣音、血红蛋白、红细胞计数等来综合判断。

三、救治与护理

（一）急救处理

1. **一般处理** 仰卧休息，保持呼吸道通畅，头偏向一侧，避免呕吐物误吸而窒息，给予吸氧。活动性出血期间严格禁食水。严密观察病情。

2. **积极补充血容量** 当血红蛋白低于 70g/L、收缩压低于 90mmHg 时，应立即输入足够量全血。肝硬化患者应输入新鲜血。开始输液应快，但老年人及心功能不全者输血输液不宜过多过快，否则可导致肺水肿，最好进行中心静脉压监测。如果血源困难可给右旋糖酐或其他血浆代用品。

3. **止血措施**

（1）药物止血：生长抑素是目前食管、胃底静脉曲张破裂出血最常用药，止血效果肯定，因不伴全身血流动力学改变，故短期使用几乎没有严重不良反应，但价格较贵。血管加压素是通过收缩内脏血管，减少门脉血流量，降低门脉及其侧支循环的压力，有冠心病及高血压者禁忌使用血管加压素。对消化性溃疡和急性胃黏膜损害引起的出血，常规予 H_2 受体拮抗剂和质子泵抑制剂。

（2）气囊压迫止血：适用于食管、胃底静脉曲张破裂出血。如药物止血效果不佳，可考虑使用。该方法即时止血效果明显，但必须严格遵守技术操作规程以保证止血效果，并防止窒息、吸入性肺炎等并发症发生。

（3）内镜治疗：对于门脉高压出血者，可采取：①急诊食管曲张静脉套扎术；②注射组织胶或硬化剂如乙氧硬化醇、鱼肝酸油钠等。一般多主张注射后用 H_2 受体拮抗剂或奥美拉唑，以减少硬化剂注射后因胃酸引起溃疡与出血；对于非门脉高压出血者，可采取：①局部注射 1/10000 肾上腺素盐水；②采用 APC 电凝止血；③血管夹（钛夹）止血。

（4）外科手术治疗：内科治疗无效时可考虑外科手术治疗。

（二）护理重点

1. **密切观察病情** 包括严重程度的观察和治疗效果的观察。

2. **心理护理与生活护理** 可酌情使用镇静剂，以减少患者的恐惧感，但肝性脑病所致的出血禁用吗啡和巴比妥类药物。呕血停止 12 ~ 24 小时就可进流食，并逐步过渡到半流食。

3. 补液护理与手术准备　对严重失血性休克患者,补充血容量应适当加快速度,如有需要可加压输血。但对有心、肺、肾等疾病或老年人,输液速度不宜过快,密切注意患者心肺功能。对危重患者应做好急救准备,止血效果不良考虑手术治疗者应进行术前准备。

第7节　意识障碍

案例 7-7

　　患者,男性,21岁,学生,因意识不清4小时入院。患者中午赴同学生日宴,餐中饮52°白酒约500ml后说话语无伦次、走路不稳,被扶回宿舍休息,呕吐胃内容物2次。晚餐时同学呼之不应,急诊来院。查体:T37.1℃,P124次/分,R28次/分,BP110/75mmHg,双侧瞳孔等大等圆,对光反应存在,压眶反应迟钝。

问题:1. 该患者是否发生了意识障碍? 属于意识障碍的哪种类型?

　　　2. 假如您是急诊科当班护士,您将对该患者采取哪些救护措施?

　　意识障碍是指人对周围环境及自身状态的识别和察觉能力出现障碍。可由多种原因引起,且病情变化快,临床表现复杂。因此需迅速作出判断并给予相应的抢救措施,保持生命征,同时进行重点的问诊、体格检查、辅助检查明确病因,在针对病因进一步治疗和护理。

一、病因与发病机制

(一)病因

　　1. 颅内疾病　①颅脑感染性疾病:脑脓肿,各种脑炎、脑膜炎,脑型疟疾等。②脑血管疾病:脑出血、蛛网膜下腔出血,脑栓塞、脑血栓形成,高血压脑病等。③颅内占位性病变:脑肿瘤、脑脓肿等。④颅脑损伤:脑震荡、脑挫裂伤、外伤性颅内血肿等。⑤癫痫。

　　2. 全身性疾病　①中毒性脑病:如中毒性肺炎、中毒性菌痢、伤寒、斑疹伤寒,有害气体中毒、药物中毒、农药中毒、金属中毒、植物或动物类中毒等。②内分泌与代谢障碍:如甲状腺危象、肾性脑病、肝性脑病、肺性脑病、糖尿病酮症酸中毒、低血糖症、水电解质平衡失调等。③物理因素损伤及其他:如溺水、触电、高原型昏迷及严重创伤等。

(二)发病机制

　　由于脑缺血、缺氧,葡萄糖供给不足,酶代谢异常等因素,引起脑细胞代谢紊乱,从而导致脑干网状结构上行激活系统抑制或两侧大脑皮质广泛性损害时,即可造成意识障碍。

二、病情评估与判断

(一)首先应确定意识障碍的程度,评估生命征

　　对意识障碍患者,首先尽快评估意识障碍的危重程度,对已昏迷的患者,首先要注意可能危及生命的体征,并采取相应的救护措施。

考点:意识障碍程度判断

(二)进一步明确意识障碍的病因

　　可通过重点的问诊、体格检查及辅助检查,判断意识障碍的原因。

　　1. 病史　是判断意识障碍原因的关键,应着重了解:

　　(1)发生意识障碍的诱因及起病急缓:意识障碍突然发生,应考虑脑出血、脑栓塞、高血压脑病等。若缓慢起病,逐渐加重,多为颅内占位性病变、代谢性脑病等。

　　(2)伴随症状:如首发症状为剧烈头痛者应考虑蛛网膜下腔出血、脑出血、脑膜炎等;剧烈抽搐起病者考虑乙型脑炎、流行性脑脊膜炎等;高热多见于全身或颅内感染;低体温见于乙

醇和巴比妥中毒、低血糖等;昏迷前如有头痛、呕吐,可能有颅内压增高,应考虑脑肿瘤、脑脓肿、脑出血、脑膜炎等。

(3) 既往史:既往有无高血压、肝病、糖尿病、癫痫及外伤意外史等。

2. **体格检查** 可发现意识障碍患者病因的其他临床表现。重点评估生命征和神经系统的状况。

(1) 生命体征

1) 体温:①体温升高,常见于颅内外感染性疾病、中暑等。②体温降低,常见于休克、乙醇中毒、一氧化碳中毒、肝性脑病、低血糖昏迷等。

2) 脉搏:昏迷伴有脉搏强弱不等、快慢不均很可能是心房纤颤所致脑栓塞。颅内压增高、房室传导阻滞者脉搏缓慢。

3) 呼吸:呼吸障碍的性质有时可决定于昏迷发生的原因,浅而慢呼吸(是呼吸中枢受抑制的表现)见于镇静安眠药、成瘾性药物、有机磷杀虫药等中毒;呼吸深长(Kussmaul 呼吸)见于糖尿病酸中毒、尿毒症昏迷,并分别伴有烂苹果味和尿有氨味;鼾声呼吸见于脑出血;肝性脑病有肝臭味;酒精中毒有酒味。潮式(Cheyne-stokes)呼吸和间歇(Biots)呼吸多见于中枢神经系统疾病,间歇式呼吸患者多预后不良。

4) 血压:血压升高见于高血压脑病、脑血管意外、肾炎尿毒症等。血压降低见于糖尿病性昏迷、镇静安眠药中毒者。

(2) 神经系统状况

1) 瞳孔变化:双侧瞳孔散大可见于颠茄类、酒精、氰化物等中毒。双侧瞳孔缩小可见于吗啡类、巴比妥类、有机磷杀虫药等中毒。双侧瞳孔不等大可见于脑疝。

2) 肢体感觉、运动功能变化:瘫痪可见于脑出血、脑梗死或颅内占位性病变。肢体可随意运动,对疼痛有躲避反应提示皮质脊髓束大致完整;出现舞蹈样动作提示锥体束受损。

3) 神经反射和脑膜刺激征:昏迷者出现阳性病理征,提示锥体束受损。脑膜刺激征可见于脑膜炎、蛛网膜下隙出血等。

3. **辅助检查** 对诊断帮助较大。一般先做常规检查,如血、尿、便常规及血糖、电解质、心电图等。必要时检查血氨、血清酶、血气分析、肝肾功能、脑脊液、彩超、X 线、头颅 CT 等。

(三)意识障碍程度的判断

目前常用以下方法评估意识障碍的程度。

1. **临床分类法** 主要根据患者对言语和各种刺激的反应情况加以判断。按其深浅程度或特殊表现分为嗜睡、昏睡、昏迷。

(1) 嗜睡:是程度最浅的一种意识障碍,主要表现为患者经常处于睡眠状态,能被各种刺激唤醒,醒后定向力基本正常,能正确回答和作出各种反应,但当外界刺激去除后,又很快入睡。有时烦躁不安或动作减少。

(2) 昏睡:介于嗜睡和昏迷之间的状态,需用较强烈的刺激才能唤醒,醒后答话含糊或答非所问,对指令无反应或不正确,各种反射存在。当外界刺激停止后,立即又转入昏睡。

(3) 昏迷:是一种最严重的意识障碍,表现为意识持续性的中断或完全丧失。按其程度可分为:

1) 浅昏迷:对强烈的痛觉刺激仅能引起患者肢体简单的防御性运动(如肢体退缩),但对外界较强烈的刺激无反应。各种生理反射(吞咽、咳嗽、角膜反射、瞳孔对光反射等)存在。体温、脉搏、呼吸多无明显改变。可伴谵妄或躁动。

2) 深昏迷:对各种刺激全无反应,各种生理反射消失。可有呼吸不规则、血压下降、大小便失禁、全身肌肉松弛等。

2. Glasgow 昏迷量表评估法　详见第 8 章急危重症监护。

三、救治与护理

（一）救治原则

维持生命征,避免重要脏器进一步损害,进一步完善辅助检查,确定意识障碍的原因。

1. 急诊处理

（1）维持呼吸:保持呼吸道通畅,防止因呕吐导致误吸。吸氧,必要时给予人工辅助通气及呼吸中枢兴奋剂。

（2）维持有效循环功能:尽早开通静脉通路,酌情给予补液、血管活性药、强心剂、利尿剂和皮质激素等药物治疗。

（3）连续实施急诊监护:①监护生命体征。②防止意外伤害。③防止呼吸道阻塞及窒息。④定时检测各类生化指标。

2. 病因治疗　针对病因采取措施是抢救成功的关键。意识障碍若为低血糖引起应立即静脉注射 50% 葡萄糖液;若为中毒引起应行排毒解毒等治疗;若为感染引起应给予有效抗生素治疗;若为脑肿瘤引起需行手术切除。

3. 对症治疗　对病因一时未明者应积极治疗和对症处理。对颅内压增高者给予脱水、降颅压药物,如甘露醇、呋塞米、皮质激素等。必要时行脑室穿刺引流等;控制癫痫发作、过高血压及过高体温,预防或抗感染治疗;维持水、电解质和酸碱平衡,补充营养,防治并发症,如消化道出血、心力衰竭、呼吸衰竭、肾衰竭等。

考点:意识障碍的救治原则

（二）护理措施

1. 院前急救护理

（1）迅速使患者安静平卧,松解腰带、领扣,清除口咽中的分泌物。昏迷者托起下颌,使下颌切牙咬合于上颌切牙之前,保持呼吸道通畅。

（2）尽快拨打电话“120”。

（3）呼吸暂停者立即给氧或口对口人工呼吸。

（4）有条件尽快输液,有休克表现者迅速采取抗休克措施。

（5）注意保暖,尽量少搬动患者。

（6）送医院进一步救治,途中注意观察病情变化。

2. 对于有生命危险的患者,迅速采取相应紧急救护措施。

3. 急诊监护

（1）监护生命体征:包括体温、脉搏、血压、呼吸、意识变化、瞳孔等观察,并详细记录。如患者出现呼吸不规则(潮式呼吸或间歇呼吸)、脉搏减慢变弱、血压明显波动(迅速升高或下降)、体温骤然升高、瞳孔散大、对光反射消失等,提示患者病情恶化,须立即向医生汇报,并迅速配合医生进行抢救。

（2）防止呼吸道阻塞及窒息:在昏迷状态时可因发生咽喉肌痉挛、舌根向后移位、颈肌或呼吸肌强直或痉挛,唾液分泌增多、胃内容物上逆均可引起呼吸运动受限及呼吸道堵塞,甚至窒息。因此,护士应积极做好呼吸道的护理,如协助昏迷者取平卧位,头偏向一侧,防止呕吐物误吸造成窒息。帮助患者肩下垫高,使颈部舒展,防止舌后坠阻塞呼吸道,保持呼吸道通畅。立即检查口腔、喉部及气管有无梗阻,及时吸引口、鼻内分泌物,痰黏稠时给予雾化吸入。用鼻导管或面罩吸氧,必要时需插入气管套管,机械通气。

（3）防止意外伤害:采取相应措施(如应用约束保护,专人陪伴等)防止由于躁动不安引起摔跌、唇舌咬伤、颞颌关节脱臼及骨折等意外伤害。抽搐患者及时使用牙垫,以防咬伤。

（4）定时检测各类生化指标。

4. 协助医生查明和去除病因

（1）遵医嘱采取血液、尿液、脑脊液、呕吐物等标本进行相应的检查，以查明患者昏迷的病因。

（2）针对不同病因，遵照医嘱采取相应的医疗措施进行抢救。如有开放性伤口及时止血、缝合、包扎；如消化道中毒者，及时进行催吐、洗胃、注射解毒剂；如糖尿病酮症酸中毒患者，及时应用胰岛素治疗并迅速补充液体；如癫痫持续状态患者，应及时应用苯妥英钠等药物。

5. 加强基础护理

（1）预防感染：每 2 ~ 3 小时翻身拍背一次，并刺激患者咳嗽，及时吸痰。口腔护理 3 ~ 4 次/天，为防止口鼻干燥，可用 0.9% 氯化钠溶液浸纱布覆盖口鼻。患者眼睑不能闭合时涂抗生素眼膏或用眼罩。做好会阴护理，患者有排尿功能紊乱需要留置导尿，应严格遵守无菌操作，每日定时消毒尿道口，并冲洗膀胱，减少泌尿系统感染。

（2）预防压疮：昏迷患者由于不能自主调整体位，肢体长期受压容易发生压疮。护理人员应加强皮肤护理、协助患者被动活动肢体、定时翻身、保持肢体功能位等。

6. 健康指导

（1）向患者家属介绍如何照顾昏迷的患者及相关注意事项。

（2）告知患者家属如发现病情恶化，应保持镇静，及时与医生和护士联系。

（3）患者意识清醒后，向患者及家属宣传疾病的知识，告知他们原发病的常见原因和诱因，从而注意预防，尽量避免原发病再次复发。指导患者学会观察病情，如出现恶化征象，及时就诊。

目 标 检 测

A₁/A₂ 型题

1. 败血症患者常见的热型是

  A. 稽留热   B. 弛张热

  C. 波状热   D. 间歇热

  E. 不规则热

2. 引起发热最常见的原因是

  A. 感染性发热

  B. 无菌坏死物质的吸收

  C. 抗原-抗体反应

  D. 内分泌代谢紊乱

  E. 自主神经功能紊乱

3. 体温持续在 39 ~ 40℃，24 小时内波动范围不超过 1℃，持续数日或数周称为

  A. 稽留热   B. 弛张热

  C. 波状热   D. 间歇热

  E. 不规则热

4. 引起波状热常见的病因是

  A. 败血症   B. 伤寒

  C. 风湿热   D. 疟疾

  E. 布鲁菌病

5. 患儿，3 岁，突发严重吸气性呼吸困难，伴明显"三凹征"及高调吸气性哮鸣音，其原因可能是

  A. 支气管哮喘   B. 大气管异物

  C. 急性支气管炎   D. 自发性气胸

  E. 左心功能不全

6. 患者，男性，55 岁，原有糖尿病 10 余年，近 1 周来发热，咳黄痰，2 天来不思饮食，剧烈呕吐，呼吸深大而规则。可能是

  A. 中毒性呼吸困难

  B. 肺源性呼吸困难

  C. 心源性呼吸困难

  D. 中枢性呼吸困难

  E. 癔症性呼吸困难

7. 患者，女性，20 岁，吃鱼虾后突然喘息，呼吸困难，不能平卧而就诊。身体评估两肺可闻及广泛哮鸣音。该患者呼吸困难的类型应为

  A. 吸气性   B. 呼气性

  C. 混合性   D. 中枢性

E. 癔症性

8. 下列哪项不是引起生理性心悸的原因
   A. 激烈运动　　　　B. 饮酒
   C. 情绪激动　　　　D. 甲状腺功能亢进
   E. 用阿托品后

9. 心悸伴晕厥或抽搐，可能是
   A. 心室颤动　　　　B. 心房颤动
   C. 期前收缩　　　　D. 窦性心动过速
   E. 窦性心动过缓

10. 关于胸痛的表现，错误的是
    A. 带状疱疹的胸痛多剧烈而持久
    B. 自发性气胸的胸痛常伴呼吸困难
    C. 心绞痛的胸痛休息或含硝酸甘油可缓解
    D. 心肌梗死的胸痛含硝酸甘油不能缓解
    E. 干性胸膜炎的胸痛可因深呼吸或咳嗽而减轻

11. 患者，男性，58 岁，因胸闷、气短 3 天后出现心前区疼痛，以"心绞痛"收入院。问诊时应重点注意
    A. 疼痛的性质和部位
    B. 有无发热
    C. 用药史
    D. 既往健康状况
    E. 家族健康史

12. 阑尾炎的疼痛特点
    A. 上腹痛　　　　　B. 下腹痛
    C. 左下腹痛　　　　D. 右下腹痛
    E. 转移性右下腹痛

13. 消化性溃疡疼痛特点
    A. 上腹痛
    B. 剑下痛
    C. 脐周痛
    D. 上腹部节律性，周期性痛
    E. 下腹痛

14. 右上腹痛并黄疸及肝大可见于
    A. 肝硬化　　　　　B. 肝炎
    C. 脂肪肝　　　　　D. 肝癌
    E. 血吸虫肝

15. 下列急腹症患者必须做胃肠减压的是
    A. 急性肠梗阻
    B. 老年急腹症患者
    C. 急腹症伴糖尿病
    D. 急腹症伴腹膜刺激征
    E. 急腹症伴移动性浊音

16. 患者，女性，47 岁。反复发作性上腹痛 7 年，晚上饱餐后，突发上腹剧痛，腹肌紧张，出冷汗，休克，首先应考虑
    A. 大出血
    B. 消化性溃疡急性穿孔
    C. 急性胰腺炎
    D. 幽门梗阻
    E. 急性阑尾炎

17. 患者出现呕血，提示胃内积血量至少达
    A. 100～200mL　　　B. 250～300ml
    C. 300～350ml　　　D. 400～500ml
    E. 500～800ml

18. 短时间内出血量大于多少，患者可有血压下降、尿少、头晕、心率>100 次/分
    A. 400ml　　　　　B. 500ml
    C. 600ml　　　　　D. 700ml
    E. >800ml

19. 提示上消化道出血停止的指标之一
    A. 柏油样便变　　　B. 尿量>30ml/h
    C. 脉搏细速　　　　D. 肠鸣音亢进
    E. 口渴

20. 出现柏油样便，消化道出血至少超过
    A. 20ml　　　　　　B. 40ml
    C. 60ml　　　　　　D. 80ml
    E. 100ml

21. 下列引起意识障碍的疾病，其中哪项属颅内感染
    A. 高血压脑病　　　B. 脑梗死
    C. 脑血栓形成　　　D. 脑型疟疾
    E. 癫痫

22. 意识障碍伴瞳孔散大可见于
    A. 颠茄类中毒
    B. 吗啡类中毒
    C. 巴比妥类中毒
    D. 有机磷杀虫药中毒
    E. 毒蕈类中毒

23. 意识障碍伴瞳孔缩小可见于
    A. 颠茄类中毒
    B. 有机磷杀虫药中毒
    C. 酒精中毒
    D. 氰化物中毒
    E. 癫痫

24. 护理意识障碍患者时，正确的护理措施是
    A. 采用约束带防止坠床
    B. 伴有抽搐表现时，应大声与其交谈，以稳定情绪

C. 牙关紧闭时,用压舌板放于上下门齿间,以防舌咬伤

D. 眼睑不能闭合时,眼部可用盐水纱布覆盖,以保护角膜

E. 对肢体采取被动运动,促进血液循环,预防静脉血栓

A₃ 型题

(25、26 题共用题干)

患者,男,24 岁。4 小时前,突感上腹部刀割样疼痛,迅速蔓延至全腹,伴恶心、呕吐,呕吐物为胃内容,以往有溃疡病史。查:T37.5℃,P98 次/分,BP100/80mmHg,急性痛苦病容,心肺正常。腹平,腹式呼吸消失,全腹有压痛、反跳痛、肌紧张,以上腹部为甚,肝浊音界缩小,肠鸣音消失。

25. 该患者最可能的诊断是
    A. 急性阑尾炎   B. 急性肠梗阻
    C. 溃疡急性穿孔   D. 急性胰腺炎
    E. AOSC

26. 如该患者行非手术治疗,最重要的护理措施是
    A. 取半卧位
    B. 禁饮食,胃肠减压
    C. 镇静止痛
    D. 输液
    E. 遵医嘱使用抗生素

(林　峰　薛淑梅　毛静芳)

第8章 急危重症监护

急危重症患者往往需要用心肺复苏、气管插管、机械通气、手术、置管、大血管补液等抢救措施来挽救生命、保护肢体或器官功能。通过各种监护手段和方法对患者的病情变化适时进行生命和器官功能监测,及时评估病情,提供生命和器官功能支持和细致的护理,是急危重症监护的主要内容。重症监护病房(ICU)是专门收治危重症患者,实施监护和治疗的单位(图8-1)。

图8-1 重症监护病房

第1节 ICU 的设置与管理

一、ICU 的设置

(一) ICU 布局

ICU 应位于方便患者转运、检查和治疗的区域,接近手术室、重点服务对象的病区、影像学科及血库等。可设立医疗、医疗辅助、污物处理和医护人员生活等区域,并相对独立,以减少彼此之间的互相干扰并利于感染的控制。医疗辅助区域与医疗区域面积之比应达到 1.5 : 1 以上。各区域应遵循不产尘、不积尘、防潮、防霉、防静电、耐腐蚀、容易清洁和符合消防要求的原则。

考点:ICU 的设置

1. 医疗区域 主要为病室,可为开放式、半封闭式,尽量多设单间或分隔式病室。
2. 医疗辅助区域 包括中央工作站、通道、治疗室、配药室、仪器室、医护人员办公室、值班室、视教室、家属接待室、实验室、营养配备室和库房等。

(1) 中央工作站:设置在医疗区域的中央地区,病室以中央工作站为中心呈圆形、扇形或T形等排列。

(2) 通道:人员流通通道和物流通道分开,以减少各种干扰和交叉感染。工作人员通道和患者通道分开,提供工作人员尽快接触患者的通道和家属探视通道。

(3) 治疗室:至少设置2个,一个用于无菌技术操作的治疗和护理。另一个用于只需要达到清洁要求的治疗和护理。

(4) 仪器室:由于ICU使用仪器设备较多,有条件的ICU最好设置仪器室,提供仪器设备放置和维护使用。

3. 污物处理区域　包括清洁室、污废物处理室和盥洗室等,设置在医疗区域的一端,避免污染医疗区域。

4. 医务人员生活区域　包括休息室、更衣室、进餐室等,与医疗区域相对隔开。

(二) 人员编制

ICU必须配备一定数量、受过专科训练、掌握重症医学的基本理念、基础知识和基本操作技能,具备独立工作能力的医护人员。

1. ICU医生的编制人数与床位数之比在1∶1以上。ICU日常工作中可有部分轮科、进修医师,但危重症专科医师应在60%以上,以保证工作质量和效率。

2. ICU专科护士编制人数与床位数之比应为2.5∶1以上。护士要求职业素质高,具有敏锐的观察力和快速的应变能力,身体健康,胜任ICU高强度的护理工作。

3. 另外还应配备工程技术人员、呼吸治疗师、营养师、护理人员及勤杂工人。

> 🔖 **链接**∶∶∶∶∶∶∶　**大陆以外发达地区ICU工作概观**
>
> 在我国香港特别行政区和国外的一些医院,ICU的工作人员往往还设有专职或兼职的物理治疗师,主要是检查患者的身体,评估患者的活动能力,负责患者物理治疗。呼吸治疗师主要是对患者的肺功能进行管理、促进排痰,保持呼吸道通畅增进呼吸功能。感染管理师主要是控制和监测医院内感染,并监督和检查ICU的消毒隔离工作。心理医生的主要职责是对ICU患者的各种心理活动进行疏导治疗,消除患者的不良情绪,能很好地配合治疗。放射检查人员主要对ICU患者进行X线检查和导管检查。除此之外,还配有药剂师、营养师、文秘、社会学工作者等。这些人员都参与ICU患者的管理工作,共同努力,使患者得到更加专业化、科学化的治疗和护理,大大提高了ICU的工作质量,降低了患者的死亡率。

(三) 病房设置

1. 床位　一般ICU的床位数应占医院总床位的2%以上,并以8~12张床位为一个管理单元,提高工作效率。每张床单元占地面积大于15m²,床间距大于1m,便于提供足够的空间进行抢救,两床之间有隔帘相对隔开。每个ICU必须配备一个以上的单人病房,面积大于18m²,并配备负压病房一间,以供隔离患者使用。

2. 手卫生设施　安装足够的洗手设施,单间每床1套,开放式病床至少2床1套,每套设施至少包括非手接触式洗手池、洗手液和插手纸。每床床旁放置快速手部消毒装置1套。

3. 通风和采光设施　具备良好的通风、采光条件,病室空气调节系统能独立控制,室温控制在(24±1.5)℃左右,湿度控制在55%~65%。有条件的ICU最好装备气流方向从上到下的空气净化系统。

4. 噪音控制设施　在不影响正常工作的情况下,应尽可能将患者的呼叫信号、监护仪器的报警、电话铃声、打印机等仪器发出的声音减少到最小的水平。地面覆盖物、墙壁和天花板尽量采用高吸音材料。

(四) 仪器设备设置

1. **病床** 应采用多功能床,安有脚轮及制动装置,可调节高度及倾斜度,并有快速复位按钮,利于心肺复苏体位调整,两侧有可调节栏杆,并配有防褥疮床垫,条件允许可配备称重及物理治疗功能。

2. **病床配备** 每床配有完善的功能设备带或功能柱,提供电、气、负压吸引等功能支持,配备 2 个以上的中心吸引、氧气、压缩空气供应插口,配有 10 个以上的电源插座,并有多种型号以供选用。

3. **电力系统** 配备 2 套以上的电力系统,确保电力供应。

4. **监护设备** 每床配备床旁监护系统,能进行心电、血压、血氧饱和度等基本监护。

5. **治疗设备** 每床配置呼吸机、简易呼吸器、输液泵、肠内营养泵。

6. 配有心电图机、除颤仪、纤维支气管镜和电子升温、降温设备。

7. **配有心肺复苏抢救车** 包括各类抢救药、各种型号的喉镜、气管插管、气管切开包、气管切开套管、各种型号的注射器。

8. **其他配置** 根据医院实际情况可配备床旁血气分析仪,床旁简易生化仪,持续肾脏替代治疗仪,床旁 X 线摄片机,简易超声仪,超净工作台,闭路电视探视系统,血流动力学,呼气末二氧化碳监测设备,心脏起搏相关设备,床旁脑电图和颅内压监测设备,输液加温设备等。

二、ICU 管理

ICU 是危重患者的治疗抢救场所,又是一个多学科、多专业协作的单元,为了保证工作有序地进行,必须建立和完善各种管理制度与工作职责。

考点:ICU收治原则和感染管理

(一) ICU 收治原则

1. **收治对象** 可逆的危重患者是 ICU 收治的主要对象,早期转入尤为重要,如果延迟到患者生命极度危险的情况下转入就会失去逆转的时机。目前 ICU 常收治的患者包括:①各种危重的急性可逆性疾病需进行生命支持者,如各种休克、循环衰竭、心搏骤停,各种原因引起的呼吸衰竭;②心肺复苏术后需脑复苏的患者、溺水、电击伤等复苏后患者;③严重创伤、各种类型中毒、多系统器官衰竭、昏迷及各种代谢性疾病危象、严重酸碱失衡等;④重大手术后需要密切监护和复苏,如心血管手术后需要行呼吸循环支持者、器官移植手术后需要加强护理者;或高龄,术后易发生意外的高危患者。

明确为脑死亡、慢性消耗性疾病及肿瘤终末期患者不应收入 ICU。

2. **转出指征** ICU 患者经过严密监护和治疗,达到以下条件可转出 ICU:①急性器官或系统功能衰竭已基本纠正,需要其他专科进一步诊断治疗。②病情转入慢性状态。③患者不能从继续加强监护治疗中获益。

(二) ICU 工作制度

1. **组织领导** ICU 实行院长领导下的科主任负责制,科主任负责科内全面工作,全面协调、主持诊疗和抢救任务。ICU 实行独立与开放相结合的原则,应设有一整套强化治疗手段,同时听取专科医生的意见,把更多的原发病处理如外伤换药留给专科医生解决。护士长负责ICU 的护理管理工作,包括安排护理人员工作、检查护理质量、监督医嘱执行情况及护理文书书写等情况。护士是 ICU 的主体,承担着监测、治疗、护理和抢救等任务,能进行 24 小时观察,得到患者第一手临床资料,因此 ICU 护士应训练有素,熟练掌握各种抢救技术,能与医生密切配合,做到医护"一体化",提高医疗护理质量。

2. **管理制度** 除执行各级政府和各级卫生管理部门的各种法律法规、医疗核心制度外,还需建立健全以下各项规章制度。包括:医疗、护理质量控制制度;各种危重疾病监护常规;临床诊疗及医疗、护理操作常规;患者转入、转出 ICU 制度;抗生素使用制度;血液与血液制品使用制度;抢救设备操作、管理制度;基数药品、毒麻药品和贵重、特殊药品等管理制度;院内感染预防和控制制度;医护不良事件防范与报告制度;医患沟通制度;突发事件的应急预案;医护人员教学、培训和考核制度;探视制度;临床医疗、护理科研开展与管理制度等。

3. 院内感染管理 ICU 是院内感染的高发区域。主要原因为:病情危重,机体抵抗力低下,易感性增加;感染患者相对集中,病种复杂;各种侵入性治疗、护理操作较多;多重耐药菌在 ICU 常驻等。院内感染管理是 ICU 护理工作的重要组成部分。

(1)工作人员管理:尽量减少进出 ICU 的工作人员。工作人员进入 ICU 要更换专用工作服、换鞋、戴口罩、洗手。因事外出时必须更衣或穿外出衣;接触特殊患者如 MRSA 感染或携带者,或处置患者可能有血液、体液、分泌物、排泄物喷溅时,做好自我防护,应穿隔离衣或防护围裙,防止体液接触暴露和锐器伤。接触疑似为高传染性的感染如禽流感、SARS 等患者时,应戴 N95 口罩。每年接受院内感染控制相关知识的培训,尤其要关注卫生保洁人员的消毒隔离知识和技能的培训。

(2)患者管理:如无禁忌证,应将患者床头抬高 30°~45°。感染患者与非感染患者应分开安置,同类感染患者相对集中,MRSA、泛耐药鲍曼不动杆菌等感染或携带者单独安置,以避免交叉感染。对于空气传播的感染,应隔离于负压病房。接受器官移植等免疫功能明显受损患者,应安置于正压病房。医务人员不可同时照顾正、负压隔离室内的患者。

(3)探视管理:尽量减少不必要的访客探视。有疑似或证实呼吸道感染症状者,或婴幼儿,禁止进入 ICU 探视。探视者戴好口罩、穿好隔离衣和鞋套后才能进入 ICU。进入病室前后应洗手或用快速手消毒消毒双手。探视期间尽量避免触摸患者及周围物体表面,探视时间不超过 1 小时。对于疑似有高传染性的感染如禽流感、SARS 等患者,应避免探视。

(4)医疗操作流程管理:各项医疗、护理操作严格执行无菌技术原则。各种引流应保持密闭性,引流管通畅。每日评估深静脉置管、尿管、气管导管等,并尽早拔管。做好口腔护理、声门下分泌物吸引和呼吸机管道护理,预防呼吸机相关性肺炎的发生。

(5)物品管理:规范使用一次性物品;用后物品按使用规范和院内感染管理要求进行清洁、消毒或灭菌处理;定期对仪器、设备进行清洁消毒;病床、台面、桌面等定期擦拭消毒。

(6)环境管理:定期对病室进行彻底清洁和消毒,定时开窗通风或机械通风,保持 ICU 室内空气流通。治疗室、处置室清洁整齐,每日进行空气消毒,每月有空气培养记录。保持墙面和门窗清洁和无尘。地面湿式清扫,拖把分开使用,有标记,严格按规定进行处理,悬挂晾干。每天有清水或清洁剂湿式拖擦地面,多重耐药菌流行或有院内感染暴发的 ICU,必须采用消毒剂消毒地面,每日至少 1 次。

(7)废物与排泄物管理:处理废物与排泄物时,做好自我防护,并分类放置,规范处理。

(8)监测监督:常规监测院内感染发病率、感染类型、常见病原体和耐药状况等。进行抗菌药物应用监测,发现异常情况,及时采取干预措施。院内感染管理人员应经常巡视 ICU,监督各项感染控制措施的落实。早期识别院内感染暴发和实施有效的干预措施。

第 2 节 急危重症患者系统功能监护

利用先进的精密的医疗设备(如多功能监护仪),对危重患者进行持续的多方面的监测,根据所得的资料进行综合分析,及时采取相应的治疗措施,认达到挽救生命、治愈疾病的目的,如图 8-2 所示。

心率

脉搏血氧饱和度

有创血压

中心静脉压

呼吸频率

无创血压

图 8-2　多功能监护仪

一、循环系统功能监护

（一）无创监护

是经皮肤或黏膜等途径间接取得有关心血管功能的各项参数,如自动的无创动脉压监测、心电监测等,已成为常用的监测手段。

1. 心电监护　常用的心电监护仪都具有连续无创监测心电图变化的功能。心电监护仪可以显示多导联心电图波形变化,也可选择显示单个导联。除显示心率、节律变化以外,还可以分析心律失常和 ST 段改变。心电监护仪根据其结构特点分为四类:便携式监护仪、插件式监护仪、遥测监护仪、Holter(24 小时动态心电图)。

（1）心电监护的临床意义:①及时发现心肌缺血或心肌梗死,及早发现致命性心律失常或其先兆;②指导抗心律失常治疗,判断药物治疗效果;③对各种手术,尤其是心血管手术的术前、术中、术后及各种特殊检查和治疗实行监护;④监测和处理电解质紊乱;⑤对安装临时或永久起搏器患者,心脏起搏器起搏与感知功能的观察与监测。

（2）心电监护操作步骤

1）确定患者身份,根据实际情况解释目的。

2）物品准备:心电监护仪、心电血压插件连接导线、电极片、生理盐水棉球、配套的血压袖带。

3）连接心电监护仪电源,打开主开关。

4）让患者取平卧位或半卧位,用生理盐水擦拭患者胸部贴电极处皮肤。

5）正确粘贴电极:先把心电导线与电极片相连,再把电极片贴在患者身上。粘贴电极片的部位:①左臂导联:左锁骨中线锁骨下或左上肢连接躯干的部位;②右臂电极:右锁骨中线锁骨下或右上肢连接躯干的部位;③左腿电极:左锁骨中线第 6、7 肋间或左髋部;④参照电极:右锁骨中线第 6、7 肋间或右髋部;⑤胸部电极:心电图胸导联的位置。

6）将血压计袖带绑在患者上肢,其袖带下缘在肘窝上两横指处。

7）将血氧饱和度探头固定于患者指端。

8）选择合适的导联,正确调整波形、波幅、波速,设置报警上下限。

9）向患者做好宣教:①告知患者不要自行移动或摘除电极片,避免牵拉连接线,不要随

考点:无创监护和有创监护

意调节按钮,出现连续报警时按呼叫铃;②告诉患者和家属避免在监护仪附近使用手机,以免干扰监测波形;③指导患者学会观察电极片周围皮肤情况,如有痒痛不适时及时告知医护人员。

(3) 注意事项

1) 心电导联要准确无误,贴电极片时要避开除颤、心电图胸导联、永久起搏器埋藏的位置。

2) 经常检查巡视电极片、血压计袖带、血氧饱和度指套是否正常,仪器是否工作。

3) 可根据情况改变报警上下限,但不可关闭报警系统。

2. 无创动脉压监测

(1) 影响血压的因素:包括心排血量、循环血容量、周围血管阻力、血管壁的弹性和血液黏滞度五个方面。

(2) 临床意义:动脉压可分为:①收缩压(systolic blood pressure,SBP):收缩压是保持各重要脏器血流灌注的主要因素,当收缩压下降时将导致脏器供血不足。②舒张压(diastolic blood pressure,DBP):其重要性在于维持冠状动脉灌注压(coronary perfusion pressure,CPP)。③平均动脉压(mean arterial pressure,MAP)心动周期血管内的平均压力,正常值60 ~ 100mmHg,是反映周期组织灌注水平的指标之一。

(3) 无创动脉压监测方法:①自动间断测压法:又称自动无创伤性测压(automated noninvasive blood pressure,ANIBP 或 NIBP),是临床应用最广泛的一种动脉测压方法,能自动定时显示出收缩压、舒张压、平均动脉压和脉率,且当血压超过预设的报警上限或低于报警下限时,能够自动报警。②自动连续测压法:主要是通过红外线、微型压力换能器或光度测量传感器等实现对瞬时血压的测量,可以反映每个心动周期动脉血压的变化,但未在临床得到广泛应用。

(二) 有创监护

1. 有创动脉血压监测(invasive arterial blood pressure monitoring)是动脉穿刺置管后通过压力测量仪进行实时的动脉内测压,能够准确反映每个心动周期收缩压、舒张压和平均动脉压的变化数值与波形,是一种常用的有创血流动力学监测方法,其抗干扰能力较无创动脉血压监测好,测量结果可靠,尤其适于严重低血压、休克、周围血管收缩或痉挛的动脉血压监测。

(1) 测压途径:动脉内测压应选择具有一定侧支循环的动脉,防止一旦发生血栓时远端组织的血液供应受到影响。桡动脉因其表浅、易于固定及穿刺成功率高而为首选途径,但穿刺前需做 Allen 实验以判断尺动脉的循环是否良好,若 Allen 实验阳性,则不宜选用桡动脉穿刺。除桡动脉外还可选择肱动脉、腋动脉、尺动脉、足背动脉或股动脉。

(2) 测压方法

1) 测压器材与仪器:主要包括动脉穿刺针、换能器、测压管道系统、肝素稀释液、加压袋及压力测量仪或多功能监测仪等。

2) 操作过程:动脉穿刺成功后,连接已经排气及肝素化的测压管道系统,并通过换能器与压力测量仪相连,即可显示动脉压的波形和数值。注意测压前应对压力测量仪进行校零,换能器的高度与心脏在同一水平。

(3) 并发症的防治:最常见的并发症是血栓形成或栓塞,严重时可引起肢体缺血、坏死。除此之外,还可能发生出血、感染和动静脉瘘等。预防并发症的措施有:选择的动脉穿刺针不宜太粗,操作时注意无菌技术,尽可能减少动脉损伤;穿刺置管时间不宜过长,一般不超过7天;定时用肝素稀释液加压冲洗测压管道系统。

2. 中心静脉压(central venous pressure,CVP)监测 是指胸腔内上、下腔静脉的压力,严格地讲是指腔静脉与右心房交界处的压力,是反映右心前负荷的指标,主要适于各种严重创伤、休克、急性循环衰竭的危重患者的监测。

(1) 正常值:5~12cmH$_2$O(0.49~1.18kPa)。

(2) 临床意义:小于2~5cmH$_2$O表示右心房充盈不良或容量不足;大于15~20cmH$_2$O表示右心功能不良或血容量超负荷。CVP监测对了解循环血量和右心功能具有十分重要的临床意义,可作为指导临床治疗的重要参考。但当患者出现左心功能不全时,单纯监测CVP则失去意义。

(3) 测压途径:常用的途径有右颈内静脉、锁骨下静脉、颈外静脉和股静脉等。

(4) 测压方法:包括压力测量仪法和简易测压两种方法。①测量器材和仪器主要包括中心静脉穿刺用物、压力测量仪或多功能监测仪,也可用简易的测压装置。②测压:中心静脉穿刺后静脉导管通过三通一端与测压装置连接进行测压,另一端可连接静脉输液。注意换能器或简易测压装置的零点应置于第4肋间腋中线水平。

(5) 并发症的防治:穿刺时注意无菌操作,置管期间加强观察与护理,以减少感染;穿刺时若误入动脉应局部压迫止血,防止发生出血和血肿。此外,避免出现气栓、血栓、气胸、血胸、神经损伤等并发症,防止措施关键在于熟悉解剖结构及严格遵守操作规程。

📖 链接 ⋯⋯⋯⋯ **Swan-Ganz 导管监测**

又称漂浮导管监测或肺动脉监测(pulmonary arterial pressure monitoring),是能够提供较多生理参数的循环系统监测方法。利用的原理:在心室舒张期末,主动脉瓣和肺动脉瓣均关闭,而二尖瓣开放,这样在肺动脉瓣与主动脉瓣间可视为一个密闭的液体腔,如血管阻力正常,则LVEDP(左心室舒张末压)≈LAP(左心房压)≈PADP(肺动脉舒张压)≈PAWP(肺动脉楔压),LVEDP代表左心室收缩前负荷,但直接测量较为困难,监测PAWP可间接监测左心功能。通过导管监测除测量PAWP外,还可测得RAP(右心房压)、RVP(右室压)和PAP(肺动脉压)等参数指标,并可利用附有的热敏电阻采用热稀释法测心输出量(CO)。Swan-Ganz导管分为四腔、五腔与六腔导管三种类型,根据其管腔直径大小可分为F4、F5、F6与F7等多种型号。导管远端开口用于测量PAP、PAWP及抽取混合静脉血标本,近端腔开口用于测量RAP或CVP及热稀释法测量心排血量时注射生理盐水。

二、呼吸系统功能监护

呼吸系统功能监护的目的是对患者的呼吸运动、呼吸功能及动脉血气分析等方面进行评估,便于病情观察和调整治疗方案及对呼吸治疗的有效性做出合理的评价等。 **考点:**呼吸运动和动脉血气分析

(一)护理观察

1. 咳嗽、咳痰情况,包括痰量和痰液的性质、有无咯血。

2. 心率、血压和意识状态。

3. 缺氧、发绀、鼻翼扇动、面色潮红、三凹征等症状。

4. 呼吸运动方式、呼吸深度、频率和节律的变化。有无反常呼吸运动、胸廓是否对称等。

5. 肺部叩诊音的变化。

6. 肺部呼吸音的变化,包括呼吸音强弱、有无肺部啰音等。

(二)呼吸运动的监测

呼吸运动主要靠胸腹部呼吸肌的活动引起胸廓的扩大和缩小完成。在中枢神经系统的调节下,有节律地进行呼气与吸气动作。病理情况下,呼吸运动的频率和节律均可发生改变。因此,对呼吸运动的观测最为直观。

1. 呼吸频率(respiratory rate,RR)　是呼吸功能最简单的基本监测项目,呼吸频率的

增快或减慢均提示可能发生呼吸功能障碍。体温每升高 1℃ ,呼吸频率增加 3 ~ 4 次/分。正常成人 RR 为 10 ~ 18 次/分,小儿随着年龄的减小而增快,8 岁儿童约为 18 次/分,1 岁为 25 次/分,新生儿为 40 次/分,如成人 RR<5 次/分或>35 次/分人工呼吸支持的指征之一。

2. 常见的异常呼吸类型

(1) 呼吸过速(tachypnea):又叫气促,RR>24 次/分。见于高热、疼痛、甲亢等。

(2) 呼吸过缓(bradypnea):又叫呼吸减慢,RR<10 次/分,见于颅内高压、巴比妥类药物中毒。

(3) 深度呼吸:又叫库斯莫(Kussmaul)呼吸,深而大的呼吸,见于代谢性酸中毒。

(4) 浅快呼吸:浅表而不规则的呼吸,呈叹息样,见于呼吸肌麻痹、胸肺疾患和濒死患者。

(5) 潮式呼吸:又叫陈-施(Cheyne-Stokes)呼吸,呼吸由浅慢到深快,再由深快到浅慢,暂停后,再重复以上的周期性变化(30 秒至 2 分),见于中枢神经系统疾患。

(6) 间断呼吸:又叫毕奥(Biots)呼吸,呼吸和呼吸暂停交替出现,是临终前的表现。

(7) 点头呼吸:头随着呼吸上下移动,是呼吸中枢衰竭的表现。

(8) 叹气式呼吸:间断后作大呼吸,伴叹气声,反复发作是临终前表现。

(9) 蝉鸣样(strident)呼吸:吸气时产生蝉鸣样声音,由于声带附近阻塞,空气吸入困难引起,见于喉头水肿、喉头异物。

(10) 鼾声(stertorous)呼吸:呼吸时发出一种粗大的鼾声,由气管或支气管有较多的分泌物引起,见于昏迷患者。

(11) 胸式呼吸减弱,腹式呼吸增强:见于胸肺疾患。

(12) 腹式呼吸减弱,胸式呼吸增强:见于腹部疾患。

(三) 呼吸功能测定

1. 肺容量的监测　在肺容量的监测中,作为床边监测较为简便易行,具有指导意义的是潮气量和肺活量,这也是临床上应用机械通气时常调整的参数。功能残气量可根据需要进行监测。

(1) 潮气量(VT):指在平静呼吸时,一次吸入或呼出的气体量,正常值为 5 ~ 7ml/kg。<5ml/kg 是进行人工通气的指征之一。

(2) 肺活量(VC):指深吸气后作最大呼气时所能呼出的最大气体量,为深吸气量与补呼气量之和。正常肺活量为 30 ~ 70ml/kg。临床上<15ml/kg,是进行人工通气的指征。肺活量>15ml/kg 为撤掉呼吸机指标之一。

(3) 功能残气量(FRC):平静呼气后肺内所残留的气量,可衡量肺泡是否过度通气。临床上将残气量占肺活量的百分比一并考虑,正常成人比值为 20% ~ 30% 。

2. 肺通气功能测定　主要是肺通气量的测定,是测定单位时间内进出肺的气体量,能反映肺通气功能的动态变化,比肺容量的测定意义大。

(1) 每分通气量(VE):正常值男性为 6.6L/min,女性为 4.2 L/min,是肺通气功能最常用的测定项目之一,可用肺活量计测定。

(2) 每分肺泡通气量(VA):VA 的正常值为 70 ml/s。VA 不足为低氧血症、高碳酸血症的主要原因。

(3) 最大通气量(MVV):正常成年男性为 104 L/min,女性为 82.5 L/min,它是通气功能中较有价值的测定项目。

(4) 用力肺活量(FVC):亦称时间肺活量(TVC)或用力呼气量(FEV),正常值为 1 秒率 88% ,2 秒率 96% ,3 秒率 99% 。

（5）生理无效腔（VD）：正常情况下解剖无效腔与生理无效腔量基本相等，疾病时生理无效腔量可增大。一般认为了解无效腔量和肺泡通气量较潮气量和每分通气量意义更大。

（四）动脉血气分析和酸碱监测

在危重患者的救治过程中，为维持呼吸功能稳定，氧疗及应用呼吸机治疗已成为常规的治疗手段。血气分析有助于全面而又精确地分析判断呼吸状态、评价呼吸机治疗效果；且是调整呼吸机参数的依据。血气分析已经成为危重病抢救过程中常规的监测手段。血气分析和酸碱监测，对早期诊断、早期治疗均极为重要。

1. 血液酸碱度（pH）

（1）正常值：动脉血中的 pH 为 7.35～7.45，平均 pH 为 7.40。静脉血比动脉血 pH 低 0.03。

（2）临床意义：①pH<7.35 为失代偿性酸中毒或酸血症，pH>7.45 为失代偿性碱中毒或碱血症。②pH 为 7.35～7.45 有 3 种情况：正常，无酸碱失衡；代偿的酸碱紊乱；相互抵消的酸碱紊乱。酸碱失衡时，如果 pH 发生变化，则对机体代谢和内脏功能均有明显影响。人体能耐受的最低 pH 为 6.90，最高 pH 为 7.70。

2. 动脉血二氧化碳分压（$PaCO_2$）　$PaCO_2$ 是指物理溶解在动脉血中 CO_2 所产生的张力。由于 CO_2 的弥散能力很强，比氧大 25 倍，因此动静脉血中的 CO_2 差值很小。

（1）正常值：$PaCO_2$ 的参考值为 35～45mmHg，平均为 40mmHg。

（2）临床意义：①判断肺泡通气量：$PaCO_2$ 正常，表示肺泡通气正常。$PaCO_2$ 降低表示肺泡通气过度，$PaCO_2$ 升高表示肺泡通气不足，两者呈反比关系。②判断呼吸性酸碱失衡：$PaCO_2$ 若大于 45mmHg，表示通气不足，持久的通气不足造成呼吸性酸中毒，也称高碳酸血症。呼吸性酸中毒时，$PaCO_2$ 应有原发性升高。呼吸性碱中毒时，$PaCO_2$ 应有原发性降低。③判断代谢性酸碱失衡是否有代偿及复合性酸碱失衡。代谢性酸中毒代偿后，$PaCO_2$ 降低；代谢性碱中毒代偿后，$PaCO_2$ 应升高。④诊断 Ⅱ 型呼吸衰竭必备的条件。

3. 动脉血氧分压（PaO_2）　PaO_2 是指物理溶解于动脉血中氧产生的张力。氧在动脉血中溶解的多少，与吸入气中氧分压（PiO_2）高低呈正比关系，而 PiO_2 的高低又决定于吸入气（肺泡气）中的氧浓度（FiO_2）。

（1）正常值：中青年人 PaO_2 正常值为 90～100mmHg。

（2）临床意义：①衡量有无缺氧及缺氧的程度：PaO_2 正常值为 90～100mmHg 或年龄预计值以上为正常，低于此值为低氧血症。低氧血症多采用以下标准分级：PaO_2：60～90mmHg 时为轻度缺氧；PaO_2：40～60mmHg 时为中度缺氧；PaO_2：20～40mmHg 时为重度缺氧。PaO_2 是反映机体氧供情况的重要指标，PaO_2 高低直接关系氧供。②诊断呼吸衰竭。

4. 动脉血氧饱和度（SaO_2）　SaO_2 系指动脉血单位血红蛋白和 O_2 的百分比。

（1）正常值：动脉血氧饱和度的参考值为 96%～100%。

（2）临床意义：通过监测间接了解患者的血氧分压，以便了解组织的供氧情况。SaO_2 与血红蛋白的多少无关，而与 PaO_2、血红蛋白与氧的亲和力有关。PaO_2 越高，SaO_2 越高，两者并非直线关系，呈"S"形曲线关系，即所谓血红蛋白氧合解离曲线。

5. 动脉血氧含量（CaO_2）　CaO_2 是指 100ml 动脉血中携带的 O_2 毫升数。它包括与血红蛋白结合氧的量，还包括溶解于血液中的 O_2 量。

（1）正常值：CaO_2 参考值为 16～20ml/dl。

（2）临床意义：①CaO_2 受 PaO_2 与血红蛋白质和量的影响，故呼吸、血液、循环对其都有影响。CaO_2 与血红蛋白成正比，贫血时 CaO_2 下降；红细胞数增加，CaO_2 升高。肺功能受损时，

CaO_2 降低;心功能受损时,CaO_2 降低。②计算 SaO_2,实际上 SaO_2 应该是实际氧含量与最大氧含量之比的百分数。每分钟氧气运输量等于 CaO_2 与心排血量的乘积。③其他:与混合静脉血氧含量(CvO_2)一起来估计组织利用氧的情况,判断先天性心脏病左向右分流及分流大小。

6. 实际 HCO_3^-(AB)　实际测得的动脉血中 HCO_3^- 含量,也有以 HCO_3^- 表示。

(1)正常值:AB 参考值为(25 ± 3)mmol/L,平均为 24mmol/L。

(2)临床意义:AB 受代谢和呼吸因素的双重影响。AB 下降为代谢性酸中毒或呼吸性碱中毒代偿;AB 升高为代谢性碱中毒或呼吸性酸中毒代偿;AB 正常,不一定为正常,如呼吸性酸中毒+代谢性酸中毒,应具体分析。

7. 标准化 HCO_3^-(SB)　取全血在标准状态下($PaCO_2$ 为 40mmHg,温度为 37℃,$HbO_2$100% 饱和)测得动脉血中 HCO_3^- 的含量为标准 HCO_3^-。

(1)正常值:SB 参考值为(25 ± 3)mmol/L。

(2)临床意义:由于排除了呼吸困难的影响,所以 SB 升高为代谢性碱中毒,SB 下降为代谢性酸中毒。

8. 碱剩余(BE)　在标准状态下(条件同 SB)将每升动脉血的 PH 滴定到 7.40 时所用的酸或碱的毫摩尔数。如滴定所需要的是酸,说明内为碱性,BE 为正值;如滴定所需要的是碱,说明血内是酸性,BE 为负值。

(1)正常值:BE 参考值为 ±3mmol/L,平均为 0。

(2)临床意义:BE 的正值增大,表示代谢性碱中毒;BE 负值增大,表示代谢性酸中毒。

三、神经系统功能监护

案例 8-1

患者,男性,52 岁,因头痛一月余且进行性加重伴右侧肢体活动不便 3 天入院。患者神志清楚,双侧瞳孔等大等圆,对光反应灵敏,呼吸平稳,HR62 次/分,BP135/90 mmHg,颅内压为 20 mmHg,SpO_2 在 95% 以上。头颅 CT:右额叶胶质瘤。

问题:1. 患者是否存在颅内压增高症?

2. 引起颅内压增高的因素有哪些?导致该患者颅内压增高的原因是什么?

3. 患者夜间突然头痛加剧,并频繁呕吐,颅内压力为 43 mmHg。右侧瞳孔散大,对光反射消失,左侧肢体偏瘫,随后意识丧失。该患者发生了什么情况?

4. 护士该如何处理?

急危重患者尤其是颅脑损伤患者监测神经系统功能非常重要,一般为避免单一指标的局限性,常需要结合临床表现、神经系统检查、仪器监测结果进行综合分析,做出及时有效的判断。

（一）神经系统体征动态检查

考点:神经系统体征检查和颅内压监测动态

1. 意识状态　是神经系统功能监测时最常用、最简单、最直观的观察项目,可以直接反映出大脑皮层及其联络系统的功能状况。正常人意识清醒,当神经系统损伤或发生病变时,将可能引发意识障碍。一般讲意识障碍分为嗜睡、昏睡、浅昏迷与深昏迷四个级别。常用昏迷指数测定法对患者意识进行评分,临床上采用国际通用的格拉斯哥(Glasgow coma scale,GCS)昏迷评分法,已广泛用于临床。其评分标准是根据患者睁眼反应,语言行为反应及运动反应进行评分,然后将三种反应得分相加即得 GCS 指数。GCS 满分为 15 分,8 分以下为昏迷,3 分为最低值。按 GCS 指数分类,13～15 分为轻度意识障碍,9～12 分为中度意识障碍,3～8 分为重度意识障碍。评分越低,说明病情越重,预后越差(表 8-1)。

表 8-1　GCS 昏迷评分法

睁眼反应	评分	言语反应	评分	运动反应	评分
自动睁眼	4	回答正确	5	按嘱动作	6
呼唤睁眼	3	回答不正确	4	刺痛能定位	5
刺痛睁眼	2	单音语言	3	对刺痛能躲避	4
不能睁眼	1	呻吟声	2	疼痛刺激肢体屈曲	3
		不能言语	1	疼痛刺激肢体伸直	2
				不能运动	1

2. 眼部体征　主要包括瞳孔变化及眼球位置变化。正常人瞳孔等大等圆,对光反射灵敏。一侧瞳孔散大,常提示可能发生脑疝。瞳孔对光反射的灵敏程度与昏迷程度成反比。观察眼球位置时应注意有无斜视、偏视或自发性眼颤。通过观察眼球的运动情况可以进一步帮助判断脑干的功能状况。

3. 神经反射　主要包括正常的生理性反射及异常的病理性反射两部分。生理性反射的减弱或消失及病理性反射的出现均提示神经系统功能发生改变。通过检查神经反射可以帮助判断疾病的性质、严重程度及预后。

4. 体位与肌张力　去大脑强直时四肢可呈现伸展体位,有时可呈角弓反张姿势。两侧大脑皮层受累时可见去皮质强直状态。肌张力的变化在一定程度上可反映出病情的转归。

5. 运动功能　主要观察患者的自主活动能力,判断是否存在瘫痪及瘫痪的类型。

（二）颅内压监测

颅内压(intracranial pressure,ICP)是指颅内容物对颅腔壁产生的压力。是观察病情变化及指导临床治疗的重要监护方法。颅内压与颅内脑组织容量、脑血容量及脑脊液相关,安静状态下颅内压的正常值为 10 ~ 15mmHg(1.33 ~ 2.0kPa)。

1. 监测方法

(1) 脑室内测压:在无菌条件下进行颅骨钻孔,将多孔的硅胶管插入侧脑室,经三通管连接传感器和监护仪进行 ICP 监测。主要优点:①测压准确可靠。②可经导管放出适量脑脊液以降低 ICP。③可经导管取少量脑脊液进行化验检查或注入药物。④根据脑室容量压力反映了解脑室的顺应性。缺点:①当颅内病变使中线移位或脑室塌陷时穿刺难度较大。②有颅内感染的风险,一般置管不超过一周。

(2) 硬膜下测压:在无菌条件下颅骨钻孔,打开硬膜,拧入特制的中空螺栓与蛛网膜紧贴,螺栓内注入液体,外接监护仪进行 ICP 监测。优点:可多处选择测压点,且不穿透脑组织。缺点:硬膜开放增加了感染的机会,并且影响因素较多,不易保证测压的准确性。

(3) 硬膜外测压:是将传感器直接置于硬膜与颅骨之间进行 ICP 监测的方法。由于该法保持了硬膜的完整性,颅内感染的机会较少,可用于长期监测。通常此方法测压的结果较脑室内测压略高 2 ~ 3mmHg。

2. ICP 分级　ICP 超过 15mmHg 称为颅内高压。一般将 ICP 分为四级:ICP<15mmHg 为正常 ICP;15 ~ 20mmHg 时为 ICP 轻度升高;21 ~ 40mmHg 时为 ICP 中度升高;>40mmHg 为 ICP 重度升高。

3. 影响 ICP 的因素

(1) $PaCO_2$:$PaCO_2$ 下降导致 pH 上升,脑血流和脑血容量减少,ICP 轻度下降;$PaCO_2$ 增高时,pH下降,脑血流和脑血容量增加,ICP升高。

（2）PaO_2：PaO_2在60～300mmHg范围内波动时,脑血流量和ICP基本不变。当PaO_2低于50mmHg时,脑血流量明显增加,ICP增高。但当低氧血症持续时间较长,形成脑水肿时,即使PaO_2改善,ICP也不能很快恢复。

（3）血压：平均动脉压在50～150mmHg波动时,由于脑血管的自动调节机制,ICP可维持不变,超过一定限度,ICP将随血压的升高或降低而呈平行改变。

（4）CVP：CVP升高可影响脑静脉,使静脉回流障碍,ICP升高。反之,CVP降低,ICP降低。

（5）其他：使脑血流增加的药物可导致ICP增高；渗透性利尿剂使脑细胞脱水,可起到降低ICP的作用；体温每下降1℃,ICP可降低5.5%～6.7%。

（三）脑电图监测

脑电图（electroencephalography,EEC）是通过脑电图记录仪将脑部产生的自发性生物电流放大后获得的相应图形,记录后分析脑电活动的频率、振幅、波形变化,从而了解大脑的功能和状态。脑电图技术曾主要用于癫痫的诊断,近来逐渐用于昏迷患者、麻醉监测。复苏后脑功能的恢复和预后以及脑死亡等方面的判断。正常人的脑电图波形根据振幅和频率不同和分为四类：

1. α波　频率为8～13Hz,振幅平均为25～75μV,是成人闭眼时的主要脑电波,睁眼时α波减弱或消失。

2. β波　频率为18～30Hz,振幅平均为25μV,情绪紧张、激动和服用巴比妥类药时增加。

3. θ波　频率为4～7Hz,振幅平均为20～50μV,见于浅睡眠时。

4. δ波　频率低于4Hz,振幅小于75μV,见于麻醉和深睡眠状态。

（四）脑血流监测

脑血流量与脑灌注压和脑血管阻力两方面相关。脑灌注压是调控脑血流量的一个重要因素,取决于平均颅内动脉压和平均颅内压的差值,因为平均颅内动脉压不易测定,通常采用平均动脉压估计颅内动脉压。临床上可采用近红外光光谱法及经颅多普勒超声等间接估计脑血流量。

在重症患者中,血管活性药、机械通气等治疗方法的运用都需充分考虑其对脑灌注压及颅内压等的影响,以达到更好的治疗效果。

（五）脑氧供需平衡监测

ICP、脑电图、脑血流的监测可间接反映脑的供氧情况,而脑氧供需平衡监测更为直接地反映脑的供氧情况,它主要是进行脑氧饱和度测定。监测方法有两种：①颈内静脉血氧饱和度监测,主要反映整个脑组织的氧供需平衡状况；②近红外线脑氧饱和度仪监测,主要反映局部脑组织氧供需平衡状况。

四、泌尿系统功能监测

在危重患者中常出现肾脏功能性或器质性变化,继而出现尿量减少、水电解质平衡紊乱、酸碱失衡等急性肾衰竭表现。肾功能状况对于危重患者的治疗和转归均有影响。

考点：尿量监测和肾功能测监

（一）尿液监测

1. 尿量　是反映机体重要脏器血液灌注状态的敏感指标之一。尿量异常是肾功能改变最直接和最常见的指标。24小时尿量<400ml为少尿,<100ml为无尿,>2500ml为多尿。危重患者病情变化快,观察每小时尿量的变化更具意义。正常成人每小时尿量>0.5～1ml/kg,当每小时尿量<17ml时即为少尿。

2. 尿常规监测

(1) 尿外观:主要包括血尿、脓尿、乳糜尿和胆红素尿。

(2) 尿比重:能够反映肾脏血流灌注和肾脏功能,成人尿比重正常值为 1.015～1.025。尿比重增高见于各种原因引起的肾灌注不足、急性肾小球肾炎、尿糖或尿蛋白含量增高等;下降见于各种原因引起的尿浓缩功能障碍,如机体水负荷增加、尿崩症、肾衰竭等。固定在 1.010 左右的低比重尿为称为等张尿,多见于急性肾衰竭,也见于各种肾实质损害终末期。

(3) 尿生化:尿生化检查包括尿蛋白、尿胆红素、尿糖、尿酮体等测定。

正常人尿蛋白含量为 0～80mg/24h,当尿蛋白>120mg/24h 时为蛋白尿,按病因可分为肾小管性蛋白尿、肾小球性蛋白尿、混合性蛋白尿、分泌性蛋白尿和溢出性蛋白尿。

血糖在生理情况下为阴性,当血糖水平超过肾小管重吸收能力时出现糖尿。

尿酮体在生理情况下为阴性。

尿/血渗透压比值是反映肾小管浓缩功能的重要指标。尿渗透压的正常值为 600～1000mosm/L,尿/血渗透压比值的参考值为(3:1)～(4.5:1)。

(4) 尿液的有形成分分析:尿液中的有形成分主要包括细胞和管型等。

肾小球源性血尿常可见于异常红细胞,多见于肾小球疾病;非肾小球源性血尿红细胞形态多正常,多见于尿路感染或损伤,也可见于肾间质疾病。当白细胞>5 个/高倍视野(HP),为镜下脓尿,提示尿路感染。

尿管型可分为透明管型、颗粒管型、细胞管型、蜡样管型、肾衰竭管型等。

(二) 肾功能监测

1. 血肌酐(SCr)　肌酐是肌肉中肌酸的代谢产物,血中肌酐的来源分外源性和内源性两种。外源性肌酐是肉类食物在体内代谢后的产物;内源性肌酐是体内肌肉组织代谢的产物。肌酐由肾小球滤过而排出体外。监测血肌酐是监测肾功能的有效方法,正常参考值为 53～106μmol/L,血肌酐升高常见于肾小球滤过功能下降。非早期反映肾小球滤过功能的敏感指标。若短时间内急剧增高,连续每天升高 44.2μmol/L 以上提示急性肾衰竭。

2. 血尿素氮(BUN)　是体内蛋白质的代谢产物,正常情况经肾小球滤过而随尿液排出体外。血 BUN 正常参考值为 3.2～7.1mmol/L。血 BUN 增高程度与肾损害程度成正比,通过血 BUN 的监测可以有助于诊断肾功能不全,尤其对尿毒症的诊断更有价值。肾前性和肾后性因素引起尿量减少或尿闭时可使 BUN 增高,体内蛋白质分解过多时也可引起 BUN 增高。但是,BUN 与 SCr 一样并不是早期反映肾小球滤过功能的敏感指标。

3. BUN/SCr　肾功能正常时 BUN/SCr 通常为 10/1,当出现氮质血症,且 BUN/SCr 升高时,常提示氮质血症为肾前性因素引起;当氮质血症伴 BUN/SCr 下降时,常提示其为肾脏本事器质性病变所致,如稳定的慢性肾功能不全患者,故比值有助于鉴别肾前性及肾性氮质血症。

4. 内生肌酐清除率(Ccr)　是反映肾小球滤过功能的重要指标。可较早地反映肾小球受损,是判断肾小球损害的敏感指标。正常成人 Ccr 的正常值为(80～100)ml/分钟。根据 Ccr 可初步评估肾小球功能受损程度;Ccr 在(50～80)ml/分钟为轻度肾功能损害;Ccr 在(20～50)ml/分钟为中度肾功能损害;Ccr 在 10～19ml/分钟为重度肾功能损害;Ccr 低于10ml/分钟为终末期肾病。测定 Ccr 对治疗方案选择有指导意义,还可用于指导肾衰竭时用药选择、剂量和用药时间的调整。

📖 **链　接**

肌酐清除率的计算方法　①常规法　传统的做法需收集24h尿液，然后测定血、尿中肌酐浓度并计算肌酐清除率。　计算公式为

$$24h\ 内生肌酐清除率（ml/min）= \frac{尿肌酐（mg/L）×24h\ 尿量（L）}{血肌酐浓度（mg/L）}$$

②Cockcroft推算法　计算公式为

$$肌酐清除率（ml/min）= \frac{（140-年龄）×体重（kg）}{85×血肌酐}$$

③西咪替丁改良法　利用西咪替丁竞争性抑制肾小管对肌酐的分泌，使尿中肌酐完全来源于肾小球滤过，从而使肌酐清除率能更可靠地反映肾小球率过滤。

五、其他系统功能监测

（一）消化系统功能监测

考点： 肝功能监测

消化系统功能监测主要包括肝功能监测和胃肠功能监测。肝脏与胃肠功能障碍会引起机体环境与全身机能状态的改变。

肝功能监测：肝脏是人体重要的代谢器官，除涉及脂肪、蛋白质和糖等物质的代谢外，还排泄胆红素，通过氧化、还原、分解、结合等作用实现解毒、同时生成凝血与纤溶因子等。故肝功能监测是重症监护的基本内容之一。

（1）精神症状与意识状态监测：肝功能失代偿时引起肝性脑病，患者会有精神症状及意识障碍的表现。监测精神症状与意识状态成为监测肝功能的一项简单而方便的监测内容。

（2）血清酶学监测：肝脏功能受损时，肝脏内逸出某些酶，并进入血液，可监测出血清中相应的酶升高。因此，监测酶学的变化对于了解和评估肝脏功能具有重要的临床价值。常用的酶学监测指标有血清转氨酶、碱性磷酸酶及γ谷氨酰转移酶等。

（3）血清胆红素：血清中的总胆红素（STB）分为结合胆红素（CB）与非结合胆红素（UCB），根据血清胆红素升高的程度分为隐形黄疸、轻度黄疸、中度黄疸和重度黄疸。根据结合胆红素与总胆红素比值可大致判断黄疸的类型；溶血性黄疸以非结合胆红素增高为主，CB/TB下降；梗阻性黄疸以结合胆红素增高为主，CB/TB升高；肝细胞性黄疸两者均可升高，CB/TB变化不大。

（4）凝血功能监测：肝功能受损时检查凝血功能异常的常用指标有凝血酶原时间（PT）、活化部分凝血酶原时间（APTT）及凝血酶原活性（PTa）等。

（5）血清蛋白监测：血清总蛋白（TP）是血清白蛋白（ALB）与血清球蛋白（GLB）的总称。其正常值是60~80g/L；血清白蛋白的正常值是40~50g/L；球蛋白的正常值是20~30g/L；血清白蛋白/球蛋白（A/G）为1.5~2.5。白蛋白逐渐下降时预后多不佳。白蛋白少于25g/L时易出现腹水。

（6）其他指标：血清胆碱酯酶（CHE）、血清碱性磷酸酶（ALP）、血氨等可一定程度上反映胆汁淤积情况及肝细胞代谢功能。

（二）胃肠功能监护

胃肠功能与危重患者的病情严重程度与预后密切相关。胃肠功能包括肠道蠕动功能、吸收功能、肠黏膜屏障功能等，现尚无公认较全面准确评估胃肠功能的方法。

在临床表现的观察中，应注意反复评估以下要点：有无恶心、呕吐、呕血及呕吐量；大便形状和量；有无黄疸和出血倾向；腹部症状（腹痛、腹胀等）和体征（肠鸣音等）；有无肝脾肿大和腹水；肠鸣音的变化情况。如胃管中抽出胃液为血性或咖啡色或出现腹胀、柏油样便或血便时考虑消化道出血，应立即采取措施控制出血。

危重患者易出现消化道应急性溃疡,可早期安置胃管,并注意胃液引流情况,监测胃内压力,并定期送胃液及粪便做隐血实验。

为了解机体内酸碱平衡状况和复苏后状况还可测定胃黏膜 pH(pHi)。pHi 正常为 7.35~7.45,可反映内脏血流灌注情况,并可作为全身低灌注的早期和灵敏的指标。

(三)凝血功能监护

在危重患者中,休克、创伤、病理产科、脓毒血症等各种原因导致的凝血功能障碍都可能导致弥散性血管内凝血(DIC)的发生。

考点:DIC诊断

DIC 常有下列变化:①血小板进行性下降<100×10^9,或有下列两项以上血小板活化分子标志物血浆水平增高:β 血小板球蛋白(β-TG)、血小板因子-4(PF4)血栓烷 B$_2$(TXB$_2$)、P 选择素。②血浆 FIB 含量<1.5g/L 或>4.0g/L,或呈进行性下降。③3P 试验阳性,或血浆 FDP>20mg/L,或血浆 D-二聚体较正常增高 4 倍以上。④PT 延长或缩短 3 秒以上(肝病>5 秒),APTT 自然延长或缩短 10 秒以上。⑤AT-Ⅲ活性<60% 或蛋白 C 活性下降。⑥血浆纤溶酶原抗原(PLG:AG)<200mg/L。⑦Ⅷ因子:C 活性<50%(肝病必备)。⑧血浆内皮素-1(ET-1)水平>80pg/ml 或凝血酶调节蛋白(TM)较正常高 2 倍以上。综合分析上述监测结果,辅以其他实验室检查(如凝血因子测定、外周血涂片破碎红细胞、纤维蛋白生成与转换测定等)有助于确诊 DIC。

(四)水电解质平衡监测

体液的容量、渗透压和电解质含量、分布是机体代谢和各器官功能正常的基础,多种疾病、创伤均可导致或伴随体内水电解质平衡紊乱。纠正水电解质紊乱的原则是解除病因、补充血容量和电解质,但对于严重低钾、高钾、低钙和高钙血症等危及生命的情况,须紧急纠正电解质紊乱。

考点:各种水电酸碱失衡特点与救护

1. 水、钠代谢紊乱 体液中水、钠总是相伴存在,水、钠代谢紊乱也往往并存,包括容量失调、浓度失调而表现为不同临床类型(表 8-2);等渗性、低渗性及高渗性脱水的病因及临床表现不同(表 8-3)。

表 8-2 水、钠代谢紊乱分类

分类	细胞外液变化	临床类型
容量失调	细胞外液渗透压不变	细胞外液缺乏-等渗性缺水
		细胞外液过多-水中毒
浓度失调	细胞外液渗透压改变	低钠血症-低渗性脱水
		高钠血症-高渗性脱水

表 8-3 等渗性、低渗性、高渗性脱水的临床表现、鉴别及治疗对比

	等渗性脱水	低渗性脱水	高渗性脱水
血浆渗透压(mosm/L)	280~320	<280	>320
病因	消化液、腹水丢失等	消化液丢失等	高热、大汗、烧伤等
失水钠情况	失水失钠大致成比例	失钠为主	失水为主
体液丢失	细胞外液等渗,细胞内外液均有丢失	细胞外液低渗,细胞外液丢失为主	细胞外液高渗,细胞内液丢失为主
	等渗性脱水	低渗性脱水	高渗性脱水
皮肤弹性降低	明显	不明显	很明显
眼球下陷	可有	明显	很明显
口渴	可有	无	明显
眼痉挛	可有	常见	无
精神、神经症状	轻度精神、神经症状	淡漠	烦躁、惊厥、谵妄

续表

	等渗性脱水	低渗性脱水	高渗性脱水
尿量	减少	减少或正常	显著减少
尿钠	降低	显著降低	正常
血钠(mmol/L)	135～145	<135	>145
血压	正常或降低	明显降低	降低
治疗	补水为主,用1/2张含钠液	补生理盐水或高渗盐水,用2/3张含钠液	补低渗盐水,用1/3张含钠液

(1)等渗性脱水:钠与水成比例丢失,血钠和血浆渗透压均在正常范围。

1)常见原因:①经消化道丢失:呕吐、腹泻、胃肠引流(减压或造瘘)或肠梗阻等致消化液丢失;②经皮肤丢失:见于大面积烧伤、剥脱性皮炎等渗出性皮肤病变;③组织间液贮存:胸、腹腔炎性渗出液的引流,反复大量放胸水、腹水等。

2)临床表现及诊断:根据病史、临床表现、血钠和渗透压监测(表8-3),实验室检查若发现红细胞计数、血红蛋白量和血细胞比容明显增高,提示血液浓缩。血 Na^+ 和 Cl^- 正常,尿比重增高。

3)治疗:处理引起等渗性脱水的原因,减少水和钠继续丧失。补液:补充等渗盐水量(L)=(血细胞比容测得值-血细胞比容正常值)/(血细胞比容正常值×体重 kg×0.25)。

此外,应补充日需要量2000ml 水和4.5g 钠。在纠正失水后,钾的排泄有所增加,故应防止低钾血症,一般应在尿量达 40ml/h 后补充氯化钾。

(2)低渗性脱水:失水少于失钠,血清钠小于 135 mmol/L,血浆渗透压<280mosm/l。

1)常见原因:①由呕吐、腹泻或肠瘘等引起大量消化液丧失后,只补充水未补盐,或补充水分过多。②肾丢失:使用排钠性利尿药;肾小管中存在不被吸收的溶质过多,抑制钠和水的重吸收;失盐性肾炎、急性肾衰竭多尿期、肾小管性酸中毒、糖尿病酮症酸中毒;肾上腺皮质功能减退症。

2)诊断:根据病史、临床表现、血钠、血浆渗透压(表8-3)。化验检查包括:①尿钠明显降低,尿比重常<1.010;②血钠<135mmol/L,根据结果可判断失钠程度;③血中尿素氮增高;④红细胞计数、血红蛋白量和血细胞比容均增高。

根据失钠程度分为三级:①轻度失钠:血钠 130～135mmol/L,临床表现为疲乏感、头晕、手足麻木,口渴不明显,尿钠减少;②中度失钠:血钠 120～130mmol/L,除上述表现外,尚有恶心、呕吐,皮肤弹性差,静脉萎陷,血压不稳定或下降,尿少、比重低;③重度失钠:血钠<120mmol/L,除上述表现外,还有表情淡漠,肌肉痉挛抽搐,严重时可出现昏迷、休克。

3)治疗:除治疗原发病外,采用含盐溶液或高渗盐水静脉输注,以纠正体液的低渗状态,一般采用生理盐水补充。出现低血压、神经症状时才使用3%～5% 氯化钠,输注时每 2 小时监测血钠 1 次。过快纠正低钠血症可能导致渗透性脱髓鞘综合征,引起四肢瘫痪、失语及意识障碍等。补钠量可按公式计算:

需补钠(mmol)=[142(mmol/L)-血钠测得值(mmol/L)]×体重(kg)×0.6(女性为0.5)

尿量达 40ml/h 后补充钾盐。

(3)高渗性脱水:失水多于失钠,血清钠大于 145 mmol/L,血浆渗透压>320mosm/L。

1)常见原因:①水摄入不足:昏迷、创伤、拒食、吞咽困难,沙漠迷路、海滩、地震等导致淡水供应断绝;脑外伤、脑卒中等致渴感中枢迟钝或渗透压感受器不敏感。②水丢失过多:中枢性尿崩症、肾性尿崩症、非溶质性利尿药;高温环境、剧烈运动、高热等大量出汗等。

2)诊断:根据病史、临床表现、血钠、血浆渗透压(表8-3)。化验检查包括:尿比重增高;红细胞计数、血红蛋白量和血细胞比容均增高。

根据失水程度分为三级:①轻度脱水:一般只有口渴、尿少,失水量占体重的2%~4%;②中度脱水:严重口渴、口干、尿少、尿比重增高、乏力、皮肤弹性下降,失水量占体重的4%~6%;③重度脱水:除上述症状外,出现烦躁、幻觉、谵妄,甚至昏迷等脑功能障碍的症状,体温升高(脱水热)、血压下降或休克,失水量>体重的6%。

3)治疗:尽早去除病因,减少失液量。早期补充水分,纠正高渗状态,然后再酌量补充电解质,注意避免补液过速,以免高渗状态降低过快,引起脑水肿、惊厥等。常根据血钠浓度来计算补水量:

补水量(ml)= [血钠测得值(mmol/L)−142(mmol/L)]×体重(kg)×4(女性为3)

还必须注意,血钠虽然增高,但因同时有失水,血液浓缩,体内总钠量实际上仍然减少。故在补水的同时应适当补钠。快速补液仅适用于伴有惊厥、昏迷或周围循环衰竭的重症患者。如同时有缺钾需纠正时,应在尿量超过40ml/h后补钾,以免引起高血钾。

(4)水中毒:又称稀释性低钠血症,是指各种原因导致机体摄入水总量超过排出水总量,水分在体内潴留,血浆渗透压下降,循环血容量增加。主要表现为因脑细胞水肿、脑组织肿胀致颅内压增高症状:头痛、躁动、失语、精神紊乱、定向力障碍、惊厥、谵妄甚至昏迷。

1)常见原因:①颅脑损伤、大手术、感染、休克、疼痛等刺激抗利尿激素分泌过多而引起水潴留;②肾功能障碍致少尿或无尿时。

2)诊断:根据病史、临床表现及低钠血症可诊断。化验检查:除血钠降低外,血浆渗透压明显降低;尿钠正常或偏低;血白蛋白、红细胞计数、血红蛋白、红细胞压积均降低;血钾、血氯降低。

3)治疗:积极治疗原发病,控制入水量;程度较重者,除禁水外,使用利尿剂促进水分排出,甚至血液透析以迅速排出水分。

2. 钾代谢异常　正常人血钾浓度3.5~5.5mmol/L。

(1)高钾血症:血清钾高于5.5mmol/L时为高钾血症。

1)常见原因:最常见于酸中毒所致的钾离子向细胞外转移、肾脏排泄功能受损、大面积烧伤、溶血性贫血、创伤等。此外,静脉补钾过快、大量输血也能导致患者出现高钾血症。

2)临床表现与诊断:临床表现无特异性,心电图表现:最初心电图上出现高尖的T波,R波振幅减低,QRS波群增宽,P-R间期延长,P波降低或消失,最终QRS-T波融合,最后形成典型的高血钾正弦波形。诊断:有引起高钾血症的基础疾病,血钾>5.5mmol/L即可诊断。

3)治疗:首先停止钾的摄入及可引起血钾增高的药物。①注射钙剂:10%葡萄糖酸钙10~20ml用25%~50%葡萄糖等量稀释后缓慢静脉注射;②促进钾向细胞内转移:25%~50%葡萄糖60~100ml或10%葡萄糖500ml加入普通胰岛素(5g糖加1U胰岛素)静脉滴注,必要时3~4小时重复;③加速钾排出:呋塞米20~60mg静脉推注,适用于无肾衰竭患者。当血钾>6mmol/L时,可用低钾或无钾透析液进行透析。

(2)低钾血症:血清钾低于3.5mmol/L时为低钾血症。

1)常见原因:①钾摄入不足:禁食、厌食等。②钾排出过多:长期应用排钾利尿剂、长期服用糖皮质激素或盐皮质激素;频繁呕吐、腹泻、胃肠减压、大量放腹水、大量出汗等。

2)临床表现与诊断:临床表现可有乏力、周期性瘫痪。心电图表现有:低T波、Q-T延长和U波。诊断依据病史、临床表现、血钾水平和心电图表现。

3)治疗:积极治疗原发病。补钾治疗时,轻度低钾以口服补钾为主,10%氯化钾或10%枸橼酸钾10~20ml,3次/日。严重低钾血症或胃肠吸收障碍患者,尽早静脉补钾:500ml生理盐水或5%葡萄糖加入氯化钾1.0~1.5g,补液速度<1g/h,亦可经深静脉谨慎泵入氯化钾,当泵速>40mmol/h,应在心电监护下进行,并检测血钾。

3. 钙代谢异常　血钙浓度正常值 2.25 ~ 2.75mmol/L。

（1）高钙血症：血钙>2.75mmol/L 为高钙血症。见于甲状旁腺功能亢进、骨转移癌等。治疗：血钙低于 2.88mmol/L 时治疗原发病；出现高钙危象（血钙>3.75mmol/L）时应紧急处理：扩容、增加钙的排泄及减少骨的重吸收等。血液净化使用于肾功能不全患者。

（2）低钙血症：血钙<2.75mmol/L 为低钙血症。见于甲状旁腺功能不全、低蛋白血症、急性坏死性胰腺炎等。治疗：积极治疗原发病和诱因；对于慢性低钙血症和轻度低钙血症，可口服钙盐；出现抽搐时，予 10% 葡萄糖酸钙 10 ~ 20ml 或 10% 氯化钙 5 ~ 10ml，加 25% ~ 50% 葡萄糖 20 ~ 40ml 稀释后，缓慢静脉推注，但维持时间仅数小时，可持续静脉滴注葡萄糖酸钙至血钙正常。

目 标 检 测

A₁/A₂ 型题

1. ICU 适宜的环境是
    A. 温度要求保持在 18 ~ 22℃
    B. 湿度要求保持在（60±10）%
    C. 关闭门窗及窗帘，避免阳光射入，以利于患者休息
    D. 患者住单间病室，以保护隐私
    E. 床间距离不要超过 1m，以利于患者交流

2. 患者，女性，72 岁，急性广泛前壁心肌梗死，治疗过程中，出现烦躁不安，血压 80/60mmHg，脉搏 125 次/分，尿量 20ml/h，此时患者的情况属于
    A. 心力衰竭　　　　B. 病情好转
    C. 心律失常　　　　D. 心源性休克
    E. 肾衰竭

3. 患者，男性，30 岁，外伤后脑出血，呼之不应，心率 72 次/分，无自主运动，对声、光刺激无反应，疼痛刺激有痛苦表情及躲避反应，该患者的意识为
    A. 意识模糊　　　　B. 昏睡
    C. 浅昏迷　　　　　D. 嗜睡
    E. 深昏迷

4. 患者，男性，84 岁。肺心病史 10 年，近半月来咳嗽、咳痰，今晨呼吸困难加重，神志恍惚，烦躁不安。查体：体温 36.4℃，脉搏 124 次/分，血压 132/80mmHg，呼吸 35 次/分，口唇发绀，两肺底闻及湿啰音。患者最可能出现的并发症是
    A. 心力衰竭　　　　B. 上消化道出血
    C. 急性肾衰竭　　　D. 呼吸衰竭
    E. DIC

5. 患者，女性，58 岁，有慢性阻塞性肺疾病 10 余年，近 2 年来反复双下肢水肿，3 天来病情加重，口唇发绀，神志恍惚，听诊双下肺闻及干湿啰音，心率 115 次/分。确定患者有无呼吸衰竭，下列哪项最有意义
    A. 动脉血气分析　　B. 神志变化
    C. 心率增快　　　　D. 发绀
    E. 呼吸困难

6. 患者，女性，20 岁，1 周前因吃鱼胆后，出现颜面及双下肢水肿，尿量 800ml/d，血压 140/90mmHg，查血肌酐 380μmol/L，尿素氮 28mmol/L，尿蛋白（++），尿沉渣见颗粒管型，血钾 6.5mmol/L，当前护士重点观察的内容是
    A. 水电解质平衡　　B. 血压的变化
    C. 心率的变化　　　D. 有无恶心、呕吐
    E. 有无剧烈头痛

7. 患者，女性，52 岁，因肝硬化腹水入院。住院期间患者出现淡漠少言，神志恍惚，衣冠不整，吐词不清。此时应警惕患者出现了
    A. 继发感染　　　　B. 肝肾综合征
    C. 肝性脑病　　　　D. 肝癌
    E. 上消化道出血

8. 患者，女性，45 岁。因大面积烧伤 15 天，伴发感染性休克，护士在观察病情时发现其皮肤上有瘀点、瘀斑。该患者神志不清、脉搏细速，呼吸浅促、血压 70/50mmHg，无尿。立即抽血进行实验室检查，结果血小板 40×10⁹/L，纤维蛋白原 1.0g/L，凝血酶原时间延长，3P 试验阳性。该患者出血的原因是
    A. 血小板减少
    B. 血小板减少性紫癜
    C. 纤维蛋白原合成障碍
    D. 血管损伤
    E. 发生了弥散性血管内凝血（DIC）

（徐建如）

第9章 危重症患者的营养支持

危重症患者由于机体的应激性反应使代谢发生一系列变化,处于高分解代谢状态,加之摄入营养物质不足,易发生营养不良。营养支持是危重患者医疗中的核心环节之一。合适的营养支持有利于急危重症患者机体蛋白、脂肪及肌肉消耗的减少,对水和电解质平衡、感染的防治和全身各器官功能的维护均有益处,并可减少患者的并发症,降低死亡率。因此,营养支持对急危重症患者的救治具有十分重要的意义。

案例 9-1

患者,男性,68 岁,脑梗死后 6 天,偏瘦,嗜睡,流质饮食,但进食即出现呛咳。除经静脉予 10% 葡萄糖 1000ml/天外未用任何营养制剂。血生化检查示:白蛋白 28g/L。无消化道出血和肠道感染;既往有高血压病史。

问题:1. 该患者的营养状况,是否需要营养支持?

　　　2. 如何为该患者选择营养支持方式?

　　　3. 根据病情,护士为该患者进行肠外营养支持,可能会出现哪些并发症?

第1节 概　述

一、急危重症患者的代谢变化

危重症患者通常表现出以代谢紊乱和分解代谢突出为特点的应激代谢状态,其中体内儿茶酚胺、胰高血糖素等的分泌增加是其重要机制。其代谢变化主要包括能量消耗增加、糖代谢紊乱、蛋白质分解代谢加速、脂肪代谢紊乱等。

1. 能量消耗增加　基础能量消耗(basal energy expenditure,BEE)指人体在清醒而极度安静的状态下,不受肌肉活动、环境温度、食物和情绪等因素影响时的能量消耗值。静息能量消耗(resting energy expenditure,REE)指人体在卧床时的能量消耗值。一般情况 REE 约为 BEE 的 1.1 倍。静息能量消耗增加是急危重症患者能量代谢的基本特征,急危重症患者能量消耗增加与代谢的紊乱程度、持续时间及危重症程度密切相关。研究表明,创伤、感染和大手术后可使患者静息能量消耗增加 20% ~ 50% ,烧伤患者更为突出,严重者增加可达 100% 以上。

2. 糖代谢紊乱　主要表现为糖异生增加与胰岛素抵抗。应激反应使机体儿茶酚胺、胰高血糖素、甲状腺素及糖皮质激素分泌增加,糖异生明显加强,肝脏内葡萄糖生成速度增加。同时,胰岛素分泌减少或相对不足,机体对胰岛素的敏感性下降,而影响葡萄糖的摄取和利用,呈现胰岛素抵抗现象,最突出的表现是引发高血糖。

3. 蛋白质分解代谢加速　急危重症患者由于高代谢状态,蛋白质分解增加合成不足,尿素氮排出增加,可表现为负氮平衡。

4. 脂肪代谢紊乱　间接能量测定显示,急危重症患者糖类物质的氧化率下降,脂肪被动员为供能物质成分,脂肪的氧化率增加。

二、急危重症患者营养支持目的

供给细胞代谢所需的能量与营养底物,维持组织器官结构与功能;通过营养素的药理作用调理代谢紊乱,调节免疫功能,增强机体抗病能力,从而影响疾病的发展与转归,这是实现急危重症患者营养支持的总目标。应该指出,营养支持并不能完全阻止和逆转重症患者严重应激的分解代谢状态和人体组成改变。患者对于补充的蛋白质的保存能力很差。但合理的营养支持,可减少净蛋白的分解及增加合成,改善潜在和已发生的营养不良状态,防治其并发症。

三、营养支持的评估

人体营养状况的评价内容由两部分组成:营养评价和代谢评价。营养评价包括客观和主观指标的变化。前者主要通过体格检查、人体测量和实验室检查获知,后者则主要通过病史、主诉等获得。代谢评价包括对人体各脏器功能的检查和分析,及人体对营养干预后产生的代谢反应。营养评价也是对营养支持后临床效果评价的主要指标。

(一)营养状态的测定方法

1. 人体测量　主要通过测量患者体重、皮褶厚度及上臂围等方法判定其营养状况。

(1)体重:是评价营养状况的一项重要指标。短期出现的体重变化,可受水钠潴留或脱水因素影响,故应根据病前 3~6 个月的体重变化加以判断。当实测体重低于理想体重的90% 时,则可视为体重显著下降。

(2)体重指数(body mass index,BMI):BMI=体重(kg)/身高(m)^2,BIM 是反映机体营养状况及肥胖度的可靠指标。理想值介于 18.5~23,<18.5 为消瘦,>23 为超重。

2. 生化及实验室检查　常用蛋白质测定与免疫测定方法来判定患者是否存在营养不良及营养不良的程度。

(1)蛋白质测定:包括血红蛋白(HP)、血清白蛋白(Alb)、肌酐身高指数(CHI)、氮平衡(NB)及血浆氨基酸谱测定等方法。其中血清白蛋白应用最广,持续的低白蛋白血症被认为是判定营养不良的可靠指标,其水平下降是预后不佳的一个重要指标。正常值为 35~45g/L,若<35g/L 为营养不良,<20g/L 为重度营养不良。

(2)免疫测定:最常用总淋巴细胞计数的方法,也可通过免疫球蛋白测定及皮肤迟发性超敏反应来反映免疫功能状况。

3. 综合营养评定　常用的方法包括预后营养指数(prognostic nutritional index,PNI)、营养评定指数(nutritional assessment index,NAI)和微型营养评定(mini nutritional assessment,MNA)等,可以用来反映患者的营养状况及营养不良程度。

(二)能量与蛋白质需要量的评估

1. 能量需要评估　一般患者卧床时能量需要量为 25~35kcal/(kg·d)。不同个体、不同病情及不同活动状态下能量的需要量有较大差异。评估患者能量需要时应综合考虑。可用Harris-Benedict 公式计算 BEE,并以 BEE 为参数指标计算实际能量消耗(actual energy expenditure,AEE)。

男性 BEE=66.5+13.7W+5.0H-6.8A

女性 BEE=66.5+9.6W+1.7H-4.7A

AEE=BEE×AF×IF×TF

其中 BEE 与 AEE 的单位为 kcal,W 为体重(kg),H 为身高(cm),A 为年龄(岁),AF 为活动系数,IF 为应激系数,TF 为体温系数。

2. 蛋白质需要量评估　利用氮平衡来评价蛋白质营养状况及蛋白质的需要量。若氮摄入量大于排出量,为正氮平衡,反之为负氮平衡。评价氮平衡的公式:

氮平衡(g/d)= 摄入氮量(g/d)-[尿氮量(g/d)+3]

四、危重症患者的营养支持原则

1. 选择适宜的营养支持时机　应根据患者的病情变化来确定营养支持的时机。此外,还需考虑不同原发疾病、不同阶段的代谢改变与器官功能的特点。在复苏早期,血流动力学尚未稳定或存在严重的代谢性酸中毒阶段,并不是开始营养支持的安全时机。存在严重肝功能障碍、肝性脑病、严重氮质血症及严重高血糖未得到有效控制的情况下,营养支持也很难有效实施,而此时维持水、电解质平衡是危重症患者营养支持的第一需要,病情允许时尽早给予营养支持。

2. 控制应激性高血糖　应激性高血糖是危重症患者普遍面临的问题。采用强化胰岛素治疗可以提高营养支持的安全性与可靠性。研究表明通过使用胰岛素严格控制血糖水平≤8.3mmol/L可明显改善危重症患者的预后,使 MODS 的发生率及病死率明显降低。

3. 选择适宜的营养支持途径　营养支持的途径分为肠内营养(enteral nutrition,EN)与肠外营养(parenteral nutrition,PN)。患者胃肠结构与功能完整,应首选 EN,或以 EN 为主,以 PN 为辅;EN 不能满足机体代谢需要时,应积极给予 PN。但危重患者多有胃肠功能障碍,如不及时有效地给予 PN,将使其死亡的风险增加 3 倍,PN 成为其综合治疗的重要组成部分。对胃肠道可以接受部分营养物质补充的危重症患者,可采用部分肠内和部分肠外营养(partial parenteral nutrition,PPN)相结合的营养支持方式,目的在于支持肠道功能;对胃肠道完全不能接受营养物质补充的危重症患者可给予完全肠外营养支持(total parenteral nutrition,TPN)。

4. 合理的能量供给　合理的能量供给是实现危重症患者有效营养支持的保障。不同疾病状态、时间以及不同个体,其能量需求亦不同。危重症患者的营养支持应充分考虑受损脏器的耐受能力,肝肾功能受损时,营养物质的代谢与排泄均受到限制,供给量超出机体代谢负荷,将加重代谢紊乱与脏器功能损害。应激早期,合并有 SIRS 的急危重症患者,应限制能量的供给,可控制在 20 ~ 26kcal/(kg·d),这常被认为是危重症患者能够接受并可实现的能量供给目标,即"允许性低热量喂养",以减少高血糖、高碳酸血症与脂肪沉积等并发症。对于病程较长、合并感染和创伤的患者,待应激与代谢状态稳定后能量供给适当增加,目标喂养可达 30 ~ 35kcal/(kg·d)。

5. 其他　在补充营养底物的同时,重视营养素的药理作用;为改善危重症患者的营养支持效果,在肠外与肠内营养液中可根据需要添加特殊营养素。

第 2 节　肠内营养支持与护理

一、肠内营养的适应证与禁忌证

1. 肠内营养的适应证　胃肠道功能存在(或部分存在),但不能经口正常摄食的重症患者,应优先考虑给予 EN。

2. 肠内营养的禁忌证　肠梗阻、肠道缺血等患者不宜给予 EN,主要是 EN 增加了肠管或腹腔内压力,易引起肠坏死、肠穿孔,增加反流与吸入性肺炎的发生率。对于严重腹胀、腹泻经一般处理改善的患者,建议暂时停用 EN。

二、肠内营养制剂的种类

肠内营养剂按组成可分为要素制剂、非要素制剂、组件制剂和特殊治疗制剂 4 类。

1. 要素制剂　是一种营养素全、无渣小分子物质组成的营养剂。特点是营养全面、成分明确、不含残渣或残渣极少、无需消化即可直接吸收。适用于消化功能弱的患者。

2. 非要素制剂　该类制剂以蛋白质水解物为氮源,渗透压接近等渗,口感好,适合口服,也可鼻饲。特点是使用方便、耐受性好等,适用于胃肠功能较好的患者。包括混合奶和匀浆制剂等。

3. 组件制剂　是以某种或某类营养素为主的肠内营养制剂。包括蛋白质组件、脂肪组件、糖类组件、维生素组件和矿物质组件等。

4. 特殊治疗制剂　根据某些疾病设计,目的在于将衰竭脏器的代谢负荷降至最低或纠正脏器功能障碍所致的代谢异常。如肝功能衰竭专用高支链氨基酸配方、肾衰竭专用必需氨基酸配方等。

三、肠内营养的途径

根据患者情况可采用鼻胃管、鼻空肠管、经皮内镜下胃造瘘(percutaneous endoscopic gastrostomy,PEG)、经皮内镜下空肠造瘘(percutaneous endoscopic jejunostomy,PEJ)、术中胃/空肠造瘘等途径进行 EN。

1. 经鼻胃管　常用于胃肠功能正常、非昏迷及经短时间管饲即可过渡到经口进食的患者,是临床最常用的 EN 途径。其优点是操作简单、易行,缺点是可发生反流、误吸、鼻窦炎,并增加上呼吸道感染的发生率。

2. 经鼻空肠置管　优点在于喂养管通过幽门进入十二指肠或空肠,使反流与误吸的发生率降低,患者对 EN 的耐受性可增加。但要求在喂养的开始阶段营养液的渗透压不宜过高。

3. 经皮内镜下胃造瘘(PEG)　是指在纤维胃镜引导下行经皮胃造瘘,将营养管置入胃腔。其优点是减少了鼻咽与上呼吸道感染,可长期留置,适用于昏迷、食管梗阻等长时间不能进食而胃排空良好的危重症患者。

4. 经皮内镜下空肠造瘘(PEJ)　是在内镜引导下行经皮空肠造瘘,将喂养管置入空肠上端,其优点是除可减少鼻咽与上呼吸道感染外,还减少反流与误吸的风险,在喂养的同时可行胃十二指肠减压,并可长期留置喂养管,尤其适合有误吸风险及需要胃肠减压的危重症患者。

四、肠内营养的输注方式

1. 一次性投给　将营养液用注射器缓慢地注入喂养管内,每次不超过 200ml,每天 6 ~ 8 次。该方法操作方便,但易引起腹胀、恶心、呕吐、反流与误吸,一般临床仅用于经鼻管或经皮胃造瘘的患者。

2. 肠道内营养泵输注　适用十二指肠或空肠近端喂养的患者,是一种理想的 EN 输注方式。一般开始输注时速度不宜快,浓度不宜高,让肠道有一个适应的过程,可由每小时 40 ~ 60ml 开始,逐步增至 100 ~ 150ml,浓度亦逐渐增加。

3. 间歇重力输注　将营养液置于输液瓶或袋中,经输液管与喂养管连接,借助重力将营养液缓慢滴入胃肠道内,每天 4 ~ 6 次,每次 250 ~ 500ml,输注速度为每分钟 20 ~ 30ml。此法在临床上使用较广泛,患者耐受性好。

五、肠内营养支持的监护

（一）肠内营养的并发症与护理

肠内营养(EN)的并发症主要分为感染性并发症、机械性并发症、胃肠道并发症和代谢性并发症。

1. 感染性并发症　最常见的是误吸导致的吸入性肺炎,多见于经鼻胃管喂养者。误吸是 EN 最严重和致命的并发症。误吸可使营养液被吸入呼吸系统,一方面使呼吸发生窘迫。另一方面,营养物质为病原微生物提供良好的培养基,可导致肺内感染。因此,一旦发生误吸应立即停用 EN,促进患者气道内的液体与食物微粒排出,必要时应通过纤维支气管镜吸出。遵医嘱应用皮质激素抗肺水肿及应用抗生素治疗肺内感染。

2. 机械性并发症

（1）黏膜损伤：可因喂养管置管操作时或置管后对局部组织的压迫而引起黏膜水肿、糜烂或坏死。预防措施主要是选择直径适宜、质地软而有韧性的喂养管，熟练掌握操作技术，置管时动作轻柔，加强护理监护。

（2）喂养管堵塞：最常见的原因是膳食残渣或粉碎不全的药片黏附于管腔壁，或药物与膳食不相溶形成沉淀附着于管壁所致。发生堵塞后可用温开水低压冲洗，必要时也可借助导丝疏通管腔。

（3）喂养管脱出：喂养管固定不牢或患者躁动不安及严重呕吐均可导致喂养管脱出，不仅使 EN 不能顺利进行，而且经造瘘置管的患者还有引起腹膜炎的危险。因此，置管后应妥善固定导管、严防导管脱出，加强护理与观察，一旦喂养管脱出应及时重新置管。

3. 胃肠道并发症

（1）腹泻：是 EN 最常见的并发症，主要见于：①低蛋白血症和营养不良时小肠吸收力下降；②肠腔内脂肪酶缺乏，脂肪吸收障碍；③乳糖酶缺乏者应用含乳糖的肠内营养膳食；④营养液温度过低及输注速度过快；⑤应用高渗性膳食；⑥同时应用某些治疗性药物。一旦发生腹泻应首先查明原因，针对原因进行处置，必要时可遵医嘱对症给予止泻剂。

（2）恶心、呕吐与腹胀：接受 EN 的患者有 10%～20% 可发生恶心、呕吐与腹胀，主要见于营养液输注速度过快、乳糖不耐受、膳食中脂肪含量过多及膳食口味不耐受等。发生上述消化道症状时应针对原因采取相应措施，如减慢输注速度、加入调味剂或更改膳食品种等。

4. 代谢性并发症　最常见的代谢性并发症是高血糖和低血糖。高血糖常见于处于高代谢状态的患者、接受高碳水化合物喂养者等；而低血糖多发生于长期应用肠内营养而突然停止时。对于接受 EN 的患者应加强对其血糖监测，出现血糖异常时应及时报告医生进行处理。此外，在患者停止 EN 时应逐渐进行，避免突然停止。

（二）肠内营养支持的监护

1. 喂养管置管的监护

（1）喂食开始前，必须确定导管的位置：胃内喂养管可通过吸出胃内容物而证实，十二指肠或空肠内置管可借助 X 线片或内镜定位而确定。导管内抽吸物的 pH 测定对确定导管位置亦有价值，如为碱性，则说明导管在十二指肠内，如为酸性，则说明在胃内。

（2）保持喂养管固定可靠，防止脱落：肠内喂养结束，胃管末端用纱布包好夹紧，固定于患者床旁。

（3）保持喂养管通畅：在每次喂养前后均要用生理盐水冲洗喂养管。每次冲洗的液量至少为 50ml。

（4）每天检查鼻、口腔、咽喉部有无不适及疼痛，防止喂养管位置不当或长期置管引起的并发症。

2. 胃肠道状况的监护

（1）监测胃内残留液量。最少每 4 小时测定一次，保证胃内残留液少于 150ml，以防引起误吸。

（2）胃肠道耐受性的监测。胃肠道不耐受表现有腹痛、腹泻、腹胀。可降低输入速率或营养液浓度，保持一定的温度及防止营养液的污染，可使患者逐渐适应。

3. 代谢方面的监护　代谢性并发症发生的机会较少，但亦需要严密的监测。①每日应记录患者的液体出入量。②营养开始阶段，应每日查尿糖及酮体，以后可改为每周 2 次。③定期测定血清胆红素、谷丙转氨酶、谷草转氨酶、碱性磷酸酶等，一般开始时每 3 天测 1 次，以后可每周测 1 次。④定期查血糖、尿素、肌酐、钠、钾、氯、钙、镁、磷、碳酸氢盐,开始阶段每 2 天测 1 次,以后每周测 1 次。⑤定期进行全血细胞计数及凝血酶原时间测定,初期每周 2 次,稳定后每周 1 次。⑥每日留 24 小时尿,测尿素氮或尿总氮,必要时进行尿钾、钠、钙、镁、磷等测定,病情稳定后可每周留尿 1~2 次测以上指标。

4. 营养方面的监护 监测目的是评价治疗效果,以便及时调整营养素的补充量。①治疗前应对患者进行全面的营养状况评定,根据患者的营养情况确定其营养素的补给量。②体重、肱三头肌皮褶厚度、臂肌围、总淋巴细胞计数应每周测定 1 次,长期肠内营养者 2~3 周测 1 次。③测定内脏蛋白,一般开始时应每周测 1 次,以后根据病情每 1~2 周测定 1 次。④氮平衡在初期应每天测定,患者稳定后可每周测 1~2 次。⑤对长期行肠内营养者,可根据患者情况对容易出现缺乏的营养素,如锌、铜、铁、维生素 B_{12}、叶酸等进行不定期测定。

第 3 节 肠外营养支持与护理

一、肠外营养的适应证与禁忌证

(一)肠外营养的适应证

不能耐受 EN 和 EN 禁忌的重症患者。主要包括:①胃肠道功能障碍的重症患者;②由于手术或解剖问题导致胃肠道禁止使用的重症患者;③存在尚未控制的腹部情况,如腹腔感染、肠梗阻、肠瘘等。

(二)肠外营养的禁忌证

存在以下情况时不宜给予 PN:①早期复苏阶段血流动力学不稳定或存在严重水、电解质与酸碱失衡的患者;②严重肝功能障碍的患者;③急性肾功能障碍时存在严重氮质血症的患者;④严重高血糖尚未控制的患者。

二、肠外营养制剂的种类

肠外营养制剂主要包括能量物质(糖类和脂类)、氨基酸、维生素、微量元素和矿物质等。

(一)葡萄糖

葡萄糖是肠外营养时主要的非蛋白质能源之一。为危重症患者提供足够的能量,在配方中常用高浓度的葡萄糖,所需热量需要根据患者的体重、消耗量、感染及创伤的程度而定。

(二)脂肪

脂肪乳剂是一种水包油性乳剂,主要由植物油、乳化剂和等渗剂组成。应用脂肪乳的意义在于提供能量和必需脂肪酸,维持细胞膜结构和人体脂肪组织的恒定。

(三)氨基酸

氨基酸构成肠外营养配方中的氮源,用于合成人体蛋白质。

(四)维生素和矿物质

维生素和矿物质是参与人体代谢、调节和维持内环境稳定所必需的营养物质。

三、肠外营养的途径

肠外营养(PN)选择经中心静脉营养(central parenteral nutrition,CPN)和经外周静脉营养(peripheral parenteral nutrition,PPN)两种途径,经中心静脉途径主要是指锁骨下静脉、颈内静脉、股静脉置入导管和应用经外周中心静脉导管(peripherally inserted central venous catheter,PICC)输注营养物质。CPN 首选锁骨下静脉置管。PPN 一般是用于病情较轻、营养物质输送量较少,PN 不超过 2 周的患者。

四、肠外营养支持的监护

(一)肠外营养的并发症与护理

肠外营养的并发症主要分为感染性并发症、机械性并发症和代谢性并发症。

1. 感染性并发症　是 PN 最常见最严重的并发症。常见的是化脓性静脉炎,严重者可引起脓毒症,且发生局部及全身真菌感染的机会较多。感染的主要原因为插管时污染或伤口污染、输入器具或溶液污染和静脉血栓形成等。因此,操作时应严格遵守无菌原则,选择柔软光滑的导管,动作轻柔,以防损伤静脉内膜。导管一经固定,不能随意拉出或插进。输液溶液应新鲜配制,输液袋应每日更换。

如果患者出现寒战、高热等症状而原因不明时,应考虑导管相关的感染,此时应立即拔管,将拔出的管尖进行培养,明确致病菌,以针对性地进行抗菌治疗。

2. 机械性并发症

(1)导管堵塞:是 PN 最常见的并发症之一。输注营养液时输液速度可能会减慢,在巡视过程中应及时调整,以免因凝血而发生导管堵塞。输液结束时应根据患者病情及出凝血功能状况使用生理盐水或肝素溶液进行正压封管。

(2)置管操作相关并发症:包括气胸、血胸、皮下气肿、血管与神经损伤等。作为操作者应该熟练掌握操作技术流程与规范,操作过程中应动作轻柔,以减少置管时的机械性损伤。

(3)空气栓塞:可发生在置管、输液及拔管过程中。置管时应让患者低头位,操作者应该严格遵守操作规程,对于清醒患者应该嘱其屏气。导管护理时应防止空气经导管部位进入血液循环。输液过程中应加强巡视,液体输完应及时补充,最好应用输液泵进行输注。拔管速度不宜过快,拔管后应密切观察患者的反应。一旦怀疑空气进入,立即置患者于左侧卧位,以防空气栓塞。

3. 代谢性并发症　常见代谢并发症:①糖代谢紊乱:由于葡萄糖输入太多太快超过机体代谢能力和胰岛素相对不足时,患者可出现高血糖,甚至出现非酮性高渗性高血糖性昏迷;但亦可因突然停输高渗葡萄糖液而出现反应性低血糖。②脂肪代谢异常:脂肪乳剂输入过快过多超过机体代谢能力或机体利用脂肪降低,易出现高脂血症,严重者可发生脂肪超载综合征。③电解质紊乱:如低钾血症、低镁血症等。因此,接受 PN 的患者,应严密监测电解质及血糖与尿糖变化等,及早发现代谢紊乱,并配合医生实施有效处理。

(二)肠外营养支持的监护

1. 常规监护

(1)体重:可帮助判断患者营养量的供给是否适当。若体重增加>250g/d,说明可能存在体液潴留。肠外营养支持者,前 2 周每日测体重一次,以后每周监测 1 次。

(2)体温:可帮助及时了解是否并发感染。每日测量体温 4 次。如患者出现高热、寒战等,应及时寻找感染源,进行抗感染治疗。

(3)输入速度:最好用输液泵。记 24 小时尿量,测定总出入液量。

(4)营养评价:患者应有临床观察表格,逐日填写平衡记录表,平衡表是了解肠外营养支持的重要依据。在静脉营养期间应进行营养状态的动态评价,指导制订肠外营养计划。

(5)环境的监护:保持空气清新,注意通风;环境清洁,物品每日用消毒液擦拭;床铺清洁,污染的衣物、床单等应立即更换。

2. 特殊监护

(1)中心静脉插管后监护:①插管后应通过 X 线片予以证实其导管尖端是否在下腔静脉

的根部;②导管穿刺点应每日用碘伏做局部消毒,更换无菌贴膜;③每次输注结束时应用生理盐水冲洗静脉导管,防止堵管。

(2)实验室监护:应根据患者具体情况动态监测血糖、氮平衡、血浆蛋白、血电解质、全血细胞计数检查、肝肾功能、穿刺部位的微生物培养等。

目 标 检 测

A₁/A₂ 型题

1. 体重指数=体重(kg)/身高(米)²,正常体重指数为
   A. 15~19　　　　　B. 18.5~23
   C. 25~29　　　　　D. 10~15
   E. 30~35

2. 患者在不进食的情况下一般采取
   A. 肠内营养　　　　B. 肠外营养
   C. 外科补液　　　　D. 静脉输液
   E. 胃肠造瘘

3. 脑卒中患者宜采用
   A. 口服　　　　　　B. 管饲
   C. 要素饮食
   D. 经周围静脉行 TPN
   E. 经中心静脉行 TPN

4. 肠外营养糖代谢紊乱可发生
   A. 误吸　　　　　　B. 腹胀、腹泻
   C. 微量元素缺乏
   D. 高渗性非酮性昏迷
   E. 胆囊结石、胆泥淤滞

5. 下列关于静脉高价营养的适应证,哪项是错误的
   A. 十二指肠瘘
   B. 严重的大面积烧伤
   C. 胰十二指肠切除术后并发胰瘘
   D. 复杂大手后
   E. 严重营养不良

6. 对"全胃肠外营养"概念的正确提法是
   A. 指从静脉供给患者所需的全部营养
   B. 必须从中心静脉滴入
   C. 操作容易,无菌要求较低
   D. 管理方便,患者不需住院
   E. 并发症少而轻

7. 特大面积烧伤患者的营养支持首选
   A. 口服法　　　　　B. 管饲法
   C. 经周围静脉　　　D. 经中心静脉
   E. 营养灌肠

8. 患者,男性,40 岁,因车祸导致颅脑损伤昏迷已 5 天,其营养疗法宜选用的补给途径是
   A. 口服　　　　　　B. 管饲
   C. 经周围静脉　　　D. 经中心静脉
   E. 经周围小动脉

9. 患者,男性,42 岁,因胃十二指肠溃疡出血行胃大部切除术,术后早期最适当的营养液输注途径是
   A. 鼻胃管　　　　　B. 胃造瘘
   C. 鼻肠管　　　　　D. 空肠造瘘
   E. 周围静脉营养支持

A₃/A₄ 型题

(10~12 题共用题干)

　　患者,男性,36 岁,暴饮暴食后突发腹痛,疼痛呈持续性并阵发加重,伴呕吐,体温升高,被诊断为急性坏死性胰腺炎,急诊行手术治疗。

10. 该患者术后第 2 天营养供给应采取
    A. 普食　　　　　　B. 管饲流食
    C. 要素饮食　　　　D. 部分胃肠外营养
    E. 完全胃肠外营养

11. 术后第 4 天患者体温降至正常后又升高至 39.5℃,精神不振,寒战,无腹痛腹胀,伤口引流液少,中心静脉置管处红肿,有压痛,应警惕其可能发生了
    A. 空气栓塞　　　　B. 低血糖症
    C. 高血糖症　　　　D. 导管脓毒症
    E. 急性胰腺炎复发

12. 此时正确的处理措施是
    A. 全身应用降温药
    B. 更换穿刺部位敷料
    C. 拔出导管并将管端送细菌培养
    D. 改用抗生素封管
    E. 继续观察病情待其自愈

(冯永军)

第 10 章　创伤的救护

创伤(trauma)的概念有广义和狭义之分。广义的创伤是指人体遭受外界物理、化学、生物性致伤因素作用后所引起的组织结构破坏和(或)功能障碍；狭义的创伤是指机械性致伤因素作用于机体造成组织结构完整性的破坏和(或)功能障碍。

创伤护理(trauma care)是指在创伤急救中全面配合医生对院前、院内和创伤中心的伤员进行护理评估、护理诊断、制定护理计划、实施护理措施和评价。创伤救护体系由院前急救、医院急救、后续专科治疗三部分构成。

院前急救和医院急诊科救治的质量和速度直接关系到伤员的生命安全和功能恢复。为使创伤急救更有效，既要不断提高抢救技术，还须健全阶梯式救治系统。轻伤患者就地抢救，中度伤患者收住一般医院，重伤患者经急救后及时送往大医院或创伤中心进一步监护救治。创伤救治工作原则为：保存生命第一，恢复功能第二，顾全解剖完整性第三。

考点： 创伤救治工作原则

创伤救护中，遵循一定的急救程序，能提高效率、防止漏诊。急救程序包括：①监测心率、血压、呼吸等生命体征和意识、瞳孔变化，检查受伤部位，迅速评估伤情；②迅速处理生命体征的重要改变，进行相应心肺复苏、抗休克及紧急止血等处理；③了解受伤经过，分析伤情，仔细进行体格检查；④完善各种诊断性穿刺和必要的辅助检查；⑤执行手术等各种有效的确定性治疗救护措施。

考点： 创伤救护的程序

第 1 节　创伤的院前急救

案例 10-1

某国道上一大型货车突然完全失控，撞倒中心隔离带后驶入对向车道，与一中巴车迎面相撞后双双坠入路基旁 3m 深的水塘，中巴车上有 18 名乘客，部分乘客被抛出车窗后落水，2 名伤员被卡在变形车座中。现场人员立即拨打 120 呼救，并展开自救、互救。急救中心救护车 2 分钟内出诊，消防、公安等救援力量也赶赴现场。

问题：1. 现场救护中需遵循哪些原则？
  2. 一伤员被从水中救起后不省人事，检查无呼吸、颈动脉搏动消失，应如何施救？怎样判断施救效果？
  3. 一伤员头颈部受伤，颈后疼痛、活动受限，躯体被卡在变形的车座之间，在救出该伤员的过程中应重点注意什么问题？如何正确搬运此类伤病员？

创伤的院前急救是指从创伤发生到伤员进入医院这段时间内现场或转运(transport)中的救治。创伤现场急救是挽救患者生命的重要保证。

创伤严重度评分(trauma scaling)，简称创伤评分，是以计分的形式估算创伤的严重程度，以经过量化和权重处理的患者生理指标或诊断名称等作为参数，经过数学计算来评估伤情严重程度及判断预后的方法。创伤评分是以量化标准来判定伤员损伤的严重程度，指导创伤救护、预测创伤结局以及评估救护质量。目前已建立的创伤评分系统，按病情评估作用，分为量化系统和预后/比较系统；按数据依据来源，分为生理评分、解剖评分和综合评分；按使用场合，分为院前评分、院内评分和 ICU 评分。

一、院前评分及分拣

院前评分用于现场分类,确定救治的具体措施及需要转送医院的要求,保证危重伤员的紧急救治。以下介绍几种国际上普遍采用的院前创伤评分和分拣(triage)方法。

(一) 创伤指数

创伤指数(trauma index,TI)主要参照创伤部位及伤员生理变化(循环、呼吸和意识状态),加上创伤类型估计测算的分数,按照其异常程度各评为 1、3、5、6 分,相加总分(5~30分)为 TI 值,具体计分方法见表 10-1。TI 值越高说明伤情越重,TI≤9 分为轻伤,10~16 分为中度伤,≥17 分为重伤。现场急救人员可将 TI>10 分的伤员送往创伤中心或大医院。

表 10-1　创伤指数 TI

项目	分值			
	1	3	5	6
部位	四肢	躯干背部	胸腹部	头、颈部
类型	撕裂伤	刺伤	钝挫伤	子弹伤
循环	正常	BP<102mmHg,P>100 次/分	BP<79.5mmHg,P>140 次/分	BP、P 测不到
呼吸	胸痛	呼吸困难	发绀	无呼吸
意识	倦怠	嗜睡	浅昏迷	深昏迷

(二) 创伤记分

创伤记分(trauma score,TS)是根据机体受到创伤后所发生的病理生理反应来评估患者伤情的严重程度。观察的生理指标有循环状态(包括收缩压和毛细血管充盈度)、呼吸状态(频率和幅度)、意识(格拉斯哥昏迷指数)等,5 个参数分别记 0~5 分,5 项分值相加为 TS,具体计分方法见表 10-2。TS 有效值为 1~16 分,分值越低,伤情越重。1~3 分者生理变化大,死亡率可达 96%;4~13 分者生理紊乱显著,抢救价值大;14~16 分者,生理紊乱小,存活率可达96%。TS 的伤员检伤分类标准为 TS<12 分。

表 10-2　创伤记分 TS

指标	分值					
	0	1	2	3	4	5
呼吸次数(次/分)(A)	0	<10	>35	25~35	20~24	
呼吸幅度(B)	浅或困难	正常				
循环收缩压(mmHg)(C)	0	<50	50~69	70~90	>90	
毛细血管充盈度(D)	无充盈	充盈迟缓	正常			
昏迷指数 GCS(E)		3~4	5~7	8~10	11~13	14~15

注:TS=A+B+C+D+E

(三) 修正的创伤记分

修正的创伤记分 RTS 是对 TS 的进一步改进并简化了检测指标,只采用了经权重处理的收缩压、呼吸频率和意识状态(GCS)三项指标作为评分参数。每项记 0~4 分,3 项相加为RTS 值,RTS 评分越低伤情越重,具体评分方法见表 10-3。总分为 0~12,>11 诊断为轻伤,<11 为重伤,RTS<12 分应转送创伤中心。

表 10-3 修正的创伤记分 RTS

指标	分值				
	4	3	2	1	0
意识状态 GCS	13 ~ 15	9 ~ 12	6 ~ 8	4 ~ 5	3
呼吸(次/分)	10 ~ 29	>29	6 ~ 9	1 ~ 5	0
收缩压(mmHg)	>89	76 ~ 89	50 ~ 75	1 ~ 49	0

(四) CRAMS 评分

CRAMS 是以循环(circulation)、呼吸(respiration)、腹部(abdomen)、运动(moter)、语言(speech)5 个项目为评分标准的评分方法,按照各项目表现评定为 0 ~ 2 分,共 3 级,具体评分法见表 10-4。相加的积分为 CRAMS 值,总分为 10 分,总分越高伤情越轻。CRAMS 分值 9 ~ 10 分为轻伤,7 ~ 8 分为重伤,≤6 分为极重伤。

考点:CRAMS 评分的 5 个参数

表 10-4 CRAMS 评分

指标	分值		
	2	1	0
循环(C)	毛细血管充盈正常 SBP>100mmHg	毛细血管充盈迟缓 SBP85 ~ 99mmHg	毛细血管无充盈 SBP<85mmHg
呼吸(R)	正常	>35 次/分	无自主呼吸
腹部(A)	无压痛	胸或腹压痛	连枷胸、板状腹或穿透伤
运动(M)	正常	只有疼痛反应	无反应
语言(S)	正常	言语错乱、语无伦次	发音听不懂或不能发音

(五) 院前指数

院前指数以收缩压、脉搏、呼吸和意识四项生理指标为依据,每项指标记 0 ~ 5 分,最高总分是 20 分,分数越高伤情越重,具体计分法见表 10-5。总分 0 ~ 3 分为轻伤;4 ~ 20 分为重伤,死亡率为 16.4% ,手术率为 49.1% 。伴有胸腹穿通伤者另加 4 分(总分 0 ~ 24 分)。

表 10-5 院前指数(PHI)

指标	分值				
	0	1	2	3	5
收缩压(mmHg)	>100	86 ~ 100	75 ~ 85	0 ~ 74	
脉搏(次/分)	51 ~ 119			≥120	≤50
呼吸(次/分)	正常			浅或费力	<10 或需插管
意识状态	正常			模糊或烦躁	言语不能理解

(六) 成批伤员的分拣方法

发生大批量伤员时,若伤员的数量和严重程度超过当地救治单位的现场救治能力,要充分发挥现有的人力物力,以抢救尽可能多的伤员为原则。分拣时要识别有生命危险但可以救活的伤员,以便优先救治和转运。抢救中应采用成批伤员分拣法,成批伤员的现场分拣步骤见图 10-1。

考点:成批伤员的抢救原则

1. **危重伤** 有生命危险需要立即救治的伤员,用红色标记。此类伤员应立即进行创伤基本生命支持,并尽快转运至相关医院。

2. 重伤　伤情不会立即危及生命,又必须进行手术的伤员,用黄色标记。

3. 轻伤　所有轻伤,均用绿色标记。

4. 濒死伤　抢救费时困难,救治效果差,生存机会不大的伤员,用黑色标记。

图 10-1　成批伤员现场分拣步骤

二、创伤基本生命支持

急救的目的是挽救生命和稳定伤情,处理复杂伤情时要优先解除危及伤员生命的情况,使伤情得到控制,为转运和后续确定性治疗创造条件。应优先处理危及生命的紧急情况,包括:心搏骤停、窒息、活动性大出血、张力性气胸、休克和腹腔内脏脱出等。

创伤基本生命支持(basic trauma life support, BTLS)技术主要包括:复苏、通气、止血、包扎、固定和搬运等,详细内容可参见第 14 章第 7 节。

(一)现场心肺复苏

1. 复苏　心脏、呼吸骤停时立即行连续胸外心脏按压和口对口人工呼吸;有条件时使用简易呼吸器。详细内容参见第 4 章。

2. 通气　呼吸道阻塞会导致伤员窒息死亡,必须争分夺秒解除各种阻塞原因,维持呼吸道通畅。清除口咽部异物、血块及分泌物;舌骨附着肌损伤或下颌骨缺损致舌后坠者,须牵引舌体并固定于口外;咽喉水肿压迫气管者,应做紧急气管插管或气管切开,条件不具备时粗针做环甲膜穿刺,或用尖刀片做环甲膜切开,操作时切勿用力过猛以免损伤食管等其他组织。详细内容参见第 14 章第 3 节。

(二)止血

大出血可使伤员迅速陷入休克,甚至死亡,须立即止血。常用的止血方法有指压法、加压包扎法、填塞法和止血带法等。

指压法最简便迅速;加压包扎法广泛用于绝大多数四肢软组织或中小血管的外伤止血;若肱动脉、股动脉出血加压包扎无效,或者外伤性肢体离断出血时,可在靠近伤口近端处扎止血带。详细内容参见第 14 章第 7 节。

内出血急救现场的处理参见第 5 章第 2 节。

（三）包扎

包扎的目的是保护伤口、减少污染、压迫止血、固定骨折关节和敷料并止痛。常用绷带、三角巾和四头带,也可用干净毛巾、手帕、衣物、床单等替代。

包扎时要求动作轻、快、准、牢,能保证固定敷料、压迫止血,不影响肢体血液循环;包扎敷料应超出伤口 5～10cm,对充分暴露的伤口,先用无菌敷料覆盖伤口,再进行包扎;不可在伤口上打结;包扎不可过松或过紧,以防滑脱或压迫神经、血管,四肢包扎时要露出指(趾)末端,以便随时观察肢端血液循环。

（四）固定

骨关节损伤时须尽早进行临时固定制动,目的是减轻疼痛,避免骨折断端损伤血管、神经或其他组织,且利于防治休克和转运。

常用的固定材料包括夹板、敷料、颈托(围),或就地取材。

有出血者,先止血并包扎再固定。固定时要注意伤员全身情况,对外露的骨折端不应送回伤口,伤肢置于适当位置,固定于夹板或其他固定物上(如木板、竹竿、树枝等)。固定范围要包括骨折处上下两个关节;若缺少固定材料,可用自体固定法,上肢固定于胸廓,下肢固定于健肢上。固定的夹板不可与皮肤直接接触,须衬垫夹板两端、骨突出部和悬空部位,防止组织受压损伤。

（五）搬运及转运

伤员经初步处理后,需从现场转送到医院或急救中心做确定性治疗。搬运的目的是使伤员及时、迅速、安全地搬离事故现场,避免伤情加重,迅速得到进一步院内救治。

急救人员应考虑伤员伤势,原地检伤、包扎、止血、简单固定后再搬运。搬运常用方法有徒手搬运和担架搬运。

正确搬运可减轻伤员痛苦,避免继发损伤。凡怀疑有脊柱、脊髓损伤的伤员,搬运时保持伤处稳定,将伤员身体以长轴方向拖动,切勿弯曲或扭曲,以免加重损伤。

转运过程中严密观察伤者生命体征,保持呼吸道通畅,防止窒息,注意保暖。行进中的救护车内,伤员头朝车尾、足朝车头平卧(与行车方向相反),保证头部供血。

（六）大批伤员的救护

遭遇自然灾害(地震、泥石流、台风等)和重大交通事故时,常出现成批伤员。进行救援时,现场医疗环境差、医疗资源不足的问题严重,需要分清轻、重伤,按以下原则进行大批伤员的救护。

1. 自救互救　专业医护人员未赶赴现场实施救援前,现场人员或伤员应自救互救,尽快脱离致伤因素,减少伤亡。具体包括:挖掘被掩埋伤员;灭火,使伤员脱离火源;简易止血;简易包扎、遮盖创面;简易固定骨折;清除口鼻异物,昏迷者将舌拉出防止窒息;以湿毛巾遮盖口鼻,撤离有害气体环境;毒剂沾染时,尽快脱去外衣,拭去皮肤上沾染液滴,遮掩口鼻;简易除去放射性沾染物;护送、背出、抬出伤员。

2. 专业救援　大批伤员的现场救护原则为尽快使伤员脱离险境(搜救、挖掘、搬运伤员),检伤分类,优先抢救有生命危险的重伤员。对一般轻伤者,就地医疗处理后,即可归队或转有关部门处理,将主要救护力量用于抢救重伤员。重伤员中确定急需优先救治者,紧急处理后,按轻重缓急顺序及时后送。在后送前或后送途中需要向救治机构报告伤情、初步诊断及相关处理,严密观察伤情变化,做相应的应急处理。救治机构在接收成批伤员后应迅速进行检伤分类,组织救护力量进行抢救。

第2节 多发伤及复合伤的救护

案例 10-2

患者女性,40岁,因烧伤合并左小腿骨折急诊入院。患者2小时前遇火灾严重烧伤,逃离现场时从2楼跳下致左小腿剧烈疼痛,不能行走。检查:声音嘶哑、咳出炭末样痰,口鼻有黑色分泌物,全身大面积水疱性烧伤。右侧小腿膝盖有约直径3cm的擦伤,创面轻度污染,可见明显渗血。

问题:1. 如何对该患者的病情进行快速地评估?

2. 该患者急诊入院,需立即采取哪些抢救措施?

3. 在抢救过程中,患者出现面色苍白、P120次/分、R24次/分、BP80/50mmHg,应立即采取什么治疗措施?

一、多 发 伤

(一)定义

多发伤(multiple trauma)是指在同一致伤因子作用下,人体同时或相继有两个以上的解剖部位或脏器受到创伤,且其中有一处是危及生命的严重创伤,或并发创伤性休克。多发伤的死亡率较高,对患者的生命构成威胁,需要急诊处理。

(二)病因与临床特点

1. **病因** 多发伤的病因多样,多为暴力所致。平时以交通事故最常见,其次是高处坠落、挤压伤、刀伤、塌方等,发病率占全部创伤的1%~1.8%;战时多发伤的发生率为4.8%~18%。

考点:多发伤的临床特点

2. **临床特点** 多发伤不是各部位创伤的简单叠加,多发伤伤情往往彼此掩盖,相互作用,加重损伤反应。其主要临床特点包括:①伤情重、变化快,死亡率高。②休克发生率高。③低氧血症发生率高。④容易漏诊和误诊。⑤感染发生率高。⑥多器官功能障碍发生率高。⑦伤情复杂,抢救时各部位伤的治疗方法常发生矛盾。⑧并发症发生率高。

(三)伤情评估与判断

面对多发伤伤员的时候,在急救的同时务必以简便的方法在最短时间内明确脑、胸、腹等部位是否存在致命性损伤。

1. **危及生命的伤情评估** 对严重多发伤的早期检查,主要判断有无致命伤,快速有序地进行体格检查,确认有无致命的危重情况并进行干预。简要询问病史了解伤情,监测生命体征,注意伤员的神志、面色、呼吸、血压、脉搏等,具体包括以下几点。

(1)气道情况:有无气道不畅或阻塞。

(2)呼吸情况:是否有通气不良、有无鼻翼扇动、胸廓运动是否对称、呼吸音是否减弱。特别注意有无张力性气胸、开放性气胸或连枷胸。

(3)循环情况:了解出血量多少,观察血压和脉搏,以判断是否休克。

1)有无活动性出血,血容量是否减少。

2)毛细血管再充盈时间:用于评价组织灌注情况,当用手指压迫伤员拇指甲床时,甲床颜色变白,正常状况去除压力后2秒内,甲床恢复到正常红润。毛细血管再充盈时间延长是组织灌注不足的最早指征之一。

3)评估血压:急救现场可用手触动脉法。如可触及桡动脉、股动脉或颈内动脉搏动,则收缩压分别为80mmHg、70mmHg、60mmHg。

(4)中枢神经系统情况:意识状态、瞳孔大小、对光反射、有无偏瘫和截瘫。

2. 全身伤情评估　在进行紧急处理后,生命体征稳定的情况下,应及时进行全身检查,对伤情做出全面估计,以决定后续的治疗方案和优先次序。

为避免创伤查体时发生疏漏,检查诊断时可按照"CRASHPLAN"顺序进行,即 C-心脏(cardiac)、R-呼吸(respiration)、A-腹部(abdomen)、S-脊柱(spine)、H-头部(head)、P-骨盆(pelvic)、L-四肢(limb)、A-动脉(arteries)、N-神经(nerves)。

此外还应采集详细病史,了解受伤的原因和经过,根据具体情况进行各种特殊实验室检查和影像诊断,如 X 线摄片、CT、MRI 等。根据以上评估,以确立创伤救治的先后顺序。

3. 辅助检查

(1) 穿刺:简单、快速,可反复进行,准确率可达90%,为胸腹创伤的首选方法。

(2) 腹腔灌洗:可在床边进行,阳性率达95%,用于腹部创伤检查。

(3) X 线:骨关节损伤的首选方法,简便、无创、经济。

(4) B 超:简便、经济,可在床边进行。主要用于腹部损伤,对腹腔出血、实质性脏器损伤和心脏压塞准确率高。

(5) CT:用于血流动力学稳定患者。对实质性脏器损伤可以定性,对颅脑、胸腹创伤意义较大。

(6) MRI:多角度、多层面成像,软组织分辨率高,但操作复杂,费用高。主要用于脑、脊髓损伤。

(7) 其他:血管造影和内镜技术均可同时进行诊断和治疗。血管造影能判定出血来源,但费用高、费时,用于腹部及盆腔创伤;内镜技术用于胸腹创伤。

4. 确立多发伤的诊断　凡因同一致伤因子而致下列伤情两条以上者可确定为多发伤。

(1) 颅脑损伤:颅骨骨折,伴有昏迷、半昏迷的颅内血肿,脑挫伤,颌面部骨折。

(2) 颈部损伤:颈部外伤伴有大血管损伤、血肿、颈椎损伤。

(3) 胸部损伤:多发性肋骨骨折,血气胸,肺挫伤,纵隔、心、大血管和气管损伤,膈疝。

(4) 腹部损伤:腹腔内出血,腹腔内脏器破裂,腹膜后大血肿。

(5) 泌尿生殖系统损伤:肾破裂,膀胱破裂,尿道断裂,阴道破裂,子宫破裂。

(6) 复杂性骨盆骨折伴有休克。

(7) 脊椎骨折或脱位伴脊髓损伤,或多发脊椎骨折。

(8) 上肢肩胛骨、长骨干骨折,上肢离断。

(9) 下肢长骨干骨折,下肢离断。

(10) 四肢广泛皮肤撕脱伤。

单纯脊椎压缩性骨折、轻度软组织损伤、手足骨折等,对整体影响不大,不作为多发伤条件。

(四) 救治与护理

抢救必须迅速、准确、有效,包括现场急救、转运、急诊室的救治。

1. 现场救护　原则是先抢救生命,后保护功能;先重后轻;先急后缓。

(1) 尽快脱离危险环境,安置合适体位:抢救人员到达现场后,应使伤员迅速安全地脱离危险环境,排除可以继续造成伤害的原因。如将伤员从倒塌的建筑物或炮火中抢救出来,转移到通风、安全、保暖、防雨的地方进行急救。但搬运伤员时动作要轻稳,切忌将伤肢从重物下硬拉出来,避免再度损伤或继发性损伤。对怀疑有脊柱损伤者立即予以制动,以免造成瘫痪。在不影响急救的前提下,协助伤员安置舒适安全的体位(平卧位头偏向一侧或屈膝侧卧位),并注意保暖。

(2) 解除呼吸道梗阻:呼吸道梗阻或窒息是伤员死亡的主要原因。应立刻采取如下措施:松开领带、衣扣,置伤员于侧卧位,或头转向一侧,以保持呼吸道通畅;迅速清除口、鼻、咽、喉部的异物、血块、呕吐物、痰液及分泌物等;对颅脑损伤而有深昏迷及舌后坠的伤员,可牵拉出后坠的舌,下颌向前托起;对下颌骨骨折而无颈椎损伤的伤员可将颈项部托起,头后仰,使气道开放;对喉部损伤所致呼吸不畅者,可用大号针头做环甲膜穿刺或环甲膜切开;心搏骤停伤员做心肺复苏的同时应尽快行气管插管,以保证呼吸道通畅及充分供氧,以利于循环恢复。

(3)处理活动性出血:控制明显的外出血是减少现场死亡的最重要措施。最有效的紧急止血法是加压于出血处,压住出血伤口或肢体近端的主要血管,然后在伤口处用敷料加压包扎,并将伤部抬高,以控制出血。慎用止血带,但对出血不止的大血管破裂,则可用橡皮止血带或充气止血带,须衬以软垫。记录开始时间,每 30 分钟到 1 小时松解一次,每次松开 2~3 分钟。解开止血带时不可突然松开,同时应压住出血伤口以防大出血造成休克。

(4)处理创伤性气胸:对张力性气胸伤员,应尽快于伤侧锁骨中线第 2 肋间插入带有活瓣的穿刺针排气减压,能迅速改善危象;对于胸部有伤口造成的开放性气胸伤员,要尽快使用无菌敷料垫封闭开放伤口;对血气胸要行闭式引流;对胸壁软化伴有反常呼吸者应固定软化胸壁等。

(5)保存好离断肢体:伤员断离的肢体应用无菌包或干净布包好,外套塑料袋,隔水置冰块中低温(0~4℃)保存,以减慢组织的变性和防止细菌滋生繁殖。断肢应随同伤员送往医院,以备再植手术。

(6)处理伤口:包扎伤口,目的是保护伤口,减少污染,压迫止血,固定骨折、关节和敷料并止痛。需要注意:伤口内异物不要随意去除;创面中有外露的骨折断端、肌肉、内脏,严禁回纳;骨折的伤员要进行临时固定;脑组织脱出时,应先在伤口周围加垫圈保护脑组织,不可加压包扎。

(7)抗休克:现场抗休克的主要措施为迅速地临时止血、输液扩容。尽快恢复有效循环血量是抢救成功的关键措施。

(8)现场观察:其目的是了解受伤原因、暴力情况、受伤的详细时间、受伤的体位、神志、出血量等,以便向接收救治的人员提供伤情记录,帮助伤情判断以指导治疗。

2. 转运途中的救护

(1)原则:转运前抢救物品准备充分;转运快速平稳;途中密切观察病情变化;途中抢救不中断。

(2)体位:伤员在转运途中的体位,应根据不同的伤情选择。一般创伤伤员取仰卧位;颅脑伤、颌面部伤应侧卧位或头偏向一侧,以防舌后坠或分泌物阻塞呼吸道;胸部伤取半卧位或伤侧向下的低斜坡卧位,以减轻呼吸困难;腹部伤取仰卧位,膝下垫高使腹壁松弛;休克患者取中凹卧位。

考点:担架运送时伤员体位

(3)搬运:脊柱骨折的伤员俯卧在担架上进行运送。3~4 人一起搬动,保持头、颈、躯干成直线位置,以防造成继发性脊髓损伤,尤其是颈椎伤可造成突然死亡。担架运送时,伤员头部在后,下肢在前,以便观察伤员面色、表情、呼吸等病情变化;救护车运送时车速不宜太快,以减少颠簸。飞机转运时,体位应横放,以防飞机起落时头部缺血。

(4)病情观察:注意伤的神志、瞳孔、生命体征、面色、肢端循环,如发现变化应及时处理,保持输液通畅,留置导尿管观察尿量,及时评估休克等状况。

3. 急诊科救护 经现场急救运送至医院急诊科后,尽快对伤情进一步判断分类,迅速采取针对性救治措施,具体流程见图 10-2。危及生命的多发性创伤,需迅速完成急救手术或抢救处理。手术原则是应在抢救生命、保存脏器和肢体的基础上尽可能维持功能。

根据伤情判断可将伤员分为三类:①致命性创伤,如危及生命的大出血、窒息、开放性或

图 10-2　创伤急救流程图

张力性气胸。此类伤员在短时紧急复苏后立即手术治疗。②生命体征尚平稳者,如不会危及生命的刺伤、火器伤或胸腹部损伤,观察或复苏 1～2 小时,完善交叉配血及必要检查,并做好手术准备。③潜在性创伤,此类伤员受伤性质尚未明确,可能需要手术治疗,应继续严密观察,作进一步检查。

（1）呼吸支持:保持呼吸道通畅,视病情给予气管插管、人工呼吸、吸氧。紧急情况可做环甲膜穿刺、气管切开。

（2）循环支持:主要是抗休克,尽快建立两路以上静脉输液通道,注意不可在伤肢远端选择静脉通路,必要时行深静脉穿刺置管术(尽量不使用下肢静脉),保证扩容速度和急救药物的有效使用。补充有效循环血量,遵医嘱输液,必要时输血。必要时可用抗休克裤,留置导尿管,观察每小时尿量。

（3）控制出血:加压包扎止血并抬高患肢,对活动性较大的出血应迅速清创止血,内脏大出血应立即进行手术处理。

（4）镇静止痛和心理治疗：剧烈疼痛可诱发或加重休克，在不影响病情观察的前提下，遵医嘱选用药物止痛。

（5）防治感染：严格执行无菌操作原则，遵医嘱使用抗生素。开放性创伤患者需加用破伤风抗毒素（TAT），防治破伤风。

考点：使破伤风毒素

（6）病情观察：严密观察伤情变化，特别是怀疑有潜在损伤的多发伤患者，必须连续监测生命体征和相应症状、体征的变化，协助医生进一步检查。发现病情变化，及时汇报医生。

（7）支持治疗：维持水、电解质和酸碱平衡，保护重要脏器功能，并给予营养支持。

（8）配合医生进行各损伤脏器的治疗。

1）胸部创伤：胸部开放性创伤，应迅速用各种方法封闭创口，张力性气胸者尽快以穿刺胸膜腔行闭式引流，必要时行开胸手术。心脏损伤者应及时完善术前准备行修补手术。

2）颅脑损伤：有颅脑损伤者注意预防脑水肿，快速静脉滴注 20% 甘露醇脱水以降低颅内压，头部降温。注意防止呕吐物误吸。一旦明确颅内血肿，且脑组织受压明显，应即刻行开颅血肿清除和（或）减压术。

3）腹部内脏损伤：密切观察腹部体征，疑有腹腔内出血时，立即行腹腔穿刺术、B 超检查；输液、输血等抗休克治疗；迅速完善术前准备，尽早剖腹探查。

二、复合伤

（一）定义与基本特点

复合伤（combined injuries）是指两种或两种以上致伤因素同时或相继作用于人体所造成的损伤，所致的机体病理生理紊乱比多发伤和多部位伤更严重复杂，是引起死亡的重要原因。常见原因有工矿事故、交通事故、火药爆炸事故、核事故等。临床上根据主要损伤的特征来命名，如创伤复合伤、烧伤复合伤等。

复合伤的基本特点为"一伤为主、复合效应"，伤情可被掩盖。主要致死原因有大出血、休克，有害气体急性中毒或窒息，急性肺水肿、肺出血，急性心衰，多器官功能障碍等。

考点：复伤的基特点

（二）烧伤复合伤

同时或相继受到热力（热辐射、热蒸汽、火焰等）和其他创伤所致的复合伤。多见于各种意外爆炸（锅炉爆炸、火药爆炸、瓦斯爆炸等）、电击和交通事故中。战时多为烧伤合并冲击伤，平时则多为烧伤合并各种脏器和组织的机械性损伤。

1. 临床特点

（1）全身情况差，整体损伤重，症状多样化：严重烧伤引起体表损伤和多种内脏并发症；合并冲击伤时，神情淡漠、反应迟钝、嗜睡；合并颅脑伤时，出现意识障碍；合并胸腹脏器损伤时，出现相应损伤症状，如伴有胸闷、咳嗽、呼吸困难、咳血性泡沫痰者，可能复合有肺冲击伤；伴有急腹症者，可能复合有腹腔脏器损伤。

（2）心肺损伤：冲击波直接作用于胸腹壁，引起肺出血、肺水肿、肺破裂和肺大泡等，导致气胸、血胸、肺不张，伤员有胸痛、胸闷、咳嗽、咯血、呼吸困难等，严重者出现肺出血、肺水肿症状，是现场死亡（伤后 4 小时内）的主要原因。心脏损伤主要病变为出血、坏死、心肌纤维断裂。临床表现为：早期心动过缓，心率 40 ~ 50 次/分，持续 2 ~ 3 小时；以后心率可加快至 200 次/分，并可出现心律失常；严重时可出现心功能不全。

（3）肝肾功能损伤：重度烧伤合并冲击伤后肝脏可出现不同程度的撕裂伤及包膜下血肿，继而发生肝功能受损；还可加重肾功能损害，出现少尿、血尿、无尿、血尿素氮持续升高直至肾衰竭。

2. 救治与护理

（1）防治肺损伤：严重肺出血、肺水肿是早期主要死因。应从现场急救开始，保持呼吸道通畅。有呼吸困难、窒息者紧急插入口咽通气管、气管插管或气管切开；给氧（氧流量 5 ~ 8L/min），肺水肿时予以 40% ~ 50% 乙醇湿化吸氧，必要时呼吸机辅助通气。

（2）补液、抗休克：补液时严密观察呼吸、心律、心率的变化，防止心衰、肺水肿的发生。烧伤合并颅脑损伤者，抗休克补液指标应控制在低水平，休克控制后适当限制输液量并及早使用脱水剂，根据血压、脉搏、呼吸变化决定脱水剂的用量。

（3）抗感染：及早妥善处理创面，注意防止各种内源性感染。预防性使用抗生素和注射破伤风抗毒素。

（4）保护心、脑、肺、肾功能。

（5）创面处理：需转运的患者应做好烧伤创面的处理；争取伤后 6 ~ 8 小时内清创；深度烧伤创面位于长骨骨折处时，可早期切痂植自体皮；骨折予以内固定或石膏托外固定；手术创面若不能避开烧伤创面，应在烧伤创面发生感染之前尽早进行。手术操作动作要轻，逐层严密缝合切口，局部创面加用抗菌药物。

（三）化学复合伤

各种创伤合并化学毒剂中毒或伤口直接染毒者称为化学复合伤。多见于战时使用化学武器，也见于民用化学致伤因素，如农药、强酸强碱、工业有害气体与溶剂。化学毒物可经呼吸道、消化道、皮肤或黏膜进入机体，引起中毒甚至死亡。

1. 临床特点

（1）毒剂中毒合并创伤时中毒程度加重。

毒剂中毒合并创伤会使毒物吸收快，中毒程度明显加重，毒剂致死剂量减少到未受伤时的 1/15 ~ 1/10。

（2）创伤伤口染毒后，根据毒剂种类不同，临床表现有所不同。

①神经性毒剂染毒伤口无特殊感觉，局部出现明显肌颤，如不及时处理可很快自创面吸收，几分钟内出现中毒症状而死亡。②糜烂性毒剂（如路易剂）染毒时伤口立即出现剧痛，局部出现青灰色斑点，周围皮肤 10 ~ 20 分钟后严重充血、发红和水肿。全身吸收中毒症状迅速而强烈，常出现严重的中枢神经系统症状、肺水肿和循环衰竭。③窒息性毒剂（如双光气）主要损害支气管系统，染毒后呈现咳嗽、胸闷、流泪，然后出现中毒性肺水肿。④失能性毒剂主要作用于中枢神经系统，中毒时出现眩晕、头痛、嗜睡、幻觉、躁狂、木僵、昏迷等表现，伴有口干、瞳孔扩大、皮肤潮红、心率加快、体温上升等阿托品类药物作用表现。

2. 救治与护理　包括尽快组织自救、互救；使用防护面具和其他防护器材；洗消（即对染有化学毒物的部分进行消毒、清洗，以消除沾染）局部和包扎伤口；四肢伤口染毒时，立即于近心端扎止血带并彻底洗消伤口；迅速撤离染毒区等。

考点： 毒剂中毒的治疗原则

（1）清除毒物：①皮肤染毒者：局部以皮肤消毒剂消毒，先用纱布、手帕等蘸去可见毒物，避免扩大染毒范围，然后用消毒剂消毒。因消毒剂对局部皮肤有一定刺激性，10 分钟后应用清水局部冲洗。无消毒剂时，用肥皂水、碱水、清水应急消毒。大面积皮肤染毒局部处理不彻底时，应全身清洗消毒。②伤口染毒者：立即除去伤口内毒剂液滴；四肢伤口近心端扎止血带，减少毒剂吸收。消毒液加水稀释或用大量清水反复冲洗伤口，简单包扎，半小时后放松止血带。③眼染毒：立即用 2% 碳酸氢钠、0.5% 氯氨水溶液或清水彻底冲洗。④经口中毒者：立即催吐，或用 2% 碳酸氢钠、0.02% ~ 0.05% 高锰酸钾或 0.3% ~ 0.5% 氯氨水溶液洗胃，洗胃时水温和压力要适当，动作轻柔，以免加重胃黏膜损伤，洗胃后取药用活性炭粉 15 ~ 20g 混于一杯水中吞服。洗出物及呕吐物及时予以消毒处理。

（2）及时实施抗毒疗法：诊断明确后立即对症予以抗毒疗法。

（3）保护重要脏器功能：特别注意保持呼吸道通畅和保护心肌功能；积极防治肺水肿；心功能不全者予以毛花苷 C 等强心剂，增加心肌收缩力。

（4）防治并发症：中毒性休克伴有肺水肿时，禁忌输血和等渗盐水，可输注高渗葡萄糖溶液。出血性休克和中毒性休克同时存在时，若无血液浓缩，既可输液，也可输血。有肺水肿的可能时，需掌握好输液速度和输液量。

（四）放射性复合伤

放射性复合伤（radiation combined injuries）是人体在遭受放射性损伤的同时，又受到机械性损伤。在核电站事故、核爆炸时有多种致伤因素作用于机体；以放射损伤为主，合并烧伤、冲击伤较为多见。

1. 临床特点

（1）休克发生率高：休克发生率和严重程度均比其他损伤重，放射剂量越大，休克发生率越高，程度也越重。

（2）感染加重：感染发生率高、出现早、程度重。复合伤时发热和出现感染灶时间均早于放射病，在极重度复合伤中，常见休克刚过，感染接踵而至，甚至休克期和感染期重叠，发生早期脓毒症。

（3）造血系统功能严重受损：骨髓破坏严重，出血明显，血小板计数下降，消化道出血严重，可见黑便，加重贫血发生，同时出血黏膜更易发生感染。

（4）创面伤口愈合延迟：①炎症反应减弱，局部白细胞浸润减少，创面渗出减少、干燥、色暗，伤口收缩不良，坏死组织脱落迟缓。②易并发感染，出血、组织坏死更加严重，甚至发生创面溃烂，坏死组织中有大量细菌繁殖。③烧伤、创伤和骨折的愈合时间推迟；肉芽组织形成不良、脆弱、苍白、易出血；骨折后骨痂形成速度慢，可造成骨折延迟愈合或骨不愈合。

2. 救治与护理

（1）现场救护：①迅速去除致伤因素，在伤情允许的情况下，应先洗消后处理。②根据伤情，有针对性地进行急救处理，进行止血、包扎、骨折固定，防治窒息、治疗气胸、抗休克、抗感染等。③迅速使伤员撤离现场，按轻、重、缓、急转送伤员，关闭辐射区，电话报告防护组及救援中心。

（2）防治休克：其救治原则和措施同其他创伤。

（3）早期抗辐射处理：对伤员进行洗消，洗消的污水和污物用深坑掩埋，勿使扩散。胃肠道沾染者可予以催吐、洗胃、缓泻等处理。

（4）防治感染：早期、适量和交替使用抗菌药物，积极防治感染。加强对创面局部感染的控制，以防止和减少细菌进入血流。存在严重感染时，可少量多次输注新鲜全血，以增强机体防御功能。应注意对厌氧菌感染的防治，如注射破伤风抗毒素（TAT），使用抗生素、早期清创等。

（5）防治出血：促进造血和纠正水、电解质紊乱，有条件时尽早进行骨髓移植。

（6）污染伤口的处理：①现场用大量清水清洗污染伤口，四肢伤口近心端扎一止血带，减少出血量。②根据放射性核素的种类选择冲洗液，如二乙烯三胺五乙酸（DTPA）或生理盐水等冲洗伤口。③经探测仪表明污染已不明显时，方可行手术切除污染的伤口。切除组织作监测计数或放化分析、放射自显影，记录污染核素类型。④创面处理时严格无菌操作，彻底清创，注意保护健康组织，彻底止血；对污染伤口，剪去周围毛发，以等渗盐水彻底清洗；清洗消毒时，先覆盖伤口，避免清洗液带放射性物质流入伤口；清创后伤口一般进行延期缝合；骨折应及早复位，固定时间根据临床表现及 X 线检查结果适当延长。

考点：放射复合伤污染伤口的处理

第 3 节　创伤心理反应和干预

案例 10-3

患者,女性,30 岁,因"情绪低落,恐惧,睡眠差半年余"入院。7 个月前患者因财务纠纷与人发生争执,对方伙同他人对其进行殴打,患者伤后被送入医院,诊断为:脑震荡,皮下血肿,全身多处软组织损伤。给予抗炎、观察等对症治疗,半个月后出院。

患者出院后出现情绪低落、话少、不愿与人接触,警觉性增高,无故害怕、恐惧。多次回想起遭殴打时的情景而致情绪失控、四肢发抖。不敢外出,极力回避谈到遭殴打的事件。患者饮食、睡眠均差,半夜常被噩梦惊醒。对生活失去信心,对一些曾喜欢的活动失去兴趣,做事注意力难以集中。

问题:1. 患者出现了什么问题? 应如何处理?
　　　2. 创伤后常见的负性心理反应有哪些?

创伤不仅可以带来躯体应激,也会造成心理应激,具有不可预知性、不可抗拒性,可引起一系列的心理行为改变,从而直接或间接地影响伤员的生理、心理、社会康复和生存质量。

一、心理反应的影响因素

影响严重创伤伤员心理反应的因素包括:突然降临的意外创伤、陌生而令人恐惧的医疗环境、复杂特殊的诊疗措施、治疗中隐私暴露、经济负担;剧烈的疼痛、创伤后病理生理改变、脑外伤、特殊药物使用等因素;失去正常的功能活动、自理能力丧失、担心致残毁容或脏器摘除、害怕死亡、对相关事件的负罪感等。

二、常见心理反应及心理问题

对于意识清醒的创伤患者,巨大的生理、心理打击,一旦超出其心理承受的极限或心理反应过于强烈时,容易出现一系列与应激相关的生理、心理、行为上的变化,甚至心理问题。常见创伤后心理反应包括以下几种情况:

(一)负性心理反应

严重创伤可导致患者出现各种心理反应,并因个体人格特征、创伤严重程度、可利用资源等差异而表现不同。

考点:创伤常见心理反应和心理问题

1. 情绪反应　严重创伤后患者常有恐惧、焦虑、惊慌不安、孤独、忧郁、易激惹、绝望无奈等反应。死亡的威胁令患者恐惧、惊慌;紧急入院、环境陌生、缺乏心理准备可导致孤独和无助感。担心预后、医疗费用等,易产生抑郁情绪,甚至出现自伤、自杀行为。有些患者表现为易激惹,激动、愤怒,甚至情绪失控或情绪休克。

2. 认知反应　有些创伤患者经抢救病情好转后会出现心理否认反应。一些伤者因致残毁容等产生失能评价,表现为拒绝治疗、攻击或自杀。治疗护理中的身体暴露等会使伤者产生羞辱感。还有的伤者出现注意力不集中、思维混乱、敏感多疑、定向力和记忆障碍等问题。

3. 行为反应　创伤急性期易出现社会性退缩或隔离、退行或过分依赖等消极行为,以及坐立不安、举止不协调等。

(二)积极心理反应

有些创伤患者会出现积极寻求支持,利用各种支持系统,并加强和他人联系的积极心理反应。

(三)病理性心理问题

1. 急性应激障碍(acute stress disorder,ASD)　是指在遭受到急剧、严重的各类创伤性事件后数分钟或数小时内所产生的一过性的精神障碍,一般在数天或一周内缓解,最长不超过1个月,多见于青壮年。主要表现为侵袭、警觉性增高、回避和易激惹。症状历时短暂,首选心理治疗,预后良好。若处理不当,20%～50%的患者会转为创伤后应激障碍。

2. 创伤后应激障碍(post-traumatic stress disorder,PTSD) 是指个体经历、目睹或遭遇到一个或多个涉及自身或他人的严重创伤,躯体完整性受损,或受到死亡的威胁,所导致的个体延迟出现和持续存在的精神障碍。女性发病率高于男性。重大创伤性事件是PTSD发生的基本条件。PTSD一般在精神创伤性事件发生后数天至6个月内发病,病程至少持续1个月以上,可长达数月或数年,个别甚至达数十年之久。

考点:创伤后应激障碍的核心症状

PTSD的核心症状有三组,即创伤性再体验症状、回避和麻木类症状、警觉性增高症状。

(1) 创伤性再体验症状:患者的思维、记忆或梦中,反复出现与创伤有关的情境或内容。

(2) 回避和麻木类症状:患者长期或持续性地极力回避与创伤经历有关的事件或情境,甚至出现选择性遗忘,不能回忆起与创伤有关的事件细节。

(3) 警觉性增高症状:表现为过度警觉、惊跳反应增强,伴有注意不集中、易激惹及焦虑情绪。

(4) 其他:有些患者可出现物质滥用、攻击行为、自伤或自杀行为等,抑郁也是很多PTSD患者常见的伴随症状。

若在创伤事件发生后能通过一些心理评定工具来初步评定个体的心理健康状况,将有助于筛选出PTSD高危人群,从而有针对性地对高危人群提供有效的干预策略。

三、心 理 评 估

心理评估(psychological assessment)是应用多种方法所获得的信息,对个体某一心理现象作全面、系统和深入地客观描述的过程。

为全面了解伤者的心理状态,必须对伤者的心理状态进行系统检测与评估,对严重心理应激或易发生心理危机者做出预警,以便采取相应干预措施。

考点:创伤患者心理评估方法

对于创伤患者心理评估,临床工作者主要采用临床访谈、观察法、量表评估等方式。对于严重创伤患者,最"符合真实情况"的评估往往是护士与患者进行的非正式交谈,交谈本身即可起到心理干预的效果。对怀疑有严重心理问题者,可依据权威的精神疾病诊断标准进行评估,或使用专业的心理评估量表进行客观评估。涉及创伤患者心理反应的相关评估量表有:应激事件影响量表、临床PTSD管理量表、简明症状量表、DSM-Ⅳ紊乱的临床定式检查量表、创伤后诊断量表、医院焦虑抑郁量表、戴维森创伤量表等。

四、心 理 危 机 干 预

创伤心理危机是指严重创伤患者因创伤刺激导致的自伤及自杀行为。护士应具有心理危机干预意识,及时识别危机,并协助心理医生干预危机,帮助患者度过心理危机。

(一)心理危机干预及主要目标

1. 心理危机干预是指帮助个体化解危机,告知其如何应用较好的方法处理应激事件,并采取支持性治疗帮助个体度过危机。

2. 心理危机干预的主要目标

降低急性、剧烈的心理危机和创伤的风险,稳定和减少危机或创伤情境的直接而严重的后果,促进个体从危机和创伤事件中恢复或康复。

考点:创伤后心理危机干预的原则

(二)心理危机干预的基本原则

心理危机干预的原则有:快速性、就近性、预测性、简易型、有效性、实用性。具体可体现在以下几方面:

1. 心理危机干预是医疗救援工作的一个组成部分,应该与整体救治工作结合起来,以促进社会稳定为前提,要根据整体救治工作的部署,及时调整心理危机干预工作重点。

2. 心理危机干预活动一旦进行,应该采取措施确保干预活动得到完整地开展,避免再次创伤。

3. 对有不同需要的人群应综合应用干预技术,实施分类干预,针对患者当前的问题提供个体化帮助。严格保护患者的个人隐私,不随便对外透露患者的个人信息。

4. 以科学的态度对待心理危机干预,明确心理危机干预只是医疗救援工作中的一部分。

(三) 心理危机干预的步骤

心理危机干预可遵循如下的六步法进行:

1. 明确问题,从患者角度确定心理危机,明确引发危机的焦点问题和诱因。

2. 以确保患者安全为干预的首要目标,尽可能将生理心理危险降到最低,明确解决方法。

3. 给予支持,与患者建立信任关系,使其愿意接受外来帮助。

4. 提出并验证可变通的应对方式。

5. 制订计划,考虑患者的自控能力和自主性,制订患者可理解、能实行的计划,克服情绪失衡状态。

6. 征得患者的承诺,以便有效实施为其制订的危机干预方案。

(四) 护理措施与干预方法

严重创伤心理反应可分为危重期、急性期和创伤康复期,各期心理反应有共性,但也因人而异,因此应进行个性化危机干预。及早对患者进行全面评估;从心理、生理和社会各方面给予患者具体的支持与辅导,提高患者应激适应能力和应对能力,并建立创伤后应激状态的早期康复方案,使患者能够顺利地渡过应激阶段,预防 PTSD 的发生或减轻患者症状,从而促进患者康复。

1. 危重期　在创伤发生时,配合医生进行紧急救护是心理护理的关键和基础,以获得患者的信任,减少心理反应与障碍的发生。还要注意创造舒适的诊疗环境并予以人文关怀,尊重患者,减少身体暴露,减轻病痛,保证睡眠,给予真诚的关心和同情,使其树立信心。及时与家属沟通,加强心理教育与监测,特别要关注情绪休克患者。

链接　　　情绪休克

情绪休克即心因性木僵状态(不言不语、双目视若无睹,对人漠不关心、呆若木鸡)和心因性朦胧状态(茫然,对周围环境不够清晰的感知,不知自己所处的环境)。 这是一种心理防卫机制, 实际是一种超限抑制。 可以减少因焦虑和恐惧而造成的过度心身反应,在一定程度上对个体起保护作用。 此类症状多见于工伤、车祸、打架斗殴、战伤等造成的急性外伤个体,由于伤者平素体健,事件发生突然,后果严重,因而造成严重的心理冲突,表现出情绪休克。 伤者若神志清楚, 常可表现为出人意料地镇静和冷漠,反应阈值提高,反应速度迟钝,强度减弱,答话简单,对治疗的反应也平淡。 这种心理反应有时可以持续数天,直至转变为其他心理反应。

2. 急性期　患者大多关注自己的伤情、预后及治疗方案和时间,治疗护理过程中应向其解释操作的目的和意义,消除其恐惧感,以良好的心态接受和配合治疗。注意提供情感支持、信息及心理教育,为其创造良好的语言环境,充分发挥其社会支持系统的作用,促进交流与沟通,帮助其身心康复。

3. 康复期　除继续提供情感支持和社会支持外,应着重促进患者的心理康复和成长。一旦评估发现存在急性应激障碍及创伤后应激障碍,应寻求心理或精神科医生的诊治。心理治疗是根治 PTSD 最为有效的方法,常用的心理治疗有认知行为治疗、催眠治疗、眼动脱敏再加工、精神分析疗法等;药物治疗可缓解患者的症状、加强心理治疗的效果,两者联合使用效果更好。

目 标 检 测

A₁/A₂ 型题

1. 创伤指数(TI)是
  A. 适用于院内创伤评分
  B. 根据创伤部位、伤员生理变化和创伤类型估算
  C. 按异常程度各评 1、2、3、4、5、6 分
  D. TI:5 ~ 9 分为轻伤;10 ~ 17 分为中度伤;17 分以上为重伤
  E. TI>9 分的伤员送往创伤中心或大医院

2. CRMAS 评分法
  A. 总分 0 ~ 9 分
  B. 以循环、呼吸、腹部情况、运动、语言为评判标准
  C. 共 5 项内容,每项评分内容分 1 ~ 3 三个分值
  D. 总分 9 ~ 10 分为极重伤,7 ~ 8 分为重伤,6 分为轻伤
  E. 此评分方法适用于院内急救评分

3. 在发生大批量伤员时
  A. 抢救尽可能多的伤员为原则
  B. 无法抢救的尽量不抢救为原则
  C. 以抢救老人和孩子为原则
  D. 尽量争取时间为原则
  E. 争取全部抢救成功为原则

4. 院前急救首先应考虑救治何种患者
  A. 休克   B. 骨折
  C. 呼吸困难   D. 窒息
  E. 腹腔内脏损伤

5. 外伤固定的目的不包括
  A. 减少伤部活动   B. 减轻疼痛
  C. 防止再损伤   D. 便于搬运
  E. 固定敷料

6. 某外伤患者有休克、昏迷、脾破裂、开放性气胸、开放性胫腓骨骨折等危急情况,抢救时首先应
  A. 输血、输液   B. 手术止血
  C. 封闭胸壁伤口   D. 骨折固定
  E. 用升压药

7. 患者,男性,55 岁。车祸造成多发性损伤,急救时首先要处理的情况是
  A. 开放性骨折
  B. 腹部外伤后肠管脱出

C. 外伤性大出血
D. 颅脑外伤
E. 膀胱破裂

8. 患者,男性,32 岁。因车祸造成胸部严重创伤,肋骨骨折,有反常呼吸,送至医院已心搏骤停。抢救应
  A. 立即行胸外心脏按压
  B. 心内注射复苏药物
  C. 点击除颤
  D. 气管内注入肾上腺素
  E. 立即开胸做胸内心脏按压

9. 担架转运时,将伤员安置为
  A. 头向前足向后   B. 头向后足向前
  C. 俯卧,足向前   D. 仰卧,足向前
  E. 以上都可以

10. 创伤患者的心理反应不包括
  A. 焦虑   B. 抑郁
  C. 创伤后应激障碍
  D. 易激惹   E. 绝望无奈

11. 下列哪项不是创伤后应激障碍的特征
  A. 反复出现与创伤有关的情境或内容
  B. 回避和麻木类症状
  C. 物质滥用
  D. 过度警觉
  E. 数天或一周内缓解,最长不超过 1 个月

A₃/A₄ 型题

(12、13 题共用题干)

患者男性,40 岁,外伤后出现呼吸困难、发绀、冷汗。体检:P112 次/分,BP70/45mmHg,气管向左偏移,颈部广泛皮下气肿,右侧胸廓饱满,叩诊鼓音,右肺呼吸音消失。

12. 最可能的诊断是
  A. 血胸   B. 肺挫裂伤
  C. 肋骨骨折   D. 张力性气胸
  E. 创伤性窒息

13. 此时,首选的治疗措施是
  A. 气管切开   B. 剖胸探查
  C. 胸腔穿刺抽气减压 D. 补液、输血抗休克
  E. 镇静、止痛

(李璐寰)

第11章 急性中毒

有毒化学物质进入人体后,在效应组织和器官达到中毒量而产生的全身性损害称为中毒(poisoning)。引起中毒的化学物质称毒物。

急性中毒(acute poisoning)是指短时间内吸收大量毒物导致机体损害,发病急骤,症状严重,变化迅速,如不积极治疗,可危及生命。

第1节 概　　述

在生产过程中,或在化学物质的保管、使用和运输过程中,如果不注意自身保护,接触有毒的原料、中间产物或成品,可发生中毒。在日常生活中,误食、意外接触毒物、用药过量、自杀或谋害等情况下,过量毒物进入人体也可引起中毒。

一、中毒途径与中毒机制

(一) 毒物侵入途径

1. 消化道　有机磷杀虫药、镇静安眠药、乙醇、毒蕈等常经口摄入中毒。

2. 呼吸道　气体、烟雾态和气溶胶态的物质大多经呼吸道进入人体,如一氧化碳、硫化氢、砷化氢等。

3. 皮肤黏膜　苯、苯胺、硝基苯、有机磷杀虫药、乙醚或氯仿等脂溶性毒物可经皮脂腺或黏膜吸收中毒。毒蛇咬伤时,毒液可经伤口入血中毒。

考点: *毒物侵入途径*

(二) 中毒机制

1. 局部刺激和腐蚀作用　强酸或强碱可吸收组织中水分,并与蛋白质或脂肪结合,使细胞变性和坏死。

2. 组织和器官缺氧　一氧化碳、硫化氢或氰化物等毒物阻碍氧的吸收、转运或利用。

3. 麻醉作用　过量的有机溶剂和吸入性麻醉药等亲脂性强的毒物易通过血脑屏障进入含脂量高的脑组织,抑制其功能。

4. 抑制酶活性　有机磷杀虫药抑制胆碱酯酶;氰化物抑制细胞色素氧化酶;含金属离子的毒物能抑制含巯基的酶等。

5. 干扰细胞功能　四氯化碳经酶催化形成三氯甲烷自由基可作用于肝细胞膜中不饱和脂肪酸,引起脂质过氧化,使线粒体及内质网变性和肝细胞坏死。

6. 受体竞争　阿托品通过竞争性阻断毒蕈碱受体产生毒性作用。

二、病情评估及判断

(一) 病情评估

1. 健康史

(1) 毒物接触史:接触史对确诊具有重要意义。神志清楚者可询问患者本人;神志不清或自杀的患者,应向患者家属、保姆、同事或现场目击者了解情况;怀疑服毒时,要了解患者发病前的生活情况、精神状态、长期用药种类、身边有无遗留药瓶、药袋,家中有无药物缺少;怀疑一氧化碳中毒时,要了解室内炉火、烟囱、煤气及同室其他人员情况;怀疑食物中毒时,应调查进餐情况、时间、同餐者有无相同症状,收集剩余食物、呕吐物及胃内容物送化验;对职业中毒应询问职业史,包括工种、工龄、接触毒物种类和时间、环境条件、防护措施及工作中是否有过类似情况等。

（2）既往史:对于中毒患者,尚应了解发病前健康、生活习惯、嗜好、情绪、行为改变、用药及经济情况等。

2. 身体评估

（1）皮肤黏膜

1）皮肤及黏膜灼伤:见于强酸、强碱、甲醛、苯酚、甲酚皂溶液（来苏儿）等腐蚀性毒物灼伤。硝酸可使皮肤黏膜痂皮呈黄色,盐酸痂皮呈棕色,硫酸痂皮呈黑色。

2）发绀:亚硝酸盐、苯胺或硝基苯等中毒时出现血高铁血红蛋白含量增加而引起发绀。

3）黄疸:毒蕈、鱼胆或四氯化碳中毒损害肝脏可致黄疸。

（2）眼部

1）瞳孔扩大:见于阿托品、莨菪碱类中毒。

2）瞳孔缩小:见于有机磷杀虫药、吗啡、氨基甲酸酯类杀虫药、阿片类镇痛药中毒。

3）视神经炎:见于甲醇中毒。

（3）神经系统

1）昏迷:见于镇静催眠药、麻醉药、有机溶剂、窒息性毒物（如一氧化碳、硫化氢、氰化物）、高铁血红蛋白生成性毒物、农药（如有机磷杀虫药、拟除虫菊酯杀虫药、溴甲烷）等中毒。

2）谵妄:见于阿托品、乙醇或抗组胺药中毒。

3）肌纤维颤动:见于有机磷杀虫药、氨基甲酸酯类杀虫药或异烟肼、丙烯酰胺及铅等中毒等。

4）惊厥:见丁窒息性毒物、异烟肼、有机氯或拟除虫菊酯类杀虫药等中毒。

5）瘫痪:见于蛇毒、三氧化二砷、可溶性钡盐或磷酸三邻甲苯酯等中毒。

6）精神失常:见于一氧化碳、二硫化碳、酒精、阿托品、有机溶剂、抗组胺药中毒,药物依赖戒断综合征等。

（4）呼吸系统

1）呼出特殊气味:酒味见于乙醇中毒;苦杏仁味见于氰化物中毒;蒜味见于有机磷杀虫药、黄磷、铊等中毒;苯酚味见于苯酚、甲酚皂溶液中毒。

2）呼吸加快:呼吸加快见于水杨酸类、甲醇等中毒;刺激性气体（如二氧化氮、氟化氢、硫化氢、氯化氢、溴化氢、磷化氢、二氧化硫等）中毒引起呼吸加快。

3）呼吸减慢:镇静催眠药或吗啡中毒时抑制呼吸中枢导致呼吸肌麻痹,使呼吸减慢。

4）肺水肿:刺激性气体、有机磷杀虫药或百草枯等中毒可发生肺水肿。

（5）循环系统

1）心律失常:洋地黄、夹竹桃、蟾蜍等中毒时兴奋迷走神经,拟肾上腺素药、三环类抗抑郁药等中毒时兴奋交感神经。

2）心搏骤停:①毒物直接作用于心肌:见于洋地黄、奎尼丁、锑剂或依米丁（吐根碱）等中毒。②缺氧:见于一氧化碳、硫化氢、氰化物或苯胺等中毒。③严重低钾血症:见于可溶性钡盐、棉酚或排钾利尿药等中毒。

3）休克:①严重的化学灼伤致血浆渗出使血容量减少。②剧烈呕吐和腹泻导致血容量减少。③毒物抑制血管舒缩中枢,引起周围血管扩张,有效血容量减少。④心肌损害。

（6）泌尿系统:①肾小管堵塞:砷化氢中毒。②肾缺血:引起休克的毒物可致。③肾小管坏死:四氯化碳、氨基糖苷类抗生素、毒蕈和蛇毒等中毒。最终均可导致急性肾衰竭,出现少尿或无尿。

（7）血液系统:砷化氢中毒、苯胺或硝基苯等中毒可引起溶血性贫血和黄疸;水杨酸类、肝素或双香豆素过量、敌鼠和蛇毒咬伤中毒等引起止凝血功能障碍致出血;氯霉素、抗肿瘤药或苯等中毒可引起白细胞减少。

（8）发热:见于阿托品、二硝基酚或棉酚等中毒。

3. 辅助检查 应尽快直接采集剩余毒物及可能含毒的标本(如呕吐物、胃内容物、血液、尿、粪以及其他可疑物品)供检,检验标本尽量不放防腐剂并尽早送检。

（二）病情判断

在诊断患者是否中毒的同时,应对中毒的严重程度进行判断,有利于指导治疗和评价预后。病情危重的信号有:①深度昏迷。②高热或体温过低。③癫痫发作。④高血压或血压偏低。⑤严重心律失常。⑥肺水肿。⑦吸入性肺炎。⑧呼吸功能衰竭。⑨黄疸或肝功能衰竭。⑩少尿或肾衰竭。

三、救治与护理

（一）救治原则

急性中毒的救治原则为:①立即脱离有毒环境,终止与毒物接触。②检测并稳定生命体征,对心搏骤停者立即进行心肺复苏。③迅速清除体内尚未被吸收的毒物。④促进已吸收毒物的排泄。⑤尽早应用特效解毒药。⑥对症治疗,预防并发症。**考点**:救治原则

急性中毒的抢救流程图见图 11-1。

图 11-1 急性中毒的抢救流程图

（二）护理措施

考点：护理
措施

1. 立即脱离中毒现场，终止与毒物接触　立即将患者撤离中毒现场，转到通风好、空气新鲜的地方，使其呼吸新鲜空气，防寒保暖，及早吸氧；立即脱去被污染的衣服；皮肤沾染中毒者应用大量清水反复冲洗沾染毒物的体表，忌用热水或乙醇擦洗，以免皮肤血管扩张，促进毒物吸收；若眼部沾染毒物时，应用清水或生理盐水彻底冲洗，一般不用解毒药。

2. 监测并稳定生命体征　对心搏骤停者立即心肺复苏；对昏迷患者，要保持呼吸道通畅、维持呼吸和循环功能；观察神志、体温、脉搏、呼吸和血压等情况。严重中毒出现心搏骤停、休克、循环衰竭、呼吸衰竭、肾衰竭、水电解质和酸碱平衡紊乱时，立即采取有效急救复苏措施，稳定生命体征；惊厥时，选用抗惊厥药，如苯巴比妥钠、异戊巴比妥（异戊巴比妥钠）或地西泮等；脑水肿时，应用甘露醇或山梨醇和地塞米松等。给予鼻饲或肠外营养。

3. 迅速清除体内尚未被吸收的毒物　对口服中毒者尤为重要。清除毒物越早、越彻底，病情改善越明显，预后越好。

（1）催吐：催吐法易引起误吸和延迟活性炭的应用，目前临床上已不常规应用。适用于神志清楚且能合作的患者。通过刺激咽后壁或舌根催吐，或服依米丁（吐根碱）糖浆催吐，中毒时间 2 小时以内效果为好。昏迷、惊厥、休克状态、腐蚀性毒物摄入和无呕吐反射者禁用催吐法。

（2）洗胃

1）适应证：一般在服毒后 6 小时内洗胃效果最好。但即使服毒超过 6 小时，由于部分毒物仍残留在胃内，多数情况下仍需洗胃。

2）禁忌证：吞服强腐蚀性毒物、食管静脉曲张、惊厥或昏迷患者，不宜进行洗胃。

3）洗胃液的选择：对不明原因的中毒，一般用清水洗胃。对已知毒物种类，应选用特殊洗胃液：①胃黏膜保护剂：吞服腐蚀性毒物时，用牛奶、蛋清、米汤、植物油等保护胃肠黏膜。②溶剂：口服脂溶性毒物（如汽油或煤油等）时，先用液状石蜡 150~200ml，使其溶解不被吸收，然后洗胃。③活性炭吸附剂：应在摄毒 60 分钟内给予活性炭。④中和剂：对吞服强腐蚀性毒物的患者，洗胃可引起消化道穿孔，一般不宜洗胃，但可服用中和剂中和。如吞服强酸中毒时用弱碱（如 10% 氢氧化镁悬液）中和，不要用碳酸氢钠，因其遇酸后可生成二氧化碳，使胃肠充气膨胀，有造成穿孔危险。强碱中毒时用弱酸类物质（如 3%~5% 食醋、果汁等）中和。⑤沉淀剂：有些化学物与毒物作用，生成溶解度低、毒性小的物质。如乳酸钙或葡萄糖酸钙与氟化物或草酸盐作用，生成氟化钙或草酸钙沉淀。2%~5% 硫酸钠与可溶性钡盐作用，生成不溶性硫酸钡。生理盐水与硝酸银作用生成氯化银。⑥解毒药：选用 1∶5000 高锰酸钾液，可使生物碱、蕈类氧化而解毒。

4）洗胃方法：患者取左侧卧位，头稍低并转向一侧。应用较大口径胃管，将洗胃管涂以液状石蜡，经口腔或鼻腔向下插入 50~55cm，吸出 100~200ml 胃液以证明胃管确在其内，或向胃管内注入适当空气，用听诊器在胃区听到"咕噜"声，即可证明胃管在胃内，吸出胃内容物，并留标本作毒物分析。每次灌入洗液为 200~300ml，一般用温开水，反复数次，直至洗出液澄清无味为止。拔胃管时要先将胃管尾部夹住，以免拔管过程中管内液体返流入气管内。

（3）导泻：常用硫酸钠或硫酸镁，15g 溶于水内，口服或由胃管注入。

（4）灌肠：除腐蚀性毒物中毒外，用于口服中毒 6 小时以上、导泻无效及抑制肠蠕动的毒物，如巴比妥类、颠茄类或阿片类中毒者。采用 1% 温肥皂水连续多次灌肠。

4. 促进已吸收毒物的排出

（1）利尿和改变尿液酸碱度

1）利尿：目的在于增加尿量和促进毒物排出。主要用于毒物以原形经肾脏排泄的中毒者。方法:快速大量静脉输注 5%～10% 葡萄糖溶液或 5% 糖盐水溶液,同时静脉注射呋塞米。

2) 改变尿液酸碱度:①碱化尿液:弱酸性毒物(如苯巴比妥或水杨酸类)中毒,静脉应用碳酸氢钠碱化尿液;②酸化尿液:碱性毒物(苯丙胺、士的宁和苯环己哌啶)中毒时,静脉输注维生素 C 或氯化铵使尿液酸化。

(2) 供氧:一氧化碳中毒时,吸氧可促使碳氧血红蛋白解离、加速一氧化碳排出。高压氧治疗是一氧化碳中毒的特效疗法。

(3) 血液净化:①血液透析:氯酸盐或重铬酸盐中毒能引起急性肾衰竭,首选血液透析。一般中毒 12 小时内进行血液透析效果好。如中毒时间过长,毒物与血浆蛋白结合,则不易透出。②血液灌流:对镇静催眠药、解热镇痛药、洋地黄、有机磷杀虫药等毒物均有清除作用,常作为急性中毒的首选净化方式。③血浆置换:对毒蛇、毒蕈等生物毒及砷化氢等溶血性毒物中毒疗效最佳。

5. 特效解毒药

(1) 金属中毒解毒药:①氨羧螯合剂:依地酸钙钠是最常见的氨羧螯合剂,主要治疗铅中毒。②巯基螯合剂:常用药物如二巯丙磺钠、二巯丁二钠等,主要治疗汞、砷、铜、铅或锑等中毒。

(2) 高铁血红蛋白血症解毒药:常用药物亚甲蓝(美蓝),用于治疗亚硝酸盐、苯胺或硝基苯等中毒引起的高铁血红蛋白血症。

(3) 氰化物中毒解毒药:亚硝酸盐-硫代硫酸钠疗法。

(4) 乙二醇和甲醇中毒解毒药:甲吡唑和乙醇。

(5) 磺酰脲类药物过量引起低血糖的解毒药:奥曲肽。

(6) 中枢神经抑制剂解毒药:①纳洛酮:是阿片类麻醉药的解毒药,对麻醉镇痛药引起的呼吸抑制有特异性拮抗作用。②氟马西尼:是苯二氮䓬类中毒的解毒药。

(7) 有机磷杀虫药中毒解毒药:阿托品和碘解磷定。

6. 一般护理措施

(1) 密切观察患者生命体征、意识状态和血氧饱和度等变化。

(2) 保持呼吸道通畅,及时清除呼吸道分泌物,吸氧,必要时气管插管,做好心电监护。

(3) 卧床休息,注意保暖。

(4) 详细记录出入液量,维持水电解质平衡。

(5) 对于严重呕吐、腹泻者应详细记录呕吐物及排泄物的颜色和量,必要时留标本送检。吞服腐蚀性毒物者应特别注意口腔护理,密切观察患者口腔黏膜的变化。

(6) 病情许可时,尽量鼓励患者进食高蛋白、高碳水化合物、高维生素的无渣饮食;腐蚀性毒物中毒者应给予乳类等流质饮食。

(7) 对昏迷患者应做好皮肤护理,定时翻身,防止压疮发生。惊厥时应用巴比妥类、地西泮等药物抗惊厥治疗,加强保护措施,避免受伤。高热时给予降温。尿潴留时给予导尿。

(8) 心理护理:仔细评估者的心理状态,对服毒自杀者,尤其要做好患者的心理护理,避免患者再次自杀。

7. 健康教育

(1) 加强防毒宣传:在初冬宣传预防煤气中毒常识;喷洒农药季节,向群众宣传防治农药中毒常识。

(2) 加强毒物管理:按规定管理、防护和使用毒物。防止化学物质跑、冒、滴、漏。厂矿中有毒物车间和岗位应加强局部和全面通风。遵守车间空气中毒物最高允许浓度规定,加强防毒措施。注意废水、废气和废渣处理。装盛药物或化学物品的容器要加标签。医院、托儿所和家庭中的消毒液和杀虫药要严加管理。医院用药和发药要进行严格查对。家庭用药应加锁保管,远离小孩。精神病患者用药,更应专人负责。

(3)预防食物中毒:要了解特殊的食品是否存在毒性,不要吃有毒或变质的动植物性食物。不易辨认出有无毒性的蕈类不可食用,河豚、木薯、附子等经过适当处理后,可消除毒性,不可贸然进食。酸性食品如清凉饮料或果汁等不宜用镀锌器皿存放。

(4)预防地方性中毒病:地方饮水中含氟量过高,可引起地方性氟骨症。通过打深井、换水等方法改善水源予以预防。有的地方井盐钡含量过高,可引起地方性麻痹病。井盐中提出氯化钡后,此病随之消除。棉籽油中含有棉酚,使用可引起中毒。棉籽油加碱处理,使棉酚钠盐可消除毒性。

第 2 节　急性有机磷杀虫药中毒

案例 11-1

患者,女性,35 岁,1 小时前因与家人不和,自服杀虫药水 1 小瓶,把药瓶打碎扔掉,家人发现后 5 分钟患者腹痛、恶心,并呕吐一次,吐出物有大蒜味,逐渐神志不清,急送来诊,后大小便失禁,出汗多。查体:T 36.5℃,P 60 次/分,R 30 次/分,BP 110/80mmHg,平卧位,意识模糊,压眶有反应,皮肤湿冷,肌肉颤动,巩膜无黄染,瞳孔针尖样,对光反射迟钝,口腔流涎,肺叩清,两肺可闻及散在干湿啰音和较多哮鸣音,心界不大,心率 60 次/分,律齐,无杂音,腹平软,肝脾未触及,双下肢无水肿。

问题:1. 您认为该患者发生这些症状的主要原因是什么?

　　2. 假如您是急诊科护士,您认为对该患者的主要救护措施有哪些?

表 11-1　有机磷杀虫药毒性分类

类别	代表性品种
剧毒类	甲拌磷(3911)、内吸磷(1059)、对硫磷(1065)
高毒类	甲基对硫磷、甲胺磷、敌敌畏、氧乐果
中毒类	美曲磷酯、乐果、碘依可酯
低毒类	马拉硫磷、辛硫磷

急性有机磷杀虫药中毒在我国是急诊常见的危重症。有机磷杀虫药对人畜均有毒性。有机磷杀虫药大都呈油状或结晶状,有蒜味,一般微溶或难溶于水,在外界或动物体内易被降解,在碱性条件下易分解失效(美曲磷酯除外)。根据动物的半数致死量(LD_{50}),将国产有机磷杀虫药分为以下四类(表 11-1)。

一、病因与中毒机制

(一)病因

1. **职业性中毒**　生产过程中,操作者手套破损或衣服、口罩等被污染;或因生产设备陈旧密封不严,出现化学毒物的跑、冒、滴、漏,或在事故抢修过程中,杀虫药污染手、皮肤或吸入呼吸道引起中毒。喷洒杀虫药时,施药人员防护措施不当致使药液污染皮肤或湿透衣服由皮肤吸收,或吸入空气中杀虫药所致;配药浓度过高或手直接接触杀虫药原液也可引起中毒。

2. **生活性中毒**　主要由于自服、误服或摄入被污染的水源、水果、食物等;也有因误用有机磷杀虫药治疗皮肤病或驱虫、杀灭蚊蝇等。

（二）中毒机制

有机磷杀虫药主要经胃肠道、呼吸道、皮肤和黏膜等途径吸收。吸收后迅速分布于全身各脏器,以肝脏浓度最高。其对人畜的毒性主要表现在有机磷杀虫药与体内胆碱酯酶迅速结合形成稳定的磷酰化胆碱酯酶,从而抑制了胆碱酯酶的活性,使其失去分解乙酰胆碱的能力,致体内乙酰胆碱大量蓄积,引起胆碱能神经受到持续冲动,导致先兴奋后抑制的一系列毒蕈碱样、烟碱样和中枢神经系统症状,严重者可因昏迷和呼吸衰竭而死亡。

考点:有机磷杀虫药中毒抑制了胆碱酯酶的活性

二、临床特点

（一）临床表现

1. 急性胆碱能危象　发病时间与毒物种类、剂量、侵入途径和机体的空腹或进餐状态等密切相关。口服中毒在10分钟至2小时内发病;吸入中毒者约30分钟内发病;皮肤吸收潜伏期长,中毒者常在接触后2~6小时发病。

考点:口服中毒发病时间

（1）毒蕈碱样症状:又称 M 样症状,出现最早。表现为恶心、呕吐、腹痛、腹泻;大汗、流泪和流涎;尿频、大小便失禁;视物模糊、瞳孔缩小(严重时呈针尖样);咳嗽、气促、呼吸困难、两肺有干性或湿性啰音,严重者发生肺水肿。主要是由于副交感神经末梢过度兴奋,引起平滑肌痉挛和腺体分泌增加。

（2）烟碱样症状:又称 N 样症状。肌纤维颤动,甚至全身肌肉强直性痉挛,后期可出现肌力减退或瘫痪,呼吸肌麻痹引起呼吸衰竭。主要是由于横纹肌神经肌肉接头处乙酰胆碱过度蓄积。

考点:毒蕈碱样症状、烟碱样症状、中枢神经系统症状

（3）中枢神经系统症状:头晕、头痛、烦躁不安、谵妄、抽搐和昏迷等,有的发生呼吸、循环衰竭死亡。系中枢神经系统受过多乙酰胆碱刺激所致。

2. 迟发性多发性神经病　个别患者在急性重度和中度有机磷杀虫药(甲胺磷、敌敌畏、乐果和敌百虫等)中毒症状消失后2~3周可出现迟发性神经损害,表现为肢体远端对称性感觉、运动功能障碍,严重者出现瘫痪,下肢较上肢明显。目前认为这种病变不是胆碱酯酶受抑制引起,可能是有机磷杀虫药抑制神经靶酯酶(NTE)并使其老化所致。

3. 中间型综合征　是指急性有机磷杀虫药中毒所引起的一组以肌无力为突出表现的综合征。因发生时间介于急性胆碱能危象症状缓解后和迟发性多发性神经病发生前,故被称为中间型综合征。主要表现为突然出现屈颈肌、四肢近端肌肉及第Ⅲ~Ⅶ对、第Ⅸ~Ⅻ对脑神经支配的肌肉肌力减弱。病变累及呼吸肌时,常引起呼吸肌麻痹,并可进展为呼吸衰竭,如不及时救治可迅速导致死亡。

4. 局部损害　敌敌畏、敌百虫、对硫磷、内吸磷接触皮肤后发生过敏性皮炎、皮肤水疱或剥脱性皮炎;溅入眼内后,出现结膜充血和瞳孔缩小。

（二）实验室检查

1. 血胆碱酯酶(ChE)活力测定　血 ChE 活力是诊断有机磷杀虫药中毒的特异性指标,对中毒程度判断、疗效和预后的评估极为重要。正常人血 ChE 活力值为100%,急性有机磷杀虫药中毒时,ChE 活力值下降。

考点:血胆碱酯酶(ChE)活力

2. 尿中有机磷杀虫药代谢物测定　对硫磷和甲基对硫磷在体内氧化分解为对硝基酚,敌百虫代谢为三氯乙醇。检测尿中的对硝基酚或三氯乙醇有助于诊断上述毒物中毒。

（三）病情判断

根据上述病情可将急性有机磷农药中毒分为轻、中、重三度(表11-2)。

考点:急性有机磷杀虫药中毒分度

表 11-2 急性有机磷杀虫药中毒分度

程度	临床表现	血 ChE 活力值
轻度	仅有 M 样症状	50% ~ 70%
中度	M 样症状加重,出现 N 样症状	30% ~ 50%
重度	M、N 样症状,并伴有肺水肿、抽搐、昏迷、呼吸肌麻痹和脑水肿	30% 以下

三、救治与护理

(一)救治原则

考点：救治原则

1. 迅速清除毒物,阻止未吸收毒物的继续吸收 立即将患者撤离现场,彻底清除未被机体吸收的毒物,脱去污染的衣服,用肥皂水清洗污染的皮肤、毛发和指甲等部位。口服中毒者,用清水反复洗胃,直到洗出液澄清无味。洗胃后用硫酸钠导泻。

2. 紧急复苏 急性有机磷杀虫药中毒患者常死于肺水肿、呼吸肌麻痹、呼吸衰竭。一旦发生上述情况,须紧急采取复苏措施:清除呼吸道分泌物,保持呼吸道通畅,给氧,必要时应用机械通气。出现心搏骤停时,立即行心肺脑复苏。

3. 解毒药 解毒药应用原则:早期、足量、联合、重复。在清除毒物过程中,同时应用胆碱酯酶复能剂和抗胆碱药治疗以取得协同效果。

(1)胆碱酯酶复能剂:能使被抑制的胆碱酯酶恢复活力,能有效解除烟碱样毒性作用,但对毒蕈碱样症状和中枢性呼吸抑制作用无明显影响。常用药物有氯解磷定、碘解磷定、双复磷。

(2)胆碱受体拮抗药:分 M 胆碱受体拮抗药和 N 胆碱受体拮抗药。

考点：阿托品化

1)M 胆碱受体拮抗药:阿托品和山莨菪碱等主要作用于外周 M 受体,能缓解 M 样症状,对 N 受体无明显作用。阿托品治疗时,应根据中毒程度选用适当剂量、给药途径及间隔时间,同时严密观察患者神志、瞳孔、皮肤、心率和肺部啰音变化情况,及时调整用药,使患者尽快达到阿托品化并维持阿托品化,同时要避免发生阿托品中毒。"阿托品化"表现包括:①瞳孔较前扩大。②颜面潮红。③皮肤干燥。④肺湿啰音消失。⑤心率增快。如出现瞳孔明显扩大、高热、心动过速、神志模糊、烦躁不安、抽搐、昏迷和尿潴留等提示阿托品中毒,应立即停用阿托品,酌情给予毛果芸香碱对抗。

2)N 胆碱受体拮抗药:东莨菪碱、苯那辛等对中枢 M 和 N 受体作用强,对外周 M 受体作用弱。盐酸戊乙奎醚(长托宁)是一种新型胆碱受体拮抗药,对外周 M 受体和中枢 M、N 受体均有作用,但对位于心脏的 M_2 受体无明显作用,因此对心率无明显影响,首次给药须与氯解磷定合用。

4. 对症支持治疗 重度有机磷杀虫药中毒患者常伴有多种并发症,如酸中毒、低钾血症、严重心律失常、休克、脑水肿等,应及时给予对症处理。

(二)护理措施

1. 即刻护理

(1)立即将患者撤离中毒现场,监测生命体征;彻底清除未被机体吸收进入血的毒物,如迅速脱去污染衣服,用肥皂水清洗污染皮肤、毛发和指甲;眼部污染时,用清水、生理盐水、2% 碳酸氢钠溶液或 3% 硼酸溶液冲洗。

考点：洗胃的注意事项

(2)洗胃护理:口服中毒者,应立即催吐洗胃,应注意:①只要有机磷中毒症状存在、未行洗胃者,均应彻底洗胃。洗胃液可用微温的清水、2% 碳酸氢钠溶液(敌百虫中毒者忌用)或 1:5000 高锰酸钾溶液(对硫磷和乐果中毒者忌用)反复洗胃,即首次洗胃后保留胃管,间隔 3 ~ 4 小时重复洗胃,洗胃必须彻底,直至洗出液澄清无味为止。昏迷患者更应彻底洗胃。洗胃过程中要密切观察患者生命体征变化,一旦发生呼吸、心搏骤停,需立即停止洗胃并进行心肺复苏。

（3）导泻、灌肠护理:洗胃后经胃管注入硫酸钠或硫酸镁进行导泻,必要时灌肠以尽快排出肠道内未被吸收的毒物。

2. 紧急复苏 有机磷杀虫药中毒常死于肺水肿、呼吸肌麻痹、呼吸中枢衰竭。对上述患者,要紧急采取复苏措施:清除呼吸道分泌物,保持呼吸道通畅,给氧,据病情应用机械通气。肺水肿应用阿托品,不能应用氨茶碱和吗啡。心搏骤停时,行体外心脏按压等抢救措施。

3. 迅速建立静脉通道,遵医嘱使用解毒药

（1）胆碱酯酶复能剂用药护理:①早期用药,边洗胃边应用特效解毒药,首次足量给药。②轻度中毒可用复能剂,中度以上中毒必须复能剂与阿托品合用。两种解毒药合用时,阿托品剂量应减少,以防阿托品中毒。③复能剂应稀释后缓慢静推或静滴,以免发生中毒,抑制胆碱酯酶,发生呼吸抑制。④禁止复能剂与碱性药物配伍使用,以免水解成剧毒的氰化物。⑤由于碘解磷定药液刺激性强,漏于皮下可引起剧痛及麻木感,应确定针头在血管内方可进行注射给药,不宜肌内注射给药。

（2）抗胆碱药用药护理:代表药物为阿托品。在使用阿托品过程中需密切观察患者神志、瞳孔、皮肤、心率及肺部啰音的变化。由于阿托品化和阿托品中毒的剂量接近,因此要注意区分阿托品化和阿托品中毒（表11-3）。

表11-3 阿托品化和阿托品中毒的主要区别

观察项目	阿托品化	阿托品中毒
神经系统	意识清楚或模糊	意识模糊、烦躁不安、幻觉、抽搐、昏迷
皮肤	颜面潮红、皮肤干燥	紫红、干燥
瞳孔	由小扩大后不再缩小	极度散大
体温	正常或轻度升高	高热
心率	≤120 次/分,脉搏快而有力	心动过速,甚至出现室颤
处理	应逐步减少阿托品剂量	立即停用阿托品,酌情给予毛果芸香碱对抗

4. 病情监护

（1）生命体征监测:每15分钟监测患者呼吸、心率、脉搏、血压一次,即使在"阿托品化"后亦不能忽视监测。如出现咳嗽、胸闷、咳粉红色泡沫样痰则提示患者发生了急性肺水肿。如出现呼吸频率、节律及深度的改变应警惕呼吸衰竭的发生。

（2）观察神志、瞳孔变化:多数患者中毒后即出现意识障碍,部分患者入院时神志清楚,但随着毒物被吸收,患者很快陷入昏迷。瞳孔缩小是有机磷杀虫药中毒的体征之一,而瞳孔扩大则是达到"阿托品化"的判断指标之一。

（3）中毒后"反跳":要密切观察病情,如出现胸闷、流涎、出汗、言语不清、吞咽困难等反跳先兆症状时,应立即通知医生进行处理,立即静脉给予阿托品,再次迅速达"阿托品化"。

（4）迟发性多发性神经病:少数患者在急性重度和中度中毒症状消失后2～3周出现,主要表现为肢体末端烧灼感、疼痛、麻木以及下肢无力、四肢肌肉萎缩、瘫痪等。

（5）中间综合征:常发生于急性中毒后的1～4天,主要表现为眼睑下垂、眼外展障碍和面瘫,病变累及呼吸肌时,出现呼吸肌麻痹,引起呼吸困难或衰竭,甚至死亡。

5. 心理护理 护士在了解患者本次中毒的原因后,根据不同的心理特点给予心理指导,并做好家属的思想工作,护士和家属共同为患者提供帮助和支持。

6. 健康指导 对生产和使用有机磷杀虫药人员要进行宣传普及防治中毒常识;指导其

在生产和加工有机磷杀虫药的过程中,要严格执行安全生产制度和操作规程;在搬运和应用农药时要做好安全防护。

第3节 急性一氧化碳中毒

案例 11-2

患者,女性,65 岁。在家用煤气热水器沐浴时出现头痛、头晕、无力、胸闷、心悸、恶心等症状。

问题: 1. 您认为该患者发生这些症状的主要原因是什么?

2. 假如您在现场,将如何抢救该患者?

3. 假如您是急诊科护士,您认为该患者的主要救护措施有哪些?

一氧化碳(CO)是含碳物质不完全燃烧所产生的一种无色、无味、无刺激性的气体,比重为 0.967,几乎不溶于水,易溶于氨水。在空气中燃烧呈蓝色火焰。与空气混合达 12.5% 时,有爆炸的危险。人体吸入气中 CO 含量超过 0.01% 时,即有急性中毒的危险。

一、病因与中毒机制

(一)病因

1. **生活性中毒** 煤炉产生的气体中 CO 含量高达 6% ~ 30% ,室内门窗紧闭,火炉无烟囱,烟囱堵塞、漏气、倒风以及在通风不良的浴室内使用燃气加热器淋浴,密闭空调车内滞留时间过长等都可发生 CO 中毒。失火现场空气中 CO 浓度可高达 10% ,也可发生中毒。

2. **职业性中毒** 炼钢、炼焦、烧窑等工业生产中,高炉煤气和发生炉煤气含 CO 30% ~ 35% ,水煤气含 CO 30% ~ 40% ,炉门关闭不严或管道泄漏及煤矿瓦斯爆炸时都有大量 CO 产生,容易发生一氧化碳中毒。

(二)中毒机制

考点: CO 中毒机制

CO 中毒主要引起组织缺氧。CO 吸入人体内后,85% 与血液中红细胞的血红蛋白(Hb)结合,形成稳定的碳氧血红蛋白(COHb)。CO 与 Hb 的亲和力比氧与 Hb 的亲和力大 240 倍,COHb 不能携带氧,且不易解离,是氧合血红蛋白解离度的 1/3600。又由于血中 CO 使氧离曲线左移,氧合血红蛋白中的 O_2 与 Hb 结合较前紧密,组织缺氧加重。中枢神经系统对缺氧最为敏感,故首先受累。脑内小血管麻痹、扩张。脑内三磷腺苷在无氧情况下迅速耗尽,钠离子蓄积于细胞内,严重者有脑水肿,继发脑血管病变及皮质或基底节的局灶性缺血性坏死以及广泛性的脱髓鞘病变,致使少数患者发生迟发性脑病。

二、临床特点

考点: 急性 CO 中毒程度判断

(一)临床表现及病情判断

临床表现与血液 COHb 浓度有关。急性一氧化碳中毒分为轻、中、重度三种临床类型:

1. **轻度中毒** 血 COHb 浓度达 10% ~ 20% 。表现为头晕、头痛、恶心、呕吐、全身无力。患者若能及时脱离中毒环境,吸入新鲜空气或进行氧疗,症状可迅速消失。

2. **中度中毒** 血 COHb 浓度达 30% ~ 40% 。皮肤黏膜可呈"樱桃红色",上述症状加重,出现兴奋、判断力减低、运动失调、幻觉、视力减退、意识模糊或浅昏迷。患者若能及时脱离中毒环境,积极治疗,可无明显并发症。

3. **重度中毒** 血 COHb 浓度达 50% 以上。出现抽搐、深昏迷,低血压、心率失常和呼吸衰竭,部分患者因误吸发生吸入性肺炎。受压部分皮肤易发生水疱或压迫性横纹肌溶解,可释放肌球蛋白而导致急性肾衰竭。患者死亡率高,常留不同程度后遗症。一般昏迷时间越长,预后越差。

急性一氧化碳中毒迟发性脑病是指急性一氧化碳中毒患者在意识障碍恢复2个月内,出现下列临床表现之一:①精神异常或意识障碍,呈现痴呆、木僵、谵妄或去大脑皮质状态。②锥体外系神经障碍,出现震颤麻痹综合征的表现。③锥体系统损害,如偏瘫、失语、病理反射阳性或大小便失禁。④大脑皮质局灶性功能障碍,如失语、失明、不能站立或继发性癫痫。⑤脑神经及周围神经损害,如视神经萎缩、听神经损害及周围神经病变等。

(二) 实验室及辅助检查

①血液 COHb 测定。②脑电图检查。③头部 CT 检查。④动脉血气分析。

三、救治与护理

(一) 救治原则

1. 现场急救　迅速脱离中毒环境,保持呼吸道通畅,如发生心搏、呼吸骤停,应立即进行心肺脑复苏。

考点:CO 中毒救治原则

2. 氧疗

(1) 吸氧:应迅速用面罩或鼻导管给予高浓度氧,氧流量 8 ~ 10L/min。

(2) 高压氧治疗:有条件应立即行高压氧治疗。可以降低病死率,缩短昏迷时间和病程,减少神经精神后遗症,防治肺水肿。

考点:CO 中毒时给氧流量

3. 防治脑水肿　严重中毒时,在积极纠正缺氧同时应给予脱水疗法。

4. 对症支持治疗　如有频繁抽搐,可应用地西泮、苯妥英钠等药物。昏迷、呼吸障碍患者应保持呼吸道通畅,必要时可进行气管插管或气管切开,进行机械通气。积极防治继发感染,纠正休克,维持水、电解质及酸碱平衡。应用促进脑细胞代谢药物,严防神经系统和心脏并发症的发生(图 11-2)。

图 11-2 煤气中毒的急救处理流程图

(二) 护理措施

1. 即刻护理措施

(1) 保持呼吸道通畅。

（2）昏迷并高热和抽搐患者,降温和解痉的同时应注意保暖,防止自伤和坠伤。

（3）开放静脉通路,按医嘱给予输液和药物治疗。

2. 氧气吸入的护理 患者脱离中毒现场后应立即给氧,持续给氧时间一般不宜超过24小时,以防发生氧中毒和二氧化碳潴留。

3. 高压氧护理 重症患者应及早采用高压氧治疗。

考点：重症患者应及早采用高压氧治疗

📖 **链接** ·········· 高压氧舱治疗对哪些病疗效好

高压氧舱治疗是通过将人体置于一个舱内,在高压状态下吸氧以达到治疗疾病的目的。应用范围十分广泛,如心脑血管疾病、煤气中毒、脑外伤、骨折术后、植皮术后、皮肤坏死、糖尿病、突发性耳聋等。与普通吸氧相比,高压氧的力度更大,效果更好,能够直接利用氧量解决缺氧问题,高压氧还具有抗菌等效果。

（1）进舱前护理:认真观察患者生命体征,了解患者的中毒情况及病史。注意患者保暖,严禁火种、易燃、易爆物品进入氧舱。对轻度中毒患者,教会其在加压阶段进行吞咽、咀嚼等动作,保持咽鼓管通畅,避免鼓膜气压伤,并介绍进舱须知、一般性能、治疗效果、治疗过程中可能出现的不良反应及预防方法、注意事项等,以取得患者合作。

（2）陪舱护理:需要医护人员陪舱的重症患者,进入氧舱后,如带有输液,开始加压时,要将液体平面调低,并注意输液速度变化。保持呼吸道通畅,患者平卧,头偏向一侧,及时清除呼吸道分泌物。密切观察患者神志、瞳孔、呼吸、心率、血压变化。观察有无氧中毒情况。注意翻身,防止局部受压发生压疮,烦躁患者要防止受伤。减压时,舱内温度会降低,注意保暖,并将输液的液平面调高,以免减压时液平面降低使空气进入体内。

4. 病情观察 注意观察患者:①生命体征,尤其是呼吸和体温。高热和抽搐患者更应密切观察,防止其坠床和自伤。②瞳孔大小、液体出入量及滴速等,防治脑水肿、肺水肿及水、电解质代谢紊乱等并发症发生。③神经系统的表现及皮肤、肢体受压部位损害情况,如有无急性痴呆性木僵、癫痫、失语、惊厥、肢体瘫痪、压疮、皮肤水疱及溃破,防止受伤和皮肤损害。昏迷期间护理工作非常重要。保持呼吸道通畅,必要时行气管切开。定时翻身以防发生压疮和肺炎。注意营养,必要时鼻饲。高热能影响脑功能,可采用物理降温方法,如头部用冰帽,体表用冰袋,使肛温保持在32℃左右。如降温过程中出现寒战或体温下降困难时,可用冬眠药物。急性 CO 中毒患者从昏迷中苏醒后,应作咽拭子、血、尿培养;如有并发症,给予相应的治疗;为有效控制肺部感染,应选择广谱抗生素。尽可能的严密临床观察2周。

5. 健康教育 本病预防最重要,宣传工作应在每年冬季反复进行。出院时留有后遗症者,应鼓励继续治疗的信心,如有智力丧失或低能者应嘱其家属细心照料,并教会家属对患者进行语言或肢体功能训练的方法。

第4节 镇静催眠药中毒

案例 11-3

患者,女性,50岁,工人,因口服安眠药5小时入院。患者5小时前因家庭琐事与丈夫发生争执,后服药自杀,被家人发现后已经神志不清而送入医院,查体:神志不清、瞳孔缩小、眼球震颤、呼吸浅而慢,T 35℃、P 50 次/分、BP 88/60mmHg。

问题:1. 请问该患者的临床诊断?

2. 假如您是急诊护士,您将采取哪些救护措施?

镇静催眠药是中枢神经系统抑制药,具有镇静和催眠作用,此类药物小剂量时可使人安静或嗜睡,大剂量有麻醉作用。镇静催眠药分四类:①苯二氮䓬类:地西泮、氯氮䓬、阿普唑仑、三唑仑;②巴比妥类:巴比妥、苯巴比妥、异戊巴比妥、硫喷妥钠;③非巴比妥非苯二氮䓬类:水合氯醛、格鲁米特(导眠能)、甲喹酮等;④吩噻嗪类(抗精神病药):氯丙嗪、硫利达嗪(甲硫达嗪)、奋乃静、三氟拉嗪。

一、病因与中毒机制

(一)病因
急性中毒主要因过量服用镇静催眠药所致。

(二)中毒机制
1. 苯二氮䓬类　苯二氮䓬类的中枢神经抑制作用是通过促进 γ-氨基丁酸(GABA)的释放。γ-氨基丁酸是一种抑制性神经递质,主要作用于大脑边缘系统,抑制中枢。

2. 巴比妥类　巴比妥类主要作用于网状结构上行激活系统而引起意识障碍。巴比妥类对中枢神经系统的抑制有剂量-效应关系。随着剂量的增加,由镇静、催眠到麻醉,以至延脑中枢麻痹。

3. 非巴比妥非苯二氮䓬类　其对中枢神经系统的毒理作用与巴比妥类药物相似。

4. 吩噻嗪类　药物主要作用于网状结构,抑制中枢神经系统多巴胺受体,以减轻焦虑、紧张、幻觉、妄想和病理性思维等精神症状。

二、临床特点

(一)临床表现
1. 苯二氮䓬类中毒　中枢神经系统抑制较轻,主要症状是嗜睡、头晕、言语不清、意识模糊、共济失调。很少出现严重的症状,如长时间深度昏迷和呼吸抑制者,应考虑同时饮酒或服用了其他镇静催眠药等。

2. 巴比妥类中毒　中毒表现与服药剂量有关,按病情轻重分为:

(1)轻度中毒:服药剂量为催眠剂量的 2～5 倍,表现为嗜睡或意识模糊,可唤醒,言语不清、判断力和定向力障碍、眼球震颤。各种反射存在,体温、脉搏、呼吸、血压正常。

(2)中度中毒:服药剂量为催眠剂量的 5～10 倍,表现为昏睡或进入浅昏迷状态,强烈刺激虽能唤醒,但不能言语,旋即又沉睡。腱反射消失、瞳孔缩小、眼球震颤、呼吸浅而慢,血压仍正常,角膜反射、咽反射仍存在。

(3)重度中毒:服药剂量为催眠剂量的 10～20 倍,表现为进行性中枢神经系统抑制。早期可出现兴奋、谵妄、躁狂、幻觉、惊厥及四肢强直,腱反射亢进,病理反射阳性。后期进入深昏迷状态,全身松弛、瞳孔扩大、各种反射消失,呼吸浅慢、不规则甚至停止,血压下降、体温下降、心律不齐、尿少或无尿,可并发脑水肿、肺水肿和急性肾衰竭等。

3. 非巴比妥非苯二氮䓬类中毒　临床表现与巴比妥类中毒相似。水合氯醛中毒:引起心、肝、肾损害,可有心率失常和局部刺激性,口服时胃部烧灼感等;格鲁米特中毒:意识障碍有周期性波动,有抗胆碱能神经症状,如瞳孔散大等;甲喹酮中毒:可有明显的呼吸抑制,出现肌张力增强、腱反射亢进、抽搐等。

4. 吩噻嗪类中毒　最常见表现为锥体外系反应:①震颤麻痹综合征;②急性肌张力障碍反应,如吞咽困难、牙关紧闭等,还可引起血管扩张、血压降低、心动过速、肠蠕动减慢、瞳孔散大、口干、尿潴留等。昏迷一般不深,全身抽搐少见。

(二)辅助检查
患者血、尿及胃液中药物浓度的检测对诊断和治疗有参考价值。

考点:巴比妥药物中毒的临床特点

三、救治与护理

（一）救治原则

考点：镇静催眠药中毒的急救原则

1. 评估病情和维持重要器官功能　主要维持呼吸、循环和脑功能。
2. 迅速清除未吸收药物　催吐、洗胃、导泻等对清除胃肠道内残留药物有一定作用。可用 1 : 5000 高锰酸钾溶液洗胃，应用硫酸钠导泻。
3. 应用特效解毒剂　氟马西尼是苯二氮䓬类特异性拮抗剂，能竞争抑制苯二氮䓬受体，阻断该类药物对中枢神经系统的作用。用法：氟马西尼 0.2mg 缓慢静脉注射，必要时重复注射，总量可达 2mg。其他镇静催眠药目前无特效解毒药。
4. 促进意识恢复　纳洛酮 0.4 ~ 0.8mg 静脉注射，可根据病情反复使用直到意识恢复。
5. 对症治疗　震颤麻痹综合征可选用盐酸苯海索等；若有肌肉痉挛及肌张力障碍，可用苯海拉明 25 ~ 50mg 口服或 20 ~ 40mg 肌内注射；肝功能损害予以保肝治疗。

（二）护理措施

考点：镇静催眠药中毒的病情观察

1. 严密观察病情　定时监测生命体征、意识状态、瞳孔大小、对光反应、角膜反射，若瞳孔散大、血压下降、呼吸变浅或不规则，常提示病情恶化，应及时向医生报告，采取紧急处理措施。注意观察药物的作用及患者的反应。监测脏器功能变化，尽早防治各脏器功能衰竭等。
2. 保持呼吸道通畅　昏迷患者仰卧位时头偏向一侧，防止呕吐物或痰液阻塞气道，及时吸痰，持续给氧，必要时行气管插管机械辅助呼吸。
3. 基础护理　惊厥患者防坠床和外伤；低体温患者应注意保暖；昏迷者鼻饲补充营养及水分，给予高热量、高蛋白、易消化的流质饮食。
4. 心理护理和健康教育　对自杀者，不让其单独留在病房内，了解患者近期心理状态给予必要的支持与帮助。加强药物管理，对于滥用者，讲解药物对脑功能及神经系统的影响，向其介绍其他一些促进睡眠的方法，尽量避免用药物帮助睡眠。

第 5 节　细菌性食物中毒

案例 11-4

患者，男性，25 岁，进食海鲜 3 小时后，突发上腹部阵发性绞痛，恶心、呕吐胃内容物 2 次，解黄色水样便 6 次入院。入院时意识清楚，面色苍白，声音嘶哑，T 38.5℃，P 106 次/分，R 22 次/分，BP 90/55mmHg。既往身体健康。

问题：1. 您认为该患者发生这些症状的主要原因是什么？
　　　2. 假如您是急诊科护士，您认为该患者的主要救护措施有哪些？

细菌性食物中毒指凡进食被致病细菌及其毒素污染的食物所引起的急性中毒性疾病。临床上常将细菌性食物中毒分为胃肠型食物中毒与神经型食物中毒两大类。引起食物中毒的细菌很多，常见的有沙门菌属、副溶血性弧菌（嗜盐菌）、产肠毒素性大肠杆菌、变形杆菌、葡萄球菌、肉毒杆菌等。

一、病因与中毒机制

（一）病因

生熟食交叉污染、食品储存不当、食物未烧熟煮透或从业人员带菌污染食品等。

（二）中毒机制

1. 胃肠型食物中毒　病原菌在被污染的食物中大量繁殖，并产生肠毒素类物质，或菌体裂解释放内毒素。细菌和毒素进入人体内，可引起剧烈的胃肠道反应。此外，沙门氏菌、副溶血弧菌、变形杆菌等,能侵袭肠黏膜上皮细胞,引起黏膜充血、水肿、上皮细胞变性、坏死、脱落并形成溃疡,大便可见黏液和脓血。

2. 神经型食物中毒 由肉毒杆菌外毒素引起,外毒素经肠道吸收通过淋巴和血液循环到达运动神经突触,抑制乙酰胆碱的释放,使肌肉收缩运动障碍。

二、临床特点

(一)临床表现

1. 在集体用膳单位常呈爆发起病,发病者与食入同一污染食物有明显关系。

2. 潜伏期短,多在进食被污染的食物后数小时发病,临床表现以急性胃肠炎为主(恶心、呕吐、腹痛、腹泻等);如出现明显神经系统症状,考虑肉毒杆菌食物中毒,主要症状为乏力、头痛、视力模糊、眼睑下垂、睁眼困难,随之出现吞咽困难、声音嘶哑等,最后可因呼吸困难而死亡,患者一般体温正常、意识清楚。 **考点**:细菌性食物中毒的临床特点

3. 细菌性食物中毒多发生于夏秋季。

(二)辅助检查

对可疑食物、患者呕吐物和粪便等进行细菌学检查,细菌性食物中毒可分离出相同病原菌。

三、救治与护理

(一)救治原则

将患者进行分类,轻者在原单位集中治疗,重症患者送往医院治疗,立即收集相关资料,进行流行病学调查及细菌学的检验工作,以明确病因。 **考点**:细菌性食物中毒的急救原则

1. 急性胃肠型食物中毒的急诊处理

轻度 卧床休息,呕吐停止后给予流食或半流食饮食,宜清淡,多饮糖盐水,密切观察病情变化。

重度 有高热、中毒症状重、吐泻不止、脱水、休克者应立即进行抢救。

(1)一般处理:对呕吐严重者应暂时禁食。呕吐、腹痛剧烈者,可给予山莨菪碱(654-2) 10mg肌内注射。 **考点**:重度细菌性食物中毒的急诊处理

(2)补液治疗:对有脱水症状和短期内不能进食的患者,应进行补液治疗,选择乳酸林格溶液和5%~10%葡萄糖液,补液量及液体种类视脱水情况而定。对于重度脱水已发生休克者,可执行休克抢救的有关原则和方法。

(3)病原菌治疗:多数患者不需使用抗生素。对伴有高热、呕吐及腹泻严重者可酌情使用抗生素治疗,如口服、肌内注射或静脉滴注喹诺酮类抗生素,也可根据细菌学检查结果选择抗生素。

(4)精神紧张不安时应给予镇静剂。

2. 肉毒杆菌食物中毒的急诊处理 应立即用清水或1:4000高锰酸钾液洗胃,必要时用生理盐水高位灌肠;尽早使用多价抗毒血清,在起病后24小时内或在发生肌肉瘫痪前使用最有效。皮试阴性者给予静脉或肌肉注射肉毒抗毒血清5万~8万U,必要时6~8小时重复注射。成人和儿童剂量相同,重症患者加倍。注射前需作皮肤过敏试验,阳性者可进行脱敏疗法。

(二)护理措施

1. 对症护理 对吐泻、脱水严重患者注意保暖;高热者,给予物理降温。

2. 严密观察病情变化 及时监测体温、脉搏、呼吸、血压和出入水量并详细记录,观察有无抗毒血清反应等。

3. 保持呼吸道通畅 及时清除气道分泌物,缺氧者给予氧气吸入。观察有无吞咽困难及

呼吸困难情况,有无肌肉瘫痪等,随时做好气管插管和机械辅助呼吸准备。

4. 健康教育 ①不吃病死的牲畜和家禽。②肉类和海产品要充分煮熟。③隔餐的剩菜、剩饭食用前应充分加热。④防止生、熟食操作时交叉污染。

第6节 急性酒精中毒

案例 11-5

患者,男性,25 岁,饮白酒 750ml 后昏睡,5 小时后,家人呼之不应,即送入医院急诊科,给予补液等对症处理后患者仍昏迷,约 4 小时后收入急诊重症监护室(EICU),查体:T 35.5℃,P 146 次/分,R 15 次/分,BP 90/56mmHg,中度昏迷,呼吸慢而有鼾声,双侧瞳孔直径约 5.5mm,对光反射迟钝,双肺可闻及细小湿啰音。

问题:1. 该患者的临床诊断?

2. 假如您是急诊科护士,您认为该患者的主要救护措施有哪些?

酒精又称乙醇。急性酒精中毒或急性乙醇中毒是指一次过量饮酒后引起以神经精神症状为主,各脏器代谢和功能异常的急症。

一、病因与中毒机制

(一) 病因

急性酒精中毒主要因过量饮酒所致。

(二) 中毒机制

1. **抑制中枢神经系统功能** 乙醇具有脂溶性,可透过血脑屏障作用于大脑神经细胞膜上的某些酶,影响细胞正常功能。乙醇对中枢神经系统的作用呈剂量依赖性,小剂量可产生兴奋效应,随着剂量增加,可依次抑制小脑、网状结构和延髓,引起共济失调、昏睡、昏迷以及呼吸和循环衰竭。

2. **干扰代谢** 乙醇主要经小肠和胃吸收,吸收后迅速分布至全身,90% 在肝脏代谢、分解。经肝脏代谢生成的产物可影响体内多种代谢过程,使乳酸增多、酮体蓄积,进而引起代谢性酸中毒。此外,还可使糖异生受阻,引起低血糖症。

二、临床特点

急性酒精中毒的表现与饮酒量及个体耐受性有关,临床分为 3 期:

1. **兴奋期** 血乙醇浓度≥500mg/L,患者自觉欣快、兴奋、多语、情绪不稳、粗鲁无理或有攻击行为,也可沉默、孤僻。颜面潮红或苍白,眼结膜充血,呼出气带酒味。

2. **共济失调期** 血乙醇浓度≥1500mg/L,表现为肌肉运动不协调,如:行动笨拙、步态不稳,言语含糊不清,眼球震颤、视物模糊,恶心、呕吐、思睡等。

3. **昏迷期** 血乙醇浓度≥2500mg/L,患者进入昏迷状态,瞳孔散大、体温降低、皮肤湿冷、血压下降、口唇微绀,呼吸慢而有鼾声,严重者可发生呼吸、循环衰竭而危及生命。也可因咽部反射减弱,饱餐后呕吐物易误吸,导致窒息或吸入性肺炎。

三、救治与护理

(一) 救治原则

考点:急性酒精中毒的急救原则

1. **对症支持** 一般轻症患者无需特殊治疗,卧床休息,注意保暖,可自行恢复。兴奋躁动患者应予适当约束,以免摔伤或撞伤。对烦躁不安或过度兴奋者,可用小剂量地西泮,禁用氯丙嗪及苯巴比妥类镇静药以及吗啡。

2. 清除乙醇 催吐、洗胃、导泻等对清除胃肠道内残留乙醇有一定作用。可用葡萄糖溶液、维生素 B₁、维生素 B₆ 等促进乙醇氧化,以达到解毒目的。如果血乙醇浓度>5000mg/L 并且伴有酸中毒者,应及早行血液透析或腹膜透析治疗。

3. 维护大脑功能 纳洛酮可对抗中枢抑制,具有很强的促醒作用,可肌内注射或缓慢静脉注射 0.4 ~ 0.8mg,有助于缩短昏迷时间,必要时可重复给药。

(二)护理措施

1. 维持呼吸功能 保持呼吸道畅通,及时给氧,防止误吸,必要时给予气管插管机械通气。

2. 维持循环功能 加强心电监护、血压监测等。

3. 建立静脉通路 注意输液速度,维持水电解质、酸碱平衡。

4. 基础护理 注意保暖,维持患者正常体温,共济失调者严格限制活动,昏迷患者防止坠床。

5. 病情观察 严密观察患者神志、呼吸、血压及呕吐等情况。

6. 健康教育 开展酗酒危害的宣传教育活动。提倡文明健康的生活方式,如多参加社团、文体活动等。

目 标 检 测

A₁/A₂ 型题

1. 有机磷杀虫药中毒患者迟发性多发性神经损害的最严重的临床表现是
   A. 下肢瘫痪　　　　　B. 上肢感觉异常
   C. 去大脑皮质状态　　D. 癫痫
   E. 周围神经病变

2. 患者,女性,38 岁,因家庭纠纷生气后自服敌敌畏约 60ml,出现头晕、头痛、恶心、呕吐、多汗、流涎,呼吸困难、瞳孔缩小、视力模糊等。有机磷杀虫药口服中毒者出现症状的时间是
   A. 可在 10 分钟至 1 小时内
   B. 可在 10 分钟至 2 小时内
   C. 可在 20 分钟至 3 小时
   D. 可在 20 分钟至 4 小时内
   E. 可在 20 分钟至 5 小时内

3. 患者,女性,37 岁,自杀服对硫磷农药,家人紧急送往医院,护士为其洗胃清除毒物,应禁的洗胃液是
   A. 生理盐水
   B. 1∶5000 的高锰酸钾溶液
   C. 2%~4% 碳酸氢钠
   D. 蒸馏水
   E. 清水

4. 患者,男性,50 岁,在喷洒农药时出现恶心、呕吐、胸闷,瞳孔缩小,流泪,面部肌肉抽搐。对诊断最有意义的检查是
   A. 碱性磷酸酶测定　　　B. 碳氧血红蛋白测定
   C. 心肌酶学测定　　　　D. 胆碱酯酶活性测定
   E. 二氧化碳结合力测定

5. 患者,女性,54 岁,因误服"对硫磷"被丈夫送来急诊,经洗胃等处理后立即转入病房。下列洗胃液中错误的是
   A. 温水　　　　　　　B. 2% 碳酸氢钠
   C. 0.45% 盐水　　　　D. 生理盐水
   E. 1∶5000 高锰酸钾

6. 患者,女性,26 岁,被发现时已昏迷在床上。送入医院后,口吐白沫,并有大蒜样气味,观察双侧瞳孔如针尖样大小,该患者不宜进行
   A. 洗胃　　　　　　　B. 催吐
   C. 灌肠　　　　　　　D. 导泻
   E. 应用解毒剂

7. 患者,女性,40 岁,在喷洒农药时出现恶心、呕吐、胸闷,瞳孔缩小,流泪,面部肌肉抽搐。紧急送往医院查血胆碱酯酶活性在 30% ~ 50% ,此患者中毒属
   A. 极轻度中毒　　　　B. 轻度中毒
   C. 中度中毒　　　　　D. 重度中毒
   E. 极重度中毒

8. 一氧化碳中度中毒的典型体征是
   A. 四肢无力　　　　　B. 意识模糊
   C. 口唇樱桃红色　　　D. 血压下降

E. 呼吸、循环衰竭

9. 患者,女性,48 岁。家住平房,生煤火取暖,晨起感到头痛、头晕、视物模糊而摔倒,被他人发现后送至医院。急查血液碳氧血红蛋白呈阳性,首要的措施是
   A. 纠正缺氧
   B. 注意保暖
   C. 保持呼吸道通畅
   D. 静脉输液治疗
   E. 测量生命体征

10. 患者,男性,22 岁,用煤气热水器冲澡时,感觉头晕、乏力、恶心、穿衣服时摔倒,神志不清,急送医院,查体:生命体征正常,意识丧失,双侧瞳孔等大,口唇呈樱桃红色,双肺未闻及湿啰音,患者可能发生的情况
    A. 氰化物中毒
    B. 蛛网膜下腔出血
    C. 一氧化碳中毒
    D. 硫化氢中毒
    E. 脑出血

11. 患者,男性,30 岁,因煤气中毒,经抢救后苏醒,两天后出现神志不清,右侧肢体偏瘫,体温、血压正常,两肺呼吸音粗。进一步治疗首选
    A. 高压氧舱
    B. 地塞米松输注
    C. 甘露醇输注
    D. 维生素输注
    E. 脑营养物质输注

12. 患者,女性,18 岁,在冬季用煤炉取暖时,出现头痛、头晕、无力、胸闷、心悸、恶心等症状。现场抢救时的首要措施是
    A. 给予口对口人工呼吸
    B. 给予止痛药
    C. 立即将患者搬到室外空气新鲜处
    D. 高压氧吸入
    E. 给予物理降温

A₃/A₄ 型题

(13～16 题共用题干)

患者,男性,47 岁,工人。在生产有机磷杀虫药过程中违反操作规程,出现恶心、呕吐、出汗、流涎、呼吸困难、抽搐,体格检查发现瞳孔缩小、两肺湿啰音。

13. 诊断有机磷杀虫药中毒的主要指标是
    A. 典型症状
    B. 呕吐物
    C. 瞳孔缩小
    D. 意识障碍
    E. 全血胆碱酯酶测定

14. 有机磷杀虫药对人体的毒性主要是
    A. 使血液凝固
    B. 抑制中枢神经系统
    C. 抑制胆碱酯酶活力
    D. 引起急性肾衰竭
    E. 加速乙酰胆碱的产生

15. 有机磷杀虫药中毒最常用的抗胆碱药阿托品,其作用是
    A. 缓解肌肉震颤
    B. 缓解肌肉抽搐
    C. 促使昏迷患者苏醒
    D. 使瞳孔缩小
    E. 抑制腺体分泌

16. 该患者测定全血胆碱酯酶活力降至 30% 以下,阿托品静脉给药至阿托品化后,患者仍有面部、四肢抽搐,进一步治疗应为重用胆碱能复活剂,若使用胆碱能复活剂注射速度过快可造成
    A. 心搏骤停
    B. 暂时性呼吸抑制
    C. 室性期前收缩
    D. 心室颤动
    E. 血压升高

(17、18 题共用题干)

患者,男性,48 岁,煤炉工,因煤气中毒 1 天后入院。患者处于浅昏迷状态,P 130 次/分,皮肤多汗、面色潮红、口唇呈樱桃红色。

17. 护士应给予吸氧,氧流量是
    A. 4～6L/min
    B. 6～8L/min
    C. 5～7L/min
    D. 7～9L/min
    E. 8～10L/min

18. 潜在并发症是
    A. 迟发性脑病
    B. 水电解质紊乱
    C. 脑水肿
    D. 昏迷
    E. 脑栓塞

(彭美娣　吴佳秋)

第12章　环境及理化因素损伤的救护

环境因素所致的损伤是指存在于人类生活环境和生产环境中的危害因素对人造成的损害。轻者出现靶器官受损的各种临床表现,重者可导致终生残疾甚至死亡。环境因素包括物理性、化学性、生物性和社会心理性,本章主要阐述常见理化因素导致的损伤,包括中暑、淹溺、触电和强酸强碱导致的损伤。

第1节　中　暑

案例 12-1

患者,男性,35岁,建筑工人,因高热、大汗、意识障碍5小时急诊入院。查体:T 41℃、P 100次/分、BP 100/62mmHg、R 20次/分。患者工友代诉患者平素体健,连续多日在烈日下筑路。

问题:1. 该患者最可能发生了什么?

2. 假如您在现场,您将如何对该患者进行急救?

3. 假如您是急诊室当班护士,您将为该患者采取哪些降温措施? 降温时应注意什么?

中暑是指人体处于高温环境中,由于水和电解质丧失过多、散热功能障碍,引起的以中枢神经系统和心血管功能障碍为主要表现的热损伤性疾病。

一、病因与发病机制

(一) 病因

机体产热增加、散热不足、热适应能力降低是中暑的主要发病原因。

1. 产热增加的因素　高温环境作业,或在室温≥32℃、通风条件不良的环境中长时间或强体力劳动、活动等,使机体产热增加,发生热蓄积,是中暑的常见致病因素。

2. 散热不足的因素　包括环境温度较高、湿度较大(≥60%)、通风不良或衣服不透气,老年人皮肤汗腺萎缩和循环功能衰退,散热不畅等。

3. 热适应能力降低　机体对内外环境温度变化反应迟钝,虽然热量已经积蓄在体内,但自觉症状却出现较晚,不能及时通过各种神经反射调节来适应环境的变化而发生中暑,如年老、体弱、肥胖、糖尿病、产妇及常年在恒温条件下工作的人等易发生中暑。

(二) 发病机制

正常人体在下丘脑体温调节中枢的控制下,体内产热与散热处于动态平衡。当外界环境温度增高时,机体大量出汗,导致水、盐丢失。机体以丢失盐为主或丢失水、盐后只补充大量水,补盐不足造成血钠、血氯过低,导致热痉挛;大量体液丧失血容量不足,加之外周血管扩张,血管舒缩功能失调,则易发生循环衰竭;当环境温度增高、机体散热不足、汗腺功能疲劳或衰竭,引起体温调节中枢功能障碍,体温急剧增高,产生严重的生理和生化异常而发生热射病。

二、临床特点

考点:中暑的临床特点

(一) 临床表现

临床上根据症状轻重程度将中暑分为:先兆中暑、轻症中暑及重症中暑。

1. **先兆中暑**　在高温环境中劳动或活动一定时间后,出现多汗、口渴、头晕、乏力、恶心、胸闷、心悸、注意力不集中等,体温正常或略升高,一般在38℃以内。

2. **轻症中暑**　除上述中暑症状外,出现早期循环功能紊乱表现,如面色潮红或苍白、烦躁不安、恶心呕吐、大汗淋漓、皮肤湿冷、脉搏细速、血压下降、体温轻度升高等。

3. **重症中暑**　患者出现高热、休克、惊厥和昏迷等症状,重症中暑按表现不同可分为热痉挛、热衰竭、热射病三型。

(1) 热痉挛:健康青壮年在高温环境下强体力劳动或运动,大量出汗后出现肌肉痉挛性、对称性和阵发性疼痛,持续约3分钟后缓解。常在活动停止后发生,多发生于四肢肌肉、腹直肌、背部肌,尤以腓肠肌最常见。也可发生于肠道平滑肌,出现肠痉挛性腹剧痛。一般体温正常。热痉挛也可以为热射病的早期表现。

(2) 热衰竭:热应激引起机体出汗过多、脱水、周围血管扩张、循环血量不足,严重者发生循环衰竭。主要表现为头晕、头痛、恶心呕吐、面色苍白、皮肤湿冷、大汗淋漓、呼吸加快、脉搏细速、晕厥、血压下降甚至休克。多见于老年人、儿童和体弱者。

考点:热射病"三联征"
(3) 热射病:又称中暑高热,是中暑最严重的类型,属于高温综合征,典型临床表现:高热、无汗和意识障碍(三联征)。多见于在高温、高湿或强烈的太阳照射下体力劳动时间过长的人。热应急机制失代偿,使中心体温骤升,体温可高达40～42℃甚至更高,早期大量出汗,继而出现皮肤干燥、灼热、呼吸浅快、脉搏细速、神志模糊、谵妄、昏迷、抽搐等,可有瞳孔缩小、脑膜刺激征等,严重者出现休克、心力衰竭、脑水肿、肺水肿、ARDS、急性肾衰竭、DIC等。

(二) 辅助检查

应紧急行血、尿常规及血生化、动脉血气分析等检查。因病情不同可表现为外周白细胞总数增高,以中性粒细胞增多为主,尿常规可有不同程度的蛋白尿、血尿、管型尿等改变,血清电解质检查可有高钾、低氯、低钠血症,血肌酐、尿素氮、转氨酶、乳酸脱氢酶(LDH)、肌酸激酶(CK)升高,呼吸性和代谢性酸中毒。有凝血功能异常时,应考虑DIC,如怀疑颅内出血应作颅脑CT等。应尽早发现重要器官功能障碍的依据。

三、救治与护理

(一) 救治原则

尽快使患者脱离高温环境、迅速降温、维持水和电解质平衡及保护重要脏器功能。

考点:中暑的救治原则
1. **先兆及轻症中暑**　迅速将患者脱离高温现场(如将患者转移到通风、阴凉处或20～25℃空调房内);松解或脱去外衣,平卧休息;口服含盐清凉饮料;可用冷水擦拭全身。对有循环紊乱者,静脉补充5%葡萄糖盐水,但滴注速度不能太快,并加强观察,直至恢复。

一般先兆中暑和轻度中暑的患者经上述救护后可恢复正常,对疑为重症中暑者,应立即转送医院。

2. **重症中暑**

(1) 热痉挛:主要补充氯化钠,如可静脉滴注5%葡萄糖盐水或生理盐水1000～2000ml。

(2) 热衰竭:及时补充血容量,防止血压下降。可用5%葡萄糖盐水或生理盐水静脉滴注,适当补充血浆,必要时监测中心静脉压指导补液。

(3) 热射病

1) 立即脱离高温环境:将患者移至阴凉通风处(可用扇子或电风扇帮助通风和降温)或空调室(室温20～25℃),脱去外衣平卧,按摩患者四肢及躯干,促进循环散热。

2) 给予氧气吸入。

3）降温:迅速降温是抢救重度中暑的关键。一般应该在 1 小时内使直肠温度降至 38℃左右。

常用的降温措施有环境降温、体表降温(包括局部体表降温和全身体表降温)和体内降温(对于重度中暑、体外降温无效者可采用体内降温)等。

4）防治脑水肿:可酌情使用甘露醇、糖皮质激素、白蛋白等防治脑水肿。

5）维持水电解质平衡,纠正酸中毒。维持有效循环功能。

6）对症与综合治疗:保持呼吸道通畅,昏迷或呼吸衰竭者可行气管插管机械辅助呼吸;抽搐发作者可静脉注射地西泮;肺水肿者可给予毛花苷 C、呋塞米等。此外,应及时防治急性肾功能不全、肝功能不全、DIC 等并发症。

(二) 护理措施

1. 保持有效降温

(1) 环境降温:将患者安置在 20～25℃空调房间内,以增加辐射散热。

(2) 体表降温:头部降温可采用冰帽、冰槽;局部大血管走行处(如颈、腋窝、腹股沟等处)可放置冰袋;全身降温可使用冰毯、4℃冰水浴或酒精擦浴等。

考点:降温效果的观察

(3) 体内降温:用冰盐水 200ml 注入胃内或灌肠;或用 4℃的 5% 葡萄糖盐水 1000～2000ml 静脉滴注,开始速度控制在 30～40 滴/分;或用低温透析液(10℃)进行血液透析。

降温注意事项:①冰袋放置位置要准确并应及时更换,尽量避免同一部位长时间直接接触而冻伤。②冰(冷)水、酒精擦浴时,应顺着动脉走行方向进行,大动脉处可适当延长时间,以提高降温效果。胸部、腹部、阴囊处禁止擦拭。③实施冰(冷)水擦拭和冰(冷)水浴时,必须用力按摩患者四肢及躯干,以防周围血管收缩导致血流淤滞。4℃冰水浴时,需每隔 10～15 分钟测肛温一次,肛温降至 38℃时停止。老年人、新生儿、昏迷、休克、孕妇、体弱或伴心血管基础疾病者,不能耐受 4℃冰水浴,应禁用。④应用冰帽、冰槽行头部降温时,注意及时放水和添加冰块。

2. 病情观察

(1) 降温效果观察:15～30 分钟测肛温一次,根据肛温变化调整降温措施。随时观察末梢循环情况,若高热患者四肢末梢厥冷、发绀,则提示病情加重;若治疗后体温下降、四肢末梢转暖、发绀减轻或消失则提示病情好转。

(2) 并发症的监测:监护急性肾衰竭,留置尿管,正确记录尿量、尿色,测尿比重等观察肾功能状况;监护脑水肿,密切监测神志、瞳孔、脉搏、呼吸的变化;监护感染与 DIC 的发生,观察体温的变化,皮肤有无瘀斑,穿刺部位有无出血倾向等。

3. 对症护理　血压过低患者取平卧位;昏迷患者保持气道畅通,及时清除口、咽部分泌物;做好口腔护理以防感染和溃疡;加强皮肤护理,大汗患者应及时更换衣裤和被褥,注意皮肤清洁卫生,定时翻身和按摩,防止压疮发生;注意安全防护,防止惊厥患者坠床、碰伤及舌咬伤,床头随时准备好开口器和舌钳。

4. 饮食护理　神志清楚者给予清淡易消化、高维生素、高热量、高蛋白和低脂的流质或半流质饮食,昏迷者可给予鼻饲流质饮食,加强多种营养,保证生理需求。

5. 健康教育　①高温天气加强隔热、通风、遮阴等降温措施。②出汗较多时可补充含盐清凉饮料,应适当增加蛋白质和维生素等营养物质的摄入。③合理安排劳动时间,避免过度劳累,保证充足睡眠。④夏季随时准备好防暑药物,如人丹、十滴水、清凉油等。⑤重视老、弱、病、孕、幼的夏季保健,尽量中午不外出,必须外出时需戴防护眼镜和打遮阳伞,应穿宽松、吸汗、透气的衣服。⑥在高温环境下作业出现过多出汗、头晕、心悸、胸闷、眼花、耳鸣等不适时应迅速脱离高温环境,及时就诊。

第 2 节　淹　溺

案例 12-2

　　患者,男性,17 岁,在河里游泳时意外溺水,被他人救起。患者当时剧烈咳嗽、呼吸急促,咳粉红色泡沫痰,全身皮肤发绀,腹部膨隆,四肢厥冷。

问题: 1. 该患者可能发生了什么并发症?

　　　2. 假如您在现场,您将如何对该患者进行急救?

　　　3. 假如您是急诊室当班护士,您认为该患者主要护理措施有哪些?

　　淹溺常称为溺水,指人淹没于液体介质中,呼吸道被液体介质、污物等堵塞,或喉反射性痉挛发生窒息而导致缺氧的危急状态。通常将淹溺死亡称为溺死。溺死是意外死亡的常见原因之一。全球每年发生淹溺超过 50 万例,淹溺是引起儿童和青少年心搏骤停的主要原因。

一、病因与发病机制

(一)病因

　　意外落水,自杀溺水,游泳时突发疾病等。

(二)发病机制

　　根据发生机制,淹溺可分为两类:干性淹溺和湿性淹溺。

　　1. 干性淹溺　入水后因恐惧、惊慌或受寒冷的强烈刺激,喉头痉挛导致窒息,心脏反射性停搏,呼吸道和肺泡内很少或无水吸入。干性淹溺约占淹溺者的 10% 左右。

　　2. 湿性淹溺　溺水者屏气一段时间后引起缺氧,被迫深呼吸,从而使大量水随着吸气进入肺内,阻滞了气体交换,发生窒息,患者数秒钟后神志丧失,继而发生呼吸停止和心室颤动。湿性淹溺约占淹溺者的 90% 左右。根据淹溺发生的水域不同,又可分为淡水淹溺和海水淹溺。

　　(1)淡水淹溺:江、河、堰塘、湖泊的水一般属于低渗水称为淡水。水进入呼吸道后影响通气和气体交换。重症患者,大量淡水进入血液循环后,一方面血容量剧增可引起肺水肿和心力衰竭,另一方面稀释血液,导致低氯、低钠和低蛋白血症。此外,低渗液使红细胞破裂,引起血管内溶血,可导致高钾血症和血红蛋白尿。高钾血症可使心停搏;大量血红蛋白堵塞肾小管可引起急性肾衰竭。

　　(2)海水淹溺:海水含 3.5% 左右氯化钠及大量钙盐和镁盐。海水的高渗透压使血管内的液体大量进入肺泡内,引起急性肺水肿、血液浓缩、血容量降低、高钠血症等。此外,海水对肺泡上皮细胞和肺毛细血管内皮的化学性刺激损害,更易促使肺水肿的发生。而钙、镁进入血液,可引起高钙血症和高镁血症。高钙血症可导致心律失常甚至心脏停搏;高镁血症可抑制中枢和周围神经,导致横纹肌收缩力减弱、血管扩张和血压下降。

　　无论是淡水或海水淹溺,尽管引起的血容量、血电解质和心血管功能变化不同,但都可以引起肺的顺应性降低、肺水肿、严重低氧血症和混合性酸中毒。在病情的演变过程中可发生弥散性血管内凝血、急性肾衰竭和多器官功能障碍综合征。

二、临床特点

(一)临床表现

　　1. 一般表现　缺氧是淹溺者最重要的表现。全身严重缺氧可导致心搏呼吸骤停、脑水肿,肺吸入污水可发生肺部感染。患者常见表现为窒息、意识不清或昏迷、呼吸心搏微弱或停止,可有颜面、肢端发绀,面部肿胀,结膜充血,口鼻充满杂物或泡沫。肺部可闻及干、湿性啰音,四肢冰冷、腹部膨隆,患者常表现为不同程度的低体温。海水淹溺者有口渴感。如是从高处跌落入水的患者,可伴有头、颈部的损伤。

2. 各系统表现

(1) 神经系统:头痛、烦躁不安、抽搐、昏迷、肌张力增强、视觉障碍等。

(2) 循环系统:脉搏细弱或不能触及,血压不稳、心音微弱或消失、心律失常、心室颤动或心室静止等。

(3) 呼吸系统:剧烈咳嗽、胸痛、咳血性泡沫痰,双肺可闻及干、湿性啰音,呼吸困难、呼吸浅促或停止。

(4) 消化系统:吞入大量水导致胃扩张,复苏时可有呕吐。

(5) 泌尿系统:尿液可呈橘红色,出现少尿或无尿。

(二)辅助检查

淹溺者常有白细胞总数和中性粒细胞比例增高。可出现血尿和(或)蛋白尿。淡水淹溺者可出现低钠、低氯、低蛋白血症及溶血。海水淹溺者可出现短暂性血液浓缩、高钠和(或)高氯血症,可伴有血钙和血镁增高。胸部 X 片检查,可见双肺纹理增粗,典型表现有两肺下叶局限性斑片状影,广泛的絮状影。心电监护表现为窦性心动过速、ST 段和 T 波改变,血气分析常有低氧血症和混合性酸中毒。

三、救治与护理

(一)救治原则

迅速将患者救离出水,立即复苏,尽早恢复有效通气及对症处理。

1. 现场急救

(1) 迅速将淹溺者救出水面及清理呼吸道:要尽可能迅速地将淹溺者安全地从水中救出。一旦出水立即清除口、鼻中的水、杂草、污物等。

考点:淹溺的现场急救

(2) 倒水(控水)处理:用以下方法迅速倒出淹溺者呼吸道、胃内积水。如有心跳、呼吸骤停立即实施 CPR,不应因倒水而延误 CPR。

1) 膝顶法:急救者一腿跪地,另一腿屈膝,将淹溺者腹部横放于施救者屈膝的大腿上,头部向下。用手按压其背部,使积水倒出(图 12-1A)。

A.膝顶法　　　　　　　B.肩顶法　　　　　　　C.抱腹法

图 12-1　倒水方法

2）肩顶法:施救者抱住淹溺者双腿,将其腹部放置在急救者的肩部,淹溺者头胸部向下。急救者快速抖动或奔跑,使积水倒出(图 12-1B)。

3）抱腹法:施救者从淹溺者背后双手抱住其腰腹部,使淹溺者头胸部向下,背部向上。摇晃淹溺者腹部,使积水倒出(图 12-1C)。

(3)心肺复苏:对无反应和无呼吸的淹溺者,应立即进行心肺复苏(CPR)。

(4)迅速转运:快速将淹溺者转送医院进一步抢救,途中不中断救护。

📖 链 接

关于抢救时间:国际上已有明确规定,包括高级生命支持在内的有效连续抢救超过 30 分钟以上,患者仍未出现自主循环,则可停止复苏。 但是对既往身体健康,突然发生淹溺的患者,往往需要坚持心肺复苏,时间可达 2～3 小时,不可轻易放弃抢救。

2. 医院内救护

(1)维持呼吸功能:给予高流量吸氧。对意识不清、呼吸急促、全身发绀、咳粉红色泡沫痰、血压下降及血氧饱和度<85%,并有酸碱失衡、电解质紊乱的患者,应进行气管插管及人工机械通气。

(2)纠正血容量,维持水、电解质和酸碱平衡:淡水淹溺因血液稀释,应注意限制入水量,适当补充氯化钠溶液、白蛋白或血浆;海水淹溺由于大量体液渗入肺组织,血液浓缩、血容量偏低,须及时补充液体,可输入葡萄糖溶液、低分子右旋糖酐,严格控制氯化钠溶液。此外,注意纠正酸中毒和高钾血症。

(3)防治脑缺氧:淹溺后存在不同程度的缺氧性脑损害,尤其发生呼吸衰竭的患者。因此,应积极改善通气,维持血液中二氧化碳处于正常水平。此外,可应用甘露醇、呋塞米、白蛋白等减轻脑水肿,降低颅内压,改善患者预后。

(4)防治肺部感染:由于淹溺时泥沙、杂物、污水等吸入呼吸道,容易发生肺部感染,应给予抗生素防治感染。对污水域淹溺者,除进行常规抢救外,应尽早进行经支气管镜下灌洗。

(二)护理措施

1. 加强呼吸道管理　清醒的患者采取半坐卧位,鼓励咳嗽、咳痰,防止并发肺部感染;昏迷患者平卧头偏向一侧,及时清理口咽部分泌物,必要时电动吸痰。

考点:*海水淹溺者,补液中严格控制氯化钠溶液*

2. 输液护理　掌握输液的量和速度。淡水淹溺应从小剂量低速度开始,避免短时间内输入大量液体而加重血液稀释和肺水肿;海水淹溺者应严格控制氯化钠溶液的输入。

3. 密切观察病情变化　观察血压、心率、呼吸、意识和尿液的变化,必要时监测中心静脉压(CVP)。观察痰液颜色、性质。

4. 低温护理　对冷水中淹溺者按低体温处理,及时复温对患者的预后非常重要。因此,应迅速脱去湿冷的衣服,用干爽的毛毯包裹全身。将热水袋放腋下及腹股沟予以复温,或用热水浴法、温热林格液灌肠法等。注意复温速度不能过快。

5. 心理护理　消除患者焦虑和恐惧心理,解释治疗措施和目的,使其积极配合治疗。对于自杀淹溺者应尊重其隐私,注意引导,使其正确面对人生,提高心理承受能力。同时做好家属思想工作,多关心、理解患者,协助患者消除自杀念头。

6. 健康教育　①不要独自一人到不知水情的地方游泳。②下水前先活动身体,做好各种准备工作。如在游泳过程中一旦出现心慌、眩晕、胸闷、气短等应立即上岸休息或求救。③不要酒后或服用镇静药后游泳,不能在游泳过程中嬉哈打闹。④加强自杀淹溺者的心理疏导,鼓励其坚强面对人生中的各种挫折。

第 3 节　触　　电

案例 12-3

患者,男性,25 岁,在进行高处电线作业时遭电击,从 1.5 米高处跌落。当时患者意识丧失、面色苍白、无脉搏、无呼吸。

问题: 1. 假如您在现场,您将采取哪些救护措施?

2. 假如您是当班护士,您认为该患者的护理措施有哪些?

触电又称电击伤,指一定强度的电流通过人体后,引起局部组织不同程度的损伤或器官功能障碍,甚至呼吸、心搏停止。电流能量转化为热量还可造成电烧伤。雷击即闪电,是一瞬间的超高压直流电造成人的一种特殊电击伤。

一、病因与发病机制

(一) 病因

引起触电的原因很多,常见原因有:缺乏安全用电知识,安装和维修电器、电线时违反操作规程,在电线上悬挂衣服等,意外事故中电线断落接触到人体,雷雨时用铁柄伞或在树下躲雨被闪电击中等。

(二) 发病机制

电击通过产热和电化学作用引起人体组织损伤和器官生理功能障碍(如抽搐、心室颤动、呼吸中枢麻痹或呼吸停止等)。电流损伤程度与电流强度、电流种类、电压高低、人体电阻、通电时间等有关。身体各组织对电流的阻力由小到大的顺序为:血管、神经、肌肉、皮肤、脂肪、肌腱、骨组织。

二、临床特点

(一) 临床表现

1. 全身表现　触电后轻者可出现惊恐、面色苍白、头痛、头晕、心悸、肢软乏力等,重者出现意识丧失、休克、心跳呼吸骤停。常出现严重心律失常、肺水肿、凝血功能障碍、急性肾功能不全等。要特别重视患者有多重损伤的可能,包括体内外烧伤、强制性肌肉损伤及内脏损伤等。幸存者可能有心脏和神经后遗症。

考点: 触电对人的致命作用

2. 局部表现　高压电烧伤常见于电流进出部位,进口与出口常不止一个,烧伤部位组织焦化或炭化。创面的最突出的特点是"口小底大,外浅内深",即皮肤创面很小,而皮肤下的深部组织损伤却很广泛。电击时肢体因屈肌收缩,关节呈屈曲位。肌群强直性收缩可致骨折或关节脱位;胸壁电击伤可深达肋间肌和肋骨并致气胸;腹壁电击伤可致内脏坏死或中空脏器穿孔、坏死。电流可造成血管壁多发性栓塞、坏死。由于深部血管、肌肉损伤后大量渗出,组织内严重水肿和坏死,使肢体肌肉筋膜下组织压力增加,可致血管、神经受压,表现为受伤肢体感觉消失,脉搏减弱,发生间隙综合征。

低压电引起的烧伤常见于电流进入点和流出点,伤口小,呈圆形或椭圆形,焦黄或灰白色。闪电损伤时皮肤上出现微红的树枝样或细条状条纹,佩戴手表、指环、项链处可以有较深的烧伤。大约半数电击伤者有鼓膜破裂、视力障碍。

(二) 辅助检查

心电图可见各种心律失常、急性心肌损伤变化;X 线检查可显示骨折;心肌生化标志物可升高,血淀粉酶、血肌酐、尿素氮、血钾升高,尿常规可出现肌红蛋白、血红蛋白尿等。

三、救治与护理

（一）救治原则

迅速脱离电源,实施有效心肺复苏,正确处理伤口及对症治疗等。

考点: 触电
的现场急救

1. 现场急救

（1）迅速脱离电源:立即切断电源或用木棒、竹竿等绝缘物使患者脱离电源,搬离危险区,施救者需注意确保自身安全。

（2）立即评估:对患者意识、心率、呼吸、触电部位、电压等进行快速评估。

（3）心肺复苏:对心跳呼吸骤停者立即实施心肺复苏。发生心室颤动者应给予电除颤,并迅速将伤者转送医院进一步治疗,途中不中断抢救。

2. 急诊处理

（1）补液:对低血容量性休克和组织严重电烧伤患者,应迅速静脉补液,补液量较同等面积烧伤者大,具体补液量应根据每小时尿量、周围循环状况或中心静脉压等来决定。

（2）对症治疗:防治高血钾、脑水肿、急性肾功能不全。积极纠正心功能不全。

（3）创面处理:清除创面坏死组织、防止创面污染和感染,以减少继续释放肌红蛋白。深部组织损伤、坏死者,伤口应采取开放治疗。肢体肌肉筋膜下组织压力大者,应行筋膜切开减压术。厌氧菌肌炎是电击伤较常见的并发症,应早期应用敏感抗生素。

链 接 ·········

　　肌红蛋白尿:重度电击伤,引起人体肌细胞损伤,大量肌红蛋白释放入血,易堵塞肾小管发生急性肾衰竭,尿色呈葡萄酒或酱油色。

（二）护理措施

考点: 肌红
蛋白尿的
观察

1. **严密观察病情变化**　定时监测生命体征,注意观察有无呼吸抑制和窒息发生,充分供氧,密切注意通气状况;动态观察心电图,做好心电监护,及时发现严重心律失常;肾功能的监测,观察尿量、尿色的变化,准确记录出入量;观察伤肢血供、肢端感觉,如发现患者肢端发绀、肿胀严重、充盈差时应立即告知医生。

2. **用药护理**　尽快建立静脉通路,按医嘱给予输液,保证尿量在每小时 50ml 以上,防止肌红蛋白堵塞肾小管而发生急性肾衰竭。遵医嘱给予抗生素和破伤风抗毒素预防感染和破伤风的发生。

3. **合并伤的护理**　因触电后弹离或从高处跌落,常伴有颅脑损伤、四肢和（或）脊柱骨折、内脏破裂等。因此,救护时应注意患者有无合并伤存在并做好相应护理。

4. **加强伤口及基础护理**　保持局部伤口敷料的清洁、干燥,防止脱落。病情严重患者注意口腔护理、皮肤护理等。

5. **心理护理**　重型电击伤者都有不同程度的伤残,患者难以接受突如其来的打击,护士在救治过程中,应言语亲切、动作轻柔,救护措施得当,以消除其紧张恐惧心理,帮助其从心理上自我化解,积极主动配合治疗。

6. **健康教育**　①普及安全用电教育。②宣传预防雷击常识,如雷雨天气尽量避免外出,家里的电器、插座最好一律关闭。避免使用铁把雨伞,关闭移动手机,勿在大树,水源,金属建筑物等附近逗留等。③切勿在变压器、电线上晾挂衣服。④抢救触电者时务必注意自身安全。对心跳呼吸骤停者现场立即实施心肺复苏并拨打呼救电话。

第 4 节　强酸强碱损伤

案例 12-4

　　患者,女性,74 岁,误服装在饮料瓶里的硫酸 50ml 而入急诊室。患者误服饮料后出现口腔黏膜、咽部及食管灼痛及溃烂,剧烈腹痛、呕吐,呕吐物带血。

问题: 1. 假如您在现场,将如何抢救该患者?

　　2. 假如您是急诊科当班护士,将如何救护该患者?

　　强酸、强碱损伤是指强酸或强碱类物质接触皮肤黏膜后造成的腐蚀性烧伤,以及进入血液后造成的全身中毒损伤。常见的强酸有硫酸、硝酸和盐酸,都具有强烈的刺激和腐蚀作用。常见强碱包括氢氧化钠、氢氧化钾、氧化钠,氧化钾等。

一、病因与中毒机制

(一)病因

　　强酸、强碱损伤多因意外事故经体表接触或口服所致。强酸损伤也可由工业生产过程中接触或吸入酸雾而致。

(二)中毒机制

　　强酸类物质的腐蚀损伤机制是游离出的氢离子使皮肤和黏膜接触部位的组织坏死。呼吸道、消化道黏膜及皮肤接触强酸后,引起细胞脱水,组织蛋白凝固性坏死、溃疡,并形成结痂,对保护创面免受强酸的继续损害有一定的作用。强碱对组织的损伤是由氢氧离子对组织起作用所致。强碱类毒物接触皮肤或消化道黏膜,可与组织蛋白结合形成可溶性胶样碱性蛋白盐,并能皂化脂肪,使组织脱水而造成组织严重液化性坏死。强碱所致的组织液化性坏死比强酸所致的凝固性坏死更易于引起组织溶化、穿孔。

二、临床特点

(一)各部位强酸损伤的表现

　　1. **皮肤接触损伤**　皮肤接触强酸类毒物后即发生灼伤、腐蚀、溃疡和坏死,并迅速结痂,一般不起水泡(图 12-2A、B)。硫酸引起的皮肤损伤溃疡较深,界限清楚,周围微红,溃疡面上覆以灰白色或棕黑色痂皮,局部疼痛难忍;接触浓度 50%~60% 硝酸后局部皮肤呈黄褐色,并有结痂,经 1~2 周后脱落;盐酸接触皮肤后,易出现红斑和水疱。

A. 硫酸烧伤　　　　　　　　　B. 氢氟酸烧伤　　　　　　　　　C. 碱水烧伤

图 12-2　皮肤化学性灼伤

　　2. **消化道损伤**　口服强酸类毒物后,口腔黏膜糜烂、局部形成不同色泽痂皮。表现为消化道剧烈灼痛,反复恶心、呕吐,呕吐物中含有血液和黏膜碎片。食管和胃黏膜呈腐蚀性炎症,组织收缩变脆,可在 1~2 周内发生穿孔。病程后期可出现食管、幽门和肠狭窄性梗阻。

3. 眼部接触损伤　眼部接触强酸类烟雾或蒸汽后,可发生眼睑水肿、结膜炎,角膜灼伤、混浊、穿孔,甚至全眼炎、失明。

4. 呼吸道吸入损伤　吸入强酸类的烟雾可引起上呼吸道刺激症状,患者出现咳嗽、咳泡沫状痰或血痰、气促、喉或支气管痉挛、喉头水肿、胸部压迫感、呼吸困难、窒息。

(二) 各部位强碱损伤的表现

1. 皮肤接触损伤　皮肤受强碱类毒物损伤后充血、水肿、糜烂、溃疡,局部灼痛,可形成白色痂皮(图 12-3C)。严重碱灼伤可引起体液大量丢失而发生休克。

2. 消化道接触损伤　口服强碱类毒物后,可引起口腔、咽喉、食管和胃的严重灼伤,常有强烈的烧灼痛,呕吐血性胃内容物,腹绞痛,常有腹泻和便血。严重者可发生胃、十二指肠穿孔。过量吸收强碱可引起碱中毒、休克、肾衰竭等。存活者常遗有食管狭窄。

3. 眼部接触损伤　眼部接触强碱后,结膜充血、水肿,角膜混浊、溃疡、穿孔,甚至失明。

4. 吸入强碱损伤　吸入高浓度氨气体,表现为刺激性咳嗽、咳痰,甚至咳出坏死组织碎片,可发生肺水肿。少数病例可因反射性声门痉挛而发生呼吸骤停。可迅速发生休克和昏迷。

三、救治与护理

(一) 救治原则

考点:强酸、强碱中毒的急救措施

抢救者需视情况做好自身防护,如穿戴防护衣、防护手套及防护眼镜、面罩。立即将伤者救离现场。

1. 皮肤损伤处理　应迅速脱除污染的衣物,清理毛发、皮肤。对强酸损伤者,首先应立即用大量清水持续冲洗 10～30 分钟,继之用 2%～4% 碳酸氢钠溶液或 1% 氨水溶液、肥皂水冲洗以中和酸,然后再用生理盐水或清水冲洗创面;对强碱损伤者,先用清水反复持续冲洗 1 小时以上,直至创口皮肤无滑腻感,然后用 1% 醋酸溶液或 3% 硼酸溶液冲洗以中和碱。

2. 口服损伤处理　口服强酸强碱者,一般禁止催吐、洗胃,避免发生消化道穿孔及反流的胃液再度腐蚀食管黏膜。对口服强酸者,可先给予牛奶、豆浆、蛋清等口服以稀释强酸,再口服氢氧化铝凝胶或 2.5% 氧化镁溶液以中和强酸。禁用碳酸盐溶液洗胃或口服,以免产生过多二氧化碳导致胃肠胀气、穿孔。口服强碱者,先给予生牛奶 200ml 口服,然后再口服食醋或柠檬水、3%～5% 的醋酸溶液以中和强碱。但碳酸盐中毒时忌用醋或醋酸口服,改用硫酸镁口服,以免产生过多二氧化碳。

3. 眼部损伤处理　立即用大量清水或生理盐水彻底冲洗,然后用 1% 阿托品滴眼液、可的松及抗生素眼药水交替滴眼。但生石灰烧伤者禁用生理盐水冲洗,以免产生碱性更强的氢氧化钠。眼内有生石灰颗粒者,可用 1%～2% 氯化铵溶液冲洗使之溶解,禁用酸性液中和。眼部剧痛者,可用 2% 丁卡因滴眼。

4. 吸入性损伤处理　可给予地塞米松、普鲁卡因、异丙肾上腺素及抗生素气管内间断滴入或雾化吸入。给予吸氧,保持呼吸道通畅,必要时行气管切开等。

5. 对症及综合治疗　疼痛剧烈者,可予以止痛剂。呼吸困难、抽搐、昏迷等危重患者应立即给氧,迅速建立静脉通道,组织抢救,防治肺水肿和休克。此外,注意保护肝、肾功能,防治急性肾衰竭等并发症。

(二) 护理措施

1. 严密观察病情

(1) 生命体征的观察。

(2) 并发症的观察:注意观察有无纵隔炎、胃肠穿孔和腹膜炎的表现,吸入性损伤者有无肺水肿表现,口服强酸者有无休克、急性肾衰竭的表现。一旦发现,应立即报告医生。

2. 口服损伤护理　口腔黏膜有损伤者,可用过氧化氢溶液擦洗口腔,以防止厌氧菌感染,擦拭时动作应轻柔。消化道黏膜有损伤者,早期应严格禁食,静脉补充营养,恢复期宜给予流质饮食,之后渐渐过渡到半流质、普食。较早发生吞咽困难者,应留置胃管鼻饲供给营养。

3. 心理护理　强酸强碱损伤较严重者往往极度痛苦,如脸部皮肤烧伤造成毁容或因食管狭窄不能进食,极易产生悲观绝望情绪。因此,应加强与患者沟通,做好说服及解释工作,消除患者紧张、恐惧心理,稳定患者情绪,使其重新建立对生活的信心。密切监控患者,防止过激行为发生。

4. 健康教育　①从事接触化学性毒物的工作人员应注意劳动保护、遵守操作规程。皮肤或眼接触后应立即用清水彻底冲洗。②对误服者,教育其生活中要小心谨慎,装过强酸、强碱类毒物的瓶子,不能用于装水和食品。

目 标 检 测

A₁/A₂ 型题

1. 热衰竭时为何要补水和盐
   A. 避免休克
   B. 避免钠少而乏力
   C. 避免尿少而中毒
   D. 补充循环血量
   E. 避免肌痉挛

2. 热射病高热患者冰水浸浴的温度是
   A. 2℃
   B. 4℃
   C. 6℃
   D. 8℃
   E. 14℃

3. 患者,男性,30 岁,因在高温环境下工作 10 小时余,出现意识不清。患者皮肤湿冷,BP 70/50mmHg,脉搏细速,T 37.6℃,肺(-)。此时首先考虑的护理诊断是
   A. 清理呼吸道无效
   B. 体温过高
   C. 体液不足
   D. 有感染的危险
   E. 给予物理降温

4. 患者,女性,25 岁,在高温环境中劳动 2 小时后,自感头晕、胸闷、口渴,BP 80/50mmHg。护士为患者采取的护理措施哪项不正确
   A. 立即移至阴凉通风处
   B. 保证休息
   C. 口服十滴水
   D. 头部置冰帽,四肢冰敷擦
   E. 给予清凉含盐饮料

5. 患者,男性,40 岁,在高温环境中强体力劳动后,大量出汗,感觉口渴而不停喝矿泉水,随后出现剧烈腹痛,腓肠肌痉挛疼痛遂来就诊。患者首先应急查
   A. 血常规
   B. 电解质
   C. 肝肾功能
   D. 心肌酶
   E. 小便常规

6. 患者,男性,28 岁,轧钢工人,炎热夏天,连续在高温车间工作 5 小时,出现大量出汗、头晕、心跳加快,但患者并未休息,坚持工作,两小时后突然晕倒,急送往医院,查体:皮肤灼热、干燥、神志不清、T 40℃,P 135 次/分,BP 90/60mmHg,下列考虑哪项最准确
   A. 热衰竭
   B. 热痉挛
   C. 热射病
   D. 日射病
   E. 中度中暑

7. 某孕妇,在烈日下行走时,出现头晕、心悸、胸闷、恶心。入院检查:意识模糊,肛温:38.8℃、脉搏慢而有力,呼吸稍促。下列处理中错误的是
   A. 呼吸道通畅
   B. 给氧
   C. 头部置冰袋
   D. 冰水浸浴
   E. 在大血管走行处放置冰袋

8. 患者,男性,36 岁,因在高温环境持续工作 10 小时,出现意识不清入院。患者皮肤湿冷,BP 70/50mmHg,脉搏细速,T 37.5℃,P 120 次/分,肺(-)。此时首先考虑的护理诊断是
   A. 清理呼吸道无效
   B. 体温过高
   C. 体液不足
   D. 有感染的危险
   E. 知识缺乏

9. 患者,男性,58 岁,参加爬山运动,大量出汗、口渴、头晕、胸闷、面色苍白,全身皮肤湿冷,P 106 次/分,此时应给予患者的措施中,不妥的是
   A. 将患者转移到通风处
   B. 让患者安静休息
   C. 给予清凉含盐饮料
   D. 立即舌下含化 2 片硝酸甘油
   E. 口服十滴水

10. 患者,男性,70岁,在路过堰塘旁边,不小心突然摔倒掉进堰塘内,路人发现将其救上岸边,该患者满脸浮萍,面色苍白,嘴唇发绀,意识不清,首要处理措施是
    A. 取下义齿
    B. 清除口鼻中的杂草和污泥
    C. 牙关紧闭设法撬开
    D. 氧气吸入
    E. 松解领口

11. 患者,男性,20岁,溺水,被救出后神志不清,呼吸停止,口唇发绀。现场护士在进行人工呼吸前,须进行的工作是
    A. 清理口咽分泌物,保持呼吸道通畅
    B. 将患者置于仰卧位
    C. 拨打120
    D. 联系家属,取得同意
    E. 心脏按压

12. 患者,男,30岁,电工,在接触高压电时违规操作,被高压电击伤,从3米高处跌落,在可能出现的以下情况中不应该包含
    A. 骨折
    B. 组织可呈焦化状态
    C. 电击伤创面内小外大
    D. 脱白
    E. 电击伤创面口小底大

13. 患者,男性,25岁,在家私接电线被电击倒地,电线压在身下,不停抽搐,此患者的急救措施中不妥的是
    A. 立即关闭电源
    B. 用干燥木棍挑开电线
    C. 立即用手拉开患者
    D. 脱离电源后的患者立即复苏
    E. 有呼吸无心跳只做胸外按压

14. 抢救触电患者应采取的第一步措施是
    A. 处理电灼伤
    B. 人工呼吸
    C. 切断电源
    D. 吸氧
    E. 心肺复苏

15. 触电对人的致命作用是
    A. 急性肾损伤
    B. 血管、肌肉损伤
    C. 诱发心动过速
    D. 引起心室颤动
    E. 急性心室血流减慢

16. 皮肤接触强酸,立即用下列哪种液体冲洗
    A. 肥皂水
    B. 2%~5% 碳酸氢钠溶液
    C. 1% 氨水溶液
    D. 清水
    E. 1% 醋酸

A₃/A₄ 型题

(17、18 题共用题干)

患者,男性,41岁,在高温环境中强体力劳动后,先有大量出汗,然后四肢肌肉痉挛、腹壁肌肉阵发性痉挛和疼痛,遂来就诊。

17. 该患者入院后首先应做的辅助检查是
    A. 血常规
    B. 电解质
    C. 肝肾功
    D. 心肌酶
    E. 小便常规

18. 该患者诊断为
    A. 急腹症
    B. 热衰竭
    C. 热痉挛
    D. 日射病
    E. 热射病

(19、20 题共用题干)

患者,女性,23岁,学习游泳误入深水区溺水。抢救出水,心搏、呼吸已停。

19. 现场首先的处理是
    A. 现场呼救
    B. 打电话999
    C. 立即控水,使呼吸道通畅
    D. 立即开放气道
    E. 立即胸外心脏按压

20. 下一步急救措施是
    A. 观察患者情况
    B. 胸外心脏按压及人工呼吸
    C. 气管切开
    D. 打电话120
    E. 等待医生到来

(吴佳秋)

第13章　灾难救护

2008年5月12日14时28分我国四川省汶川突发里氏8.0级地震,瞬间造成了西南地区大量的人员伤亡和财产损失。国务院抗震救灾指挥部迅速组织医疗卫生、武警、消防、交通等部门力量进行救援。作为一名护士您被选入了救援队医疗分队。2008年5月15日,您接到应急指挥中心命令与其他医务人员组成了一支10人医疗分队进入震区某村庄。该村庄原有186人,先前到达的武警战士和当地群众已经在废墟中救出被埋伤员100余名,挖出尸体15具,其他人员失踪。伤员病情主要包括:骨折、颅脑损伤、软组织挫裂伤、出血、休克等情况。

问题:1. 假如您在检伤分类组,您将如何决定现场伤员的救治顺序?
2. 假如您在现场救治组,您将如何开展现场救治工作?
3. 伤员运送途中护理要点有哪些?
4. 在奔赴灾区前,您认为该做哪些自我防护工作?

第1节　灾难救护概述

随着各种类型灾难的频繁发生,以及灾难给人类健康、生活造成越来越多的威胁和破坏,以研究和实施灾难救护、最大限度地挽救人的生命安全为基本目的的灾难医学越来越受到关注。灾难医学是一般医学理论与灾难救援实践及环境特点紧密结合的知识体系,是研究在灾难条件下维持人民群众的身体健康、生命安全以及伤病预防救治的组织工作与技术措施的医学科学。

一、灾难的概念

世界卫生组织对灾难(disaster)的定义为任何能够引起设施破坏、经济严重损失、人员伤亡、人的健康状况及社会服务条件恶化的事件,当其破坏力超过了发生地区所能承受的限度,不得不向该地区以外的地区求援时,称之为灾难。灾难和灾害常被混用,灾害是对能够给人类和人类赖以生存的环境造成破坏性影响的事物总称。灾害不表示程度,通常指局部,可以扩张和发展,演变成灾难。如蝗虫虫害的现象在生物界广泛存在,当蝗虫大量繁殖、大面积传播并毁损农作物造成饥荒的时候,即成为蝗灾;传染病的大面积传播和流行、计算机病毒的大面积传播即可酿成灾难。

二、灾难的分类

通常根据原因将灾难分为自然相关性灾难和人为灾难两类。自然相关性灾难包括地震、火山活动、山体滑坡、海啸、风暴、洪水、干旱、沙尘暴、传染病等。人为灾难包括火灾、爆炸、交通事故、建筑物事故、工伤事故等所致灾难,以及卫生灾难、矿山灾难、科技事故灾难、战争及恐怖袭击所致灾难等。 **考点:** 灾难的分类

第2节　灾难现场的医学救援

灾难现场的医学救援是指在现场、临时医疗所等医院外环境中,针对各种灾难导致的人

员伤害所实施的救援,包括现场急救、伤员分拣、分级救治和伤员转运、灾难恢复过程中的防疫和治病等灾难伤员医学救援技术,救援人员的生存技能和自我防护、大宗尸体处理、死者身份鉴定等。

一、伤员的现场救护

(一)灾难现场伤员的安置

考点:伤员安置地点的选择

救援人员在接触伤员后应该迅速使其脱离危险区,集中至相对安全的区域,即伤员集中区。该区通常设置于靠近灾难现场但与现场有一定距离,伤员相对集中,有足够的面积区域;远离危险源,一般在污染环境的上风向,免受气候条件影响;伤员容易看到,易于疏散。该区可设有指挥区、检伤分类区、治疗区、转运区等,并配备有基本的急救设备和物品,同时做好相应救护人员的编组,每组包括麻醉师、急救医师、护士、急救员、担架员、车管员等。为保证大量伤员的现场抢救,检伤分类往往与现场救护同时进行。如果伤员不多,治疗区可以与检伤分类区合并,以减少对伤员的搬动。如果人数较多,则应将治疗区独立设置,以免空间不够而相互干扰。如果人数众多,则还要将治疗区细分为轻、重、危重区,可以有效地运用人力,提高抢救效率。

(二)灾难现场伤员救护

考点:灾难现场救护要点

灾难现场救护的原则是对构成危及生命的伤情或者病情充分利用现场条件,予以紧急救治,使伤情稳定或者好转,为转运创造条件,尽最大可能挽救伤员的生命。

1. **伤情评估** 初步评估内容包括:现场环境是否安全、受伤原因或致伤因子;气道是否通畅,如不通畅立即开放气道,检查和开放气道时注意保护颈椎;判断意识;检查呼吸、循环体征;快速全身检查;伤情分类、填写伤情卡;对于重伤和危重组伤员在主要伤情得到处理或者平稳后再次进行伤情评估,内容包括:意识和生命体征;仔细的全身检查;根据伤情变化随时调整检伤分类颜色;此外,还要了解伤害、解救或处置过程、既往史等情况。需要注意的是伤情评估要求快速、准确和有重点地进行,不能因为评估而延误伤情的救治。

2. **维持有效的呼吸功能** 保持呼吸道通畅是创伤患者救治的首要措施。特别是颌面部、颅脑、颈椎、胸部损伤患者应特别注意导致气道梗阻的因素,如口腔、颌面部损伤时气道梗阻的危险因素包括血凝块、碎骨块、泥土等异物吸入呼吸道;颅脑损伤时气道梗阻的危险因素包括颅底骨折导致出血而阻塞呼吸道,以及脑疝影响呼吸功能。颈椎损伤者固定颈椎时应注意保持气道通畅。对有呼吸功能障碍者应及时寻找原因予以排除,有条件时给予吸氧。有开放性气胸者应立即封闭伤口,张力性气胸者应该立即实施胸腔穿刺排气。如无自主呼吸则立即行人工呼吸,有条件时可行气管插管、气管切开结合机械辅助通气。

3. **维持有效的循环功能** 在灾难现场应该根据出血情况,在控制出血的同时进行充分、足量的液体复苏,必要时建立两条以上的静脉补液通道,快速输注平衡盐溶液或等渗盐水1500~2000ml,然后再补充适量的全血或者血浆及其替代品,并监测中心静脉压、尿量等,成人尿量超过30ml/h说明循环血容量恢复。

其他:对于呼吸、心搏骤停的伤员立即进行心肺复苏;对于活动性出血伤员,采取有效的止血措施;对于有伤口的伤员及时选用无菌或相对清洁敷料包扎伤口;对于骨折患者予以包扎固定;另外注意稳定伤员的情绪,减轻或消除强烈刺激对其造成的心理反应。

二、伤员的检伤分类

当伤员的数量超过了救治能力或者医疗资源的时候,救治的前提是检伤分类。即按伤情轻重将伤员区分开来,以确定救治和转运的方法、种类、措施、顺序等,以保证重伤员优先得到救治,其他伤员得到合理救治,使灾难现场救护高效、有序运转,改善伤员的整体预后。另外,通过检伤分类宏观上对灾难伤亡人数、伤情轻重、灾情发展趋势等全面、正确地评估,便于准确地向有关部门汇报灾情,指导灾难救护。

(一)检伤分类的原则

灾难现场伤员检伤分类遵循以下原则:①服从救治需要的原则。必须根据伤员的伤情、人数、现场环境、现有救治能力及医疗资源状况等因素把握分类原则和救治重点。②迅速而准确的原则。伤员伤情危重,现场必须争分夺秒,尽快分拣、救治和转运。另外,伤情判断需准确,以免耽误救治。③抢救生命的原则。优先抢救病情危重但有存活希望的伤员,现场需尽快采取必要的救命措施。④动态评估的原则。即从第一次接触伤员、现场救治到转运途中动态评估伤情,必要时再次检伤分类。

(二)检伤分类的种类

根据灾难伤员救治的需要,将检伤分类划分为:收容分类、救治分类、转运分类,三种形式相互联系,可以结合使用。

考点:灾难检伤分类的种类

1. 收容分类 是接触伤员的第一步,目的是帮助伤员脱离危险环境,快速将伤员安排到相应的区域接受进一步检查和治疗。

2. 救治分类 是决定救治实施顺序的分类,应首先判定伤情的严重程度,然后确定救治措施,再根据救治措施的紧迫性并结合伤员数量和救护资源决定安排救治顺序。

3. 后送分类 是以伤员尽快到达确定性治疗机构为目的,根据各类救治措施的最佳实施时机、转运工具及转运环境的特点以及个体等医疗要求,区分伤员转运的顺序、工具、地点。

(三)检伤分类标志

国际上通常采用四色伤情分类卡对灾难现场伤员伤情进行严重程度划分。

1. 红色 优先救治组的标签,指伤情严重,威胁生命,需要紧急救治和转运。此类伤情包括气道梗阻、气胸伴呼吸困难、现场心搏骤停、严重大出血、严重头颅损伤、昏迷伴瞳孔不等大、不稳定颈椎损伤、大面积烧伤、严重休克、开放性骨折、肢端不能触及动脉搏动等。

考点:灾难检伤分类标志

2. 黄色 延迟治疗组的标签,指伤情较重,但暂无生命危险,可在红色组之后救治和转送。此类伤情包括脊柱骨折、中度失血、轻度烧伤、不伴有休克的下肢损伤和骨盆骨折、眼部开放性创伤、生命体征不稳定等。

3. 绿色 等待救治组的标签,指伤情较轻,可延迟或不需要送院治疗,或可自行转院者。如轻度创伤和烧伤、轻度骨折、轻度软组织损伤等。

4. 黑色 指已死亡或无法救治的致命损伤。已死亡者安排在停尸区。

(四)检伤分类的方法

目前用于灾难现场分类的方法很多,如 START、Triage Sieve、SAVE Triage、Triage Sort 等,尚无统一的标准和固定模式,可根据灾难的性质、程度。伤员的数目、伤情以及医疗资源等情况合理地选用。本文仅介绍一种比较常用和简单的现场检伤分类方法,即 START(simple triage and rapid treatment)分类法,该方法根据对伤病员是否能行走及通气、循环和意识状态进行快速判断,将伤病员分为四个组,分别用红、黄、绿和黑色标志。红色、黄色、绿色、黑色组分别为立即处理组、延迟处理组、轻伤组及死亡组。START 具体评估流程见图13-1。

考点:START检伤分类法的应用

需强调的是,救护人员在检伤过程中仅为伤病员提供必需的急救措施,如开放气道、止血等,但需注意在每位伤病员身上评估和处置的时间不超过30秒。另外,伤员的病情是动态变化的,必要的时候还要进行二次分类。

三、伤员的转运护理

灾难现场环境恶劣,条件有限,在完成对伤员的初步救治后,必须及时将伤员转送至医疗

图 13-1 START 分类流程

机构进一步救治,只有这样才能最大限度地确保伤员的安全,减轻痛苦,预防和减少并发症,提高灾难的救治效果。

(一)伤员转运的适应证和禁忌证

考点:灾难
伤员转运的
适应证和禁
忌证

1. **适应证** 现有的条件无法满足伤情的需要;转运途中没有生命危险;手术后伤情稳定;应当实施的医疗处置已经全部完成;伤情的变化已经处置;骨折已经固定;伤员或家属要求,应该仔细评估后做出判断。

2. **禁忌证** 休克未纠正,病情不稳定;颅脑损伤疑有颅内高压;颈髓损伤伴有呼吸障碍;胸部、腹部术后病情不稳定;骨折未固定或者未经妥善处理者;伤员或家属不同意,应该仔细评估后做出判断。

(二)伤员转运的原则

1. **伤员转运前统一组织** 灾难现场伤员的大规模转运需要统一的指挥、调度、协调,保证伤员转运的有序进行,并根据伤员的伤情特点,分别选用搀扶、背行、器材搬运等多种形式。

2. **密切观察病情变化** 对伤员生命体征、意识、瞳孔、肢体活动或末梢循环等情况在进行转运途中全程监测,特别应重点监护转运途中可能迅速恶化的伤情。

3. **积极开展基础护理和专科护理** 在伤员转运途中根据情况予以吸氧、输血、输液、止血、包扎、固定、导尿和更换绷带等基本护理操作。针对颅脑损伤、胸部损伤、腹部损伤、脊柱四肢伤及特殊感染伤员开展必要的专科护理。

4. **及时进行紧急救治** 伤员在转运途中随时做好抢救的准备,一旦发现伤员病情恶化,立即开展紧急救治。

5. **实施必要的延续救治** 转运前已给予紧急处置的重伤员,转运途中需保持必要的救治,以确保伤员转运安全。

6. **做好心理干预及对症治疗** 转运途中应进行针对性的心理护理,以缓解伤员紧张、焦虑、恐惧等情绪。此外,在无明显禁忌情况下,对转运途中因外伤引起疼痛、烦躁伤员给予适当的镇痛、镇静治疗。

（三）不同工具转运的途中救护要点

1. 担架转运伤员　根据不同伤情要求安置合理体位。伤员上担架后必须扣好安全带，防止跌落。在上、下坡时，要使担架始终保持水平状态。搬运过程中应使伤员的头部向后、足部在前，便以观察病情。

2. 救护车转运伤员　根据不同伤情要求安置合理体位。途中注意保护，避免剧烈颠簸而加重出血、再损伤以及坠床、管道脱落等。转运途中注意密切观察病情变化并及时进行相应处理。

3. 船舶转运伤员　易受水文、气象、地理等自然条件影响，人员和物品不稳，应予以妥善固定。同时应考虑伤病员可能会出现晕动病，注意防治呕吐和误吸。

4. 空运伤员　空运伤员时必须注意高空气压、氧浓度、温度、湿度等对伤员的影响。高空气压和氧分压下降，必要时可给予伤员吸氧和辅助呼吸措施；对于气管插管的伤员应减少气管导管气囊空气的注入量，避免高空气囊过度膨胀压迫气管黏膜；脑脊液外漏者在低气压时漏出会增加，需用多层无菌纱布保护，并及时更换敷料，预防逆行性感染；气胸伤员转运前尽量减少胸腔内残气，注意保持胸腔闭式引流装置的密闭。循环功能障碍伤员应头朝机尾以增加回心血量；合并脑水肿伤员应该头朝机头，以降低颅内压和减轻脑水肿。

考点： 不同类型转运途径的注意事项

四、救援人员的自我防护

在灾难救援过程中，救援人员和受灾人员一样，也处于灾难环境当中，同样面临着各种致伤因素，有时甚至是致命的损害。一旦发生损害，则救援人员本身也成了被救援的对象，不但不能胜任救援工作，还将增加其他救援人员的工作量，占用灾难救援时的资源。因此，救援人员的自身防护具有重要意义。救援人员在灾难现场为防止自身意外伤害发生须注意以下内容。

（一）思想准备

首先在接到灾难救援任务后尽可能的获取关于灾难现场灾情的信息，包括灾难原因、危险因素、伤员伤情、受灾地点的自然环境、人文环境等，充分考虑可能出现的一切意外情况，制定详尽的应急预案、遇到特殊情况的处理流程，以及装备携带、人员分配等计划，做到心中有数，临危不乱。其次是树立对灾难救援的正确认识，既要牢记救死扶伤、扶危济困是医护人员的神圣使命，又要明白灾难救援是一项严谨而科学的工作，切忌凭着一腔热情，盲目救灾而使自身处于危险当中。此外，救援人员是一个特殊的群体，于灾后第一时间奔赴灾区实施救助，将会亲眼目睹诸多灾难场面，也会和受灾群众一样产生心理应激反应，甚至引发严重的心理问题。因此灾前应该经常开展对救援人员心理危机干预的培训，灾难发生时一旦出现心理应激相关障碍，救援人员应该学会采用积极的方式应对，包括与人交谈、倾诉内心情绪、寻求专业帮助等。

（二）自我防护物品准备

工欲善其事，必先利其器，要保证救援工作顺利且安全地进行，救援人员必须做好必要的自我防护物品准备。救援人员在奔赴救灾一线时根据具体情况需要备齐生存生活的有关装备，包括水、食品、帐篷、野炊用具、防疫药品等。通讯工具是灾难救援工作的重要装备，在意外情况发生后用于联络救灾指挥部、灾难现场、交通运输部、各医疗机构、公安、消防、军队、武警、药械、血液供应等部门。此外，注意根据灾难救援现场的危险因素选择适当的个体防护装备，例如：白大衣、工作服、特种防护服、眼面防护用具、防护手套、鞋靴、呼吸防护器等。

（三）常见灾难现场救援人员的自我防护要点

1. 地震　救援人员进入震区后思想上必须始终保持高度警惕，因为余震随时可能发生。

此外地震常见的伴发次生灾害包括火灾、泥石流、传染病疫情等，救援人员务必予以重视并注意防护。为了防落石或倒塌，救援人员尽量佩戴安全帽；为预防被困，救援人员应携带水、干粮、通讯工具等。尽量不要进入建筑物内或者靠近高大建筑物，尽量不要单独行动。一旦发生余震务必保持镇静，切忌恐慌、乱喊、乱叫、乱跑；应该抓紧时间紧急避险，撤离至空旷处，如果来不及撤离则立即选择合适的避震空间（如承重墙根、墙角、床旁、桌旁等）避险。一旦被困要设法延续自己生命，注意保护头、颈、口鼻等重要部位，设法对外发送求救信号。地震后期是传染病疫情的高发阶段，救援人员必须给予重视，要对水和食品等及时进行检查和监测，加强环境卫生管理，大力开展消毒、杀虫、灭鼠等工作，做好尸体的卫生防护。救援人员同时应力求保持乐观向上的情绪，注意身体健康。

2. 火灾　救援人员在火灾现场实施救援时首先要对现场环境进行评估，包括火灾原因、范围、火势、有无易燃易爆品、有无毒气等。特别是必须了解建筑物的结构和逃生路线，盲目进入火场救援在其中迷失方向是极其危险的事情。如果有条件，救援人员可以配备一定的火灾救援专业设备，例如灭火器、防火衣、防毒面具、呼吸装置等。在火场内救援人员尽量放低身体，可以把口罩或毛巾打湿捂住口鼻，以防烟呛和窒息。另外，长时间在高温环境下作业，救援人员容易出现脱水、中暑，要注意适时的补充体液和休息。

3. 传染病疫情　大灾后常有大疫，所有救援人员必须予以高度重视，有必要在进入灾区前，对参与救援人员进行一定的传染病防疫知识培训。根据具体情况，救援人员配备一定的防疫装备，例如：口罩、帽子、手套、隔离衣等，在接触传染源后及时进行消毒。在灾区生活工作必须加强对饮食卫生的管理，将水、食物煮熟煮透是十分有效的灭菌方法。定期对环境进行消毒，消除垃圾，喷洒杀虫剂以降低蚊、蝇密度，必要时进行灭鼠工作，注意防止蚊虫叮咬。及时对人畜尸体进行无害化处理。必要时对救援人员进行预防免疫，定期进行身体检查。

第 3 节　灾难心理干预

灾难的发生不仅仅给幸存者带来环境的毁坏、财产的巨大损失、身体的创伤性疾病、亲人的死亡等，还会造成巨大精神和心理刺激。在面对灾难的时候，很多幸存者会出现情绪麻木、无助、绝望、抑郁、内疚、害怕、恐惧、失眠等痛苦的体验以及出现急性心理应激障碍、创伤后心理应激障碍、抑郁症、酒精和药物依赖、自杀或诱发其他严重的精神疾病等。此外，这些心理和精神的创伤除了可以见于灾难幸存者外，还可能发生于目击者、志愿者、救援人员、陪同者等。可见灾难发生后对于灾难的直接和间接受害者进行必要的心理援助、干预、治疗，减轻他们精神和心理上的痛苦，帮助他们在灾后适应工作和社会环境，提高生活质量和社会功能，促进生理-心理-社会功能的全面康复也是灾难救护的重要组成内容之一。

一、灾难后心理应激相关障碍

灾难事件具有发生突然、难以预料、危害性大、影响广泛等特点，不仅给人类带来物质上的损失、躯体上的创伤，也会给人的精神和心理造成一系列的应激反应。心理应激反应本身是人对各种刺激产生的适应性反应，是一种正常的生活经历。但是在这个过程中心理应激不能得到很快控制和及时缓解，就会造成心理创伤，导致人们在认知、情感和行为上出现功能失调以及社会功能的损害，产生灾难后心理应激相关障碍。常见的灾后精神卫生问题包括：

（一）急性应激障碍

急性应激障碍（acute stress disorder，ASD）是一种创伤性事件的强烈刺激引发的一过性精神障碍。多数患者在灾难事件发生后数分钟至数小时内出现精神症状。初期多为"茫然"或

"麻木"状态,少语少动,目光呆滞,表情茫然,行为退缩,对外界刺激没有适当反应等;偶尔会有片言碎语,令人难以理解;部分患者可以表现为烦躁不安或者情感爆发,甚至出现冲动伤人及毁物行为,并伴有自主神经功能紊乱症状,事后不能回忆灾难事件。这些症状往往在24小时至48小时后开始减轻,一般不超过一周,预后良好。少部分患者处理不当可以转变为创伤后应激障碍。

(二) 创伤后应激障碍

创伤后应激障碍(post-traumatic stress disorder,PTSD)又称为延迟性心因性反应,是一种由异乎寻常的威胁性或灾难性心理创伤,导致延迟出现和长期持续的精神障碍。PTSD常于灾难发生后的数月或数年后发生。美国精神障碍诊断与统计手册的诊断标准:PTSD个体必须经历过严重的、危及生命的创伤性应激源;出现持续性的重现创伤体验,反复痛苦回忆、噩梦、幻想以及相应的生理反应;个体有持续性的回避与整体感情反应麻木;有持续性的警觉性增高,如情绪烦躁、入睡困难等;且以上症状持续至少1个月,并导致个体明显的主观痛苦及社会功能受损。

考点: 创伤后应激障碍的临床特点

(三) 抑郁障碍

患者在灾难后出现频繁而持久的心境低落,可伴有无愉快感,自我评价过低,自责或者内疚感;反复出现想死的念头或有自杀、自残行为;精力减退或疲乏感,联想困难或者自觉思考能力下降;身体活动缓慢、木僵、面部缺乏表情,人际交流能力下降或者缺乏交流;部分患者可出现易激、易怒;食欲下降,体重明显减轻,性欲减退;时间持续2周以上。

此外,灾难后常见的精神卫生问题还有焦虑、分离障碍、酒精药物滥用、自伤、自杀等。

二、灾难后心理危机干预原则

(一) 快速干预

灾难后受灾者很快出现情绪上的危险状态,即使他们已经被安定下来,也仍然很有可能处于不适应的高危状态。因此,危机干预最关键的一点就是灾难心理危机干预人员要在第一时间到达现场尽早实施危机干预。

(二) 个性化干预

灾难后不同阶段、不同人群的心理表现方式不同。必须根据不同患者的年龄、性别、文化、性格特征、思想意识等进行有针对性的干预,这是患者接受干预的基本条件。不合时机、不合个体的心理干预不仅不能减轻患者的心理应激反应,反而会给幸存者带来反感,造成新的心理创伤。

(三) 整体性干预

人是躯体健康与心理健康相结合完整个体。心理干预者应当设身处地换位思考受害者的躯体、心理、社会层面的具体情况,进行全面的评估和干预。要重视躯体问题和心理问题同时兼顾,不要只顾心理援助,忽视了受害者基本的躯体救助。尽可能动员物资、人员等参与救灾工作,建立物质上和心理上的支持网络,尽快恢复生活秩序和规则,增强安全感,稳定受灾人员和受灾群体的心态。在进行心理治疗时要对患者精神活动和性格特征全面分析,应用综合性医疗措施。

(四) 重视自我心理调节能力

每个人都有自我防护的心理机制,心理危机干预人员应该注意引导受灾人员正确认识自身的心理应激反应,从而主动参与调节自己的情绪。在面对受灾人员的时候从关心健康和生活切入,注意倾听,给予尊重理解,适当的安慰、肯定、鼓励,充分调动其主观能动性和自觉性进行自我心理调节。努力建立良好关系,争取他们的信任,同时要注意严格保守受助者的个人隐私。

三、灾难心理危机干预的方法与步骤

灾难心理危机干预就是帮助人们获得生理心理上的安全感，缓解乃至稳定由危机引发的强烈的恐惧、震惊、悲伤的情绪，恢复心理的平衡状态，学会应对危机有效的策略与健康的行为，增进心理健康。具体方法和步骤如下：

（一）接近与评估

干预者应及时、主动深入到灾难现场和受灾人群中去，与受灾者保持密切的接触，让对方感到被尊重、被关爱这是心理干预的第一步。良好的沟通技巧是很重要的。注意倾听伤者的陈述，换位思考去体验伤者的内心感受，在其难过、悲伤时给予适当的同感反应等。耐心的引导受灾者叙述，询问他们的感受，了解危机发生的过程，评估个体的生理、心理、社会状态以及个体采取的应对方式等。通过接触与评估干预者确定心理危机问题所在、严重程度、心理状态等。

（二）制定心理干预方案

在评估的基础上制定符合个体实际情况的干预方案。设计可以解决目前危机或防止危机进一步恶化的方法，确定应提供的支持。

（三）实施干预

1. 认知干预　灾难发生后恐惧、焦虑、抑郁情绪反应等可严重地损害人的认知功能，甚至造成认知功能障碍，从而使人陷于难以自拔的困境，感觉失去了目标，觉得活着没有价值或意义，丧失了活动的能力和兴趣，甚至自恨、自责、自杀，这些都是应激条件下认知功能受到损害的结果。应该适当地向受灾者说明其灾后的反应和表现是正常的，绝大多数人都会出现，使其正确认识自身的心理应激反应，纠正其不合理思维，以提高应对生理、心理的应激能力。尽可能地使受灾者接受当前不利的处境，帮助其客观地、现实地分析和判断危机事件的性质和后果，纠正错误、不合理的认知。

2. 提供支持与信息　向受灾者提供持续的情感支持和理解，给予他们康复的希望，同时提供必要的现实支持。调动社会支持资源给予受灾者帮助，当人遇到不幸或处于危难时，如果能得到家庭、亲朋、同事、组织、社会的支持、关心、理解和帮助，就能大大地减轻危机反应的强度，使其较顺利地渡过难关，战胜危机。向受灾者提供必要和准确的信息，受灾者对灾难信息的缺乏会加剧焦虑恐慌情绪，此时如果政府的权威信息传播的越早、越多、越准确，就越有利于维护社会稳定和缓解个体的不良情绪。此外向受灾者提供一些积极有效的应对心理危机的技巧和策略，引导危机者用积极的应对策略解决危机问题。

3. 提供专业心理治疗　根据具体情况，必要时向受灾者提供专业化的心理治疗。常用的心理疗法有催眠疗法、精神分析法、森田疗法、行为疗法等。治疗者通过暗示、剖析、鼓励、疏泄、诱导等，使患者达到精神情绪稳定、意志控制、纠正性格缺陷，了解自己心理矛盾所在，并正确地对待和解决这些心理矛盾，从而达到心身平衡和康复。

4. 配合药物治疗　药物治疗是心理干预的辅助方法。当受灾者有明显紧张、焦虑、恐惧、抑郁反应和失眠、心悸、出汗等躯体症状时，适当地给予镇静、抗抑郁药能够明显缓解抑郁、焦虑症状，改善睡眠质量，减少回避症状。

（四）评估干预的有效性

干预者通过观察、交谈以及使用量表等方法对个体进行心理及危机评估，以了解干预效果，并及时调整干预方案。

目 标 检 测

A₁/A₂ 型题

1. 依据灾难现场检伤分类的要求,必须首先抢救处理的伤员是什么颜色标志
   A. 红色   B. 绿色
   C. 黄色   D. 黑色
   E. 白色

2. 灾难救援时伤员安置点的选择错误的是
   A. 伤员相对集中处
   B. 远离灾难发生处
   C. 污染环境的上风向
   D. 伤员容易看到的地方
   E. 便于陆地或空中通道疏散的地方

3. 地震现场发现一名伤员,左小腿开放性骨折无法行走,局部伴有活动性出血。神志清楚,对答切题,检查配合,BP 92/58mmHg,P 106 次/分,R 23 次/分,脸色苍白。根据 START 检伤分类,该伤员属于什么颜色标志
   A. 红色   B. 绿色
   C. 黄色   D. 黑色
   E. 白色

4. 在灾难现场下列哪些伤员应该予以转运
   A. 颅内高压者   B. 心搏骤停者
   C. 休克者   D. 骨折已包扎固定者
   E. 腹部外伤内脏脱出者

5. 灾难伤员的转运过程中下列哪项做法是错误的
   A. 使用船舶转运伤员为防治晕船,必要时可预先口服晕动片
   B. 担架转运伤员应该保持头部在前
   C. 空运转运颅脑损伤伤员时伤员应该头朝机头
   D. 转运过程中为防止伤员坠床选用约束带
   E. 转运途中密切监测伤员病情变化

6. 一名地震的幸存者双下肢瘫痪,在伤后康复的一年时间里反复出现失眠、噩梦,受伤的场景不断在脑海里浮现,痛苦不堪,考虑患者可能出现了
   A. 急性应激障碍   B. 创伤后应激障碍
   C. 抑郁症   D. 焦虑症
   E. 精神分裂症

7. 灾难后心理危机干预的原则不包括
   A. 快速干预   B. 整体干预
   C. 个性化干预   D. 鼓励自我调节
   E. 配合药物治疗

(曾 健)

第14章 常用急救技术

第1节 气道异物清除术——Heimlich 手法

气道异物阻塞是由于异物嵌顿于声门或落入气管,导致患者立即出现呼吸困难,严重者可迅速出现意识丧失,甚至呼吸心搏停止。常见于进食或口含异物时嬉笑、啼哭、打闹的儿童,此时应立即应用 Heimlich 手法对其进行现场急救。其原理是用双手给膈肌下软组织以突然向上的压力,驱使残留肺部的气流进入气管,逐出气管内异物。现场抢救正确与否,是决定患者预后的关键。

📖 **链接** ⋯⋯⋯ Heimlich 手法的由来

Heimlich 手法是由美国一位外科医生亨利·海姆立克教授经过多年反复研究和多次的动物实验发明的气流冲出气道异物的急救方法。 1974 年,他首次作了关于腹部冲击法解除气管异物阻塞的报告,1975 年 10 月,美国医学会以他的名字命名了这个急救方法。 此法简单易行,十分有效,在美国已家喻户晓,用此手法自发明后的 12 年间在美国救活了一万多人的生命。

一、术前评估

如果发生呼吸道异物梗阻,可从患者的表情、咳嗽、呼吸声音、面色、胸部呼吸运动和全身反应等表现出来。

（一）部分气道阻塞表现

1. 窒息的痛苦表情,常不由自主地以一手呈"V"字状紧贴于颈部、喉部,这个特殊典型的体征,称为 Heimlich 征象。

2. 尚有较好的通气者,多有剧烈、有力的咳嗽,有典型的喘鸣音。阻塞严重气体交换不足时,表现为呼吸困难、明显气急、咳嗽无力,或有鸡鸣、犬吠样的喘鸣音,口唇和面色可有发绀或苍白。

（二）完全气道阻塞表现

1. 突然不能说话、不能咳嗽;有挣扎的呼吸动作,但无呼吸声。

2. 面色立即发绀、苍白,意识障碍逐渐加重,出现昏迷,随即出现心搏骤停。

二、操作方法

（一）他救法

1. 意识清醒的成人　患者取坐位或立位,施救者站在患者身后,用两手臂环绕患者的腰部。一手握拳,将握拳的拇指一侧放在患者剑突与脐部连线的中点,另一手抓住并握紧这只拳头。急速冲击性向内上方压迫患者腹部 6 ~ 8 次,以此造成人工咳嗽。注意施力方向,不能拳击或挤压胸廓,不能用双臂加压,动作要有节奏,压后随即放松。重复实施每一次猛推动作,直至异物排出为止。

2. 意识昏迷患者　置患者仰卧位,头向后仰,开放气道。施救者面对患者,双膝骑跨在患者髋部。一手的掌根放在患者剑突与脐部连线的中点,另一手掌覆盖其手掌之上。快速向上冲击压迫患者的腹部6~8次,反复至异物排出。注意施力方向,以免损伤肝脾等脏器。

3. 婴幼儿　对儿童推荐使用减小的腹部冲击法,对婴儿完全性气道异物阻塞推荐使用胸部推击法和背部拍击法。

（1）倒提背部拍击法:患儿面朝下,骑跨在施救者的前臂上,手握住患儿下颏支持住头颈部,头部低于躯干,施救者前臂支在大腿上,以支持婴儿。用手掌根部在患儿双肩胛骨之间拍击背部4~6次,使呼吸道内压力骤然升高促进异物松动和排除体外。重复进行如无效,进行胸部推击法。**考点:**清除幼儿气道异物的方法

（2）胸部手指冲击法:置患儿仰卧位,或在背部拍击法无效后,小心托住患儿头颈部,旋转成仰卧位。将患儿放在施救者大腿上,头部低于身体。用中指和食指在剑突下和脐上的腹部,重复进行快速向上推压,直至异物排出。

（3）意识丧失的患儿:按照呼吸心搏骤停进行基础生命支持。每次行人工呼吸前,应检查口腔,看有无异物,直至异物排出。

（二）自救法

1. 咳嗽法　自主咳嗽产生的气流压力是人工咳嗽的4~8倍,有利于呼吸道异物的排出。如果患者呼吸道部分梗阻,气体交换良好,鼓励患者用力咳嗽,有利于异物的排出。**考点:**气道异物清除术自救法有几种

2. 腹部手拳冲击法　患者一手握拳（拇指在外）,另一手紧握该拳,对着自己的上腹部（剑突与脐之间,远离剑突）,快速向上向内冲击,重复上述动作,直至异物排出。

3. 上腹部倾轧椅背法　患者稍稍弯下腰,将腹部靠在一固定的水平物体上（如桌子边缘、椅背、扶手栏杆等）,做迅速向前倾轧腹部的动作,造成人工咳嗽,直至异物排出。

三、术后护理

1. 立即清理口腔,安置患者休息。

2. 评估患者的表情、面色、咳嗽和呼吸的声音、胸部呼吸运动和全身反应等,判断是否需送往医院继续治疗。

3. 立即检查有无并发症,如肋骨骨折、腹部或胸腔内脏的破裂或撕裂等。

第2节　球囊-面罩通气术

球囊-面罩又称简易呼吸器,是一种简便易行、无创的通气支持和供氧工具,具有携带方便、操作简单等特点。在各种危重患者院前和院内急救中应用广泛,尤其在心肺复苏最初的数分钟,不能及时应用高级气道装置或者是应用失败时,能为患者提供氧气,改善组织缺氧状态。球囊-面罩通气是借助机械力量,将空气或氧气经气道压入肺内,使肺膨胀,以改善通气功能。简易呼吸器主要由弹性呼吸囊、面罩、衔接管、呼吸活瓣组成。

一、适应证

1. 自主呼吸丧失或微弱,通气严重不足患者的现场心肺复苏。**考点:**球囊-面罩通气术的适应证

2. 患者转运等临时替代呼吸机。

二、禁忌证

1. 中等量以上的活动性咯血。

2. 大量胸腔积液。

3. 颌面部严重外伤。

三、术前准备

1. **物品准备** 备好简易呼吸器,氧气、氧气表、听诊器、吸引器、吸痰管。连接面罩、呼吸囊及氧气,打开氧气及流量表开关,使储气袋充盈。

2. **患者准备** 意识清醒患者应向其解释操作目的。

四、操作方法及术中护理

考点:挤压球囊的注意事项

1. **体位** 患者去枕仰卧,使患者头后仰。

2. **通畅气道** 松解患者衣领,取出义齿,清除呼吸道内分泌物及呕吐物。术者站于患者头侧。

3. **单人操作法(EC手法)** 术者一手中指、无名指与小指置于患者下颌部。食指和拇指呈"C"形按压面罩,将面罩扣于患者口鼻上,尽可能保持不漏气,另一手挤压球囊。

4. **双人操作法** 一人双手用EC手法持面罩,能更好地保持气道开放和保持面罩和面部的紧密性。另外一人用双手挤压球囊。双人操作时术者不易疲劳,通气效果更好。

5. **控制通气量** 使用时注意潮气量、挤压频率、呼吸比,成年人氧流量 10~15L/min,频率 10~12 次/分,有氧气供应时潮气量 400~600ml,呼吸比为 1:(1.5~2)。

五、术后护理

1. 评估患者对呼吸器的适应性,血氧饱和度读数。观察并记录患者的生命体征、胸腹起伏情况、皮肤颜色、听诊呼吸音等。

2. 行胸外心脏按压时应暂停挤压呼吸囊,心跳停止时与胸外心脏按压按比例同步进行。

3. 挤压呼吸囊时压力不可过大,用力要均匀,以免损伤肺组织,用力过猛会使气体进入胃内引起腹胀和呕吐。

4. 患者有自主呼吸时,人工呼吸应与自主呼吸同步化,即患者吸气初期顺势挤压呼吸囊,达到一定潮气量便完全松开气囊,以免影响患者的自主呼吸。

5. 使用简易呼吸器容易发生的问题是由于活瓣漏气,患者得不到有效通气,所以要定时检查、测试、维修和保养。呼吸器使用后,应及时清洗、消毒,装配好备用。

第3节 人工气道的建立

人工气道是指各种为了保证气道通畅而在生理气道与空气或其他气源之间建立的有效连接,以保障有效的通气、引流、用药等。紧急人工气道技术大致可分为确定性和非确定性。所谓确定性是指能保证可靠的有效通气并适宜长时间使用,而非确定性则相反,但非确定性人工气道技术的优点是操作简便,易于被广泛掌握。

一、口咽通气管置入术

口咽通气管是硬质弧形扁管状人工气道,通常由橡胶或塑料制成,亦可用金属或其他弹性材料制成。主要包括翼缘、牙垫和咽弯曲三部分构成,其弯曲度与舌及软腭相似,有大小不同的型号供选择使用。其上部设有大于该管外径的翼缘,翼缘上部的通气管部分为圆管,下部的通气管部分为椭圆管。突出的翼缘位于患者的唇齿之间,以保证通气管下口位于咽喉部适当的位置,通气管上口即吹气口位于口腔外。

（一）适应证

1. 缺乏咳嗽或咽反射的昏迷患者。

2. 完全性或部分性上呼吸道梗阻的意识障碍患者。

3. 癫痫发作或抽搐时为保护牙齿、舌免受损伤的昏迷患者。

4. 分泌物多需要协助进行口咽部吸引的患者。

5. 需要用口咽通气道引导进行插管的患者。

（二）禁忌证

1. 气道高反应性，持续的恶心、呕吐或喉痉挛反复发生。

2. 咽喉出血性创伤、炎症、肿瘤或解剖畸形。

（三）操作前准备

1. 物品准备　选择合适的口咽管，选择的原则是宁长勿短，宁大勿小。管子太小会将舌头推向口咽部而致梗阻，太大则将阻塞气管。

2. 患者准备　将患者平卧位，头后仰，尽可能使上呼吸道口、咽、喉三轴线尽量重叠。放置前应清除口咽部分泌物、呕吐物，避免导致误吸。烦躁不安的患者需约束双手，防止拔管。

（四）操作方法及术中护理

1. 选择口咽通气管的插入方法，有直接放入法和反向插入法两种。

（1）直接放入法：是临床最常用的方法，用舌拉钩或压舌板作为辅助工具，将通气管的咽弯曲沿舌面顺势送至上咽部，将舌根与口咽后壁分开。

（2）反向插入法：即把口咽通气道的咽弯曲部面朝向腭部插入口腔。当其前端接近口咽部后壁时，将其旋转180°，旋转成正位后，然后用双手托下颌，并用双手的拇指向下推送口咽通气道至合适的位置。

2. 确定通气管是否通畅　将手放在口咽通气管外感觉有无气流，或将少许棉絮或纱布条放在口咽通气管外，观察有无飘动。检查口腔，防止舌或唇夹于牙或通气管之间。

3. 固定　将绷带穿过口咽管翼缘两侧的小孔，绕至患者颈后部固定。

（五）术后护理

1. 病情观察　监测生命体征，观察胸壁起伏情况。备好抢救物品，必要时配合医生行气管内插管术。

2. 保持呼吸道通畅　及时清理呼吸道内分泌物，防止误吸、甚至窒息。随时检查通气管是否通畅。

3. 加强气道湿化　口咽通气管外口可盖一层生理盐水纱布，既可以湿化气道，同时可防止灰尘、异物吸入。也可适时滴入蒸馏水。

考点：置入口咽通气管后湿化气道的方法

二、鼻咽通气管置入术

鼻咽通气管是从患者的鼻腔插入咽腔的一个类似于气管插管的软管道，常由塑料或软橡胶制成，用于解除从鼻至下咽段的呼吸道梗阻。鼻咽通气管的鼻端有一翼缘或可移去的圆盘，以防止其意外性进入鼻腔内。由于其对咽喉部的刺激性较口咽通气道小，因而清醒、半清醒和浅麻醉患者更易耐受。

（一）适应证

1. 清醒、半清醒或浅麻醉患者发生呼吸道梗阻者。

2. 需要协助进行口腔或咽喉部吸引的患者。

3. 不适宜应用口咽通气道的患者。

（二）禁忌证

1. 各种鼻气道阻塞的患者,如鼻腔畸形、占位、炎症、外伤等。

2. 颅底骨折、脑脊液耳鼻漏者。

3. 凝血机制异常的患者。

（三）操作前准备

1. 物品准备　选择合适型号的鼻咽通气管,选择尽可能大又易于通过鼻腔的导管,长度估计方法为从鼻尖至外耳道口的距离。

2. 患者准备　检查患者的鼻腔,确定其大小和形状、是否有鼻息肉或明显的鼻中隔偏曲等。

（四）操作方法及术中护理

1. 患者取侧卧位,也可取仰卧位使头偏向一侧,选择通畅一侧鼻腔。清洁并用棉签蘸液状石蜡润滑鼻孔。用液状石蜡的纱布充分润滑鼻咽通气管外壁。

2. 将鼻咽通气管弯度向下、弧度朝上、内缘口向下沿垂直鼻面部方向缓缓插入鼻腔,至通气管的尾部抵住鼻腔外口。插入深度13～15cm,妥善固定,防止滑脱。

3. 再次评估气道是否通畅,观察舌后坠是否解除、鼾音是否消失。

4. 用胶布或系带妥善固定于鼻侧部,防止脱落。

考点：鼻咽通气管置入术后的护理

（五）术后护理

1. 监测生命体征、意识、血氧饱和度、肺部呼吸音变化。

2. 保持鼻咽通气管通畅,每日做好鼻腔护理。鼻孔与鼻咽管间涂润滑油,及时清除鼻腔分泌物。

3. 湿化气道,防止鼻黏膜干燥出血。

4. 防止鼻腔黏膜压伤,1～2天更换鼻咽通气管一次并于另一鼻孔插入。

5. 保持吸氧管的通畅,无痰痂阻塞。

6. 鼻咽通气管使用时要做好吸痰效果和吸氧效果的评价。

7. 备好抢救物品,必要时配合医生行气管内插管术。

三、喉罩置入术

喉罩是一种介于面罩和气管插管之间的一种新型的维持呼吸道通气的装置。由通气密封罩和通气导管组成,喉罩的气囊可封闭喉腔,气体通过喉罩进入气管内。通过喉罩患者既可以自主呼吸又能实施正压通气。

（一）适应证

1. 短时的外科手术。

2. 需要气道保护而不能行气管内插管的患者。

3. 颈椎不稳定需维持呼吸道通畅的患者。

4. 紧急情况下人工气道的建立和维持。

（二）禁忌证

1. 张口度<1.5cm。

2. 喉部及喉以下气道阻塞者。

3. 咽喉部病变,如咽部脓肿、血肿、水肿、组织损伤等。

4. 肺顺应性下降及胸腔手术患者。

（三）术前准备

1. 物品准备　根据患者胖瘦及年龄选择合适型号的喉罩,检查气囊无漏气后抽尽通气罩气囊内的气体。备好吸引装置、吸氧装置、一次性注射器等。

2. 患者准备　术前患者需禁食,清除口腔、气道内分泌物。

(四) 操作方法及术中护理

1. 患者取平卧位,术者用左手从后面托起患者的颈部,患者头轻度后仰,用开口器或牙垫协助患者张口。

2. 用食指和中指的指尖抵在喉罩的罩体与通气管的连接处,用左手拨开患者嘴唇,右手从口正中或一侧口角将喉罩轻柔放入口腔,罩口方向朝向下颌。

3. 将喉罩沿舌正中线紧贴硬腭、软腭、咽后壁向下逐渐置入,直至不能再推进为止。

4. 用另一手固定导管外端,退出示指,对气囊充气使喉罩自行封闭,可见导管自行向外退出约 1.5cm。

(五) 术后护理

1. 观察患者术后有无声嘶、咽痛、胃胀气等并发症。喉罩通气满意指征为胸廓起伏良好、肺顺应性正常、肺听诊呼吸音正常,如出现发绀、窒息现象,应立即拔出喉罩,重插或紧急气管切开。**考点:** 喉罩植入术后的病情观察

2. 防止喉罩移位,造成气道阻塞。

3. 及时清除呼吸道内分泌物,防止误吸。

> **链 接** ⋯⋯⋯⋯ 喉罩的临床应用
>
> 喉罩是由英国医生 Archie Brain 根据成人咽喉结构于 1981 年研制的一种人工气道。 1991 年通过美国食品与药品管理局认可进入临床使用, 经不断发展, 2003 年使用患者数超过 1 亿, 目前已成为安全、可靠的气道处理工具之一。 根据喉罩的发明先后时间和用途分为第一代普通喉罩、第二代插管喉罩、第三代加强喉罩或双管喉罩。 目前第三代喉罩(双管喉罩)在全麻术中应用的有效性和安全性明显提高, 将逐渐取代普通喉罩。 喉罩尤其适用于医院眼科、耳科和鼻科等周转率快、手术范围相对局限的手术。

四、环甲膜穿刺术

环甲膜穿刺术是临床上对于有呼吸道梗阻、严重呼吸困难的患者在确切的气道建立之前采用的急救方法之一,是现场急救的重要组成部分,具有简便、快捷、有效的优点。当气管插管不成功或面罩通气不充分时,环甲膜穿刺是急诊非手术方式提供通气支持的有效治疗措施。

(一) 适应证

1. 各种原因所致上呼吸道完全或不完全阻塞。尤其是声门区阻塞,严重呼吸困难,来不及建立人工气道时。

2. 牙关紧闭经鼻气管插管失败。

3. 气管内给药。

(二) 禁忌证

有明显出血倾向者。

(三) 术前准备

1. 物品准备　环甲膜穿刺针或 16 号粗针头、无菌注射器、T 形管、给氧装置。

2. 患者准备　向患者及家属说明环甲膜穿刺的目的、意义、安全性和可能发生的并发症。

(四) 操作方法及术中护理

1. 患者取去枕呈仰卧位,肩部垫起,头部后仰。

2. 确定穿刺位置　在环状软骨与甲状软骨之间正中处可触到一凹陷,即环甲膜,此

图 14-1 环甲膜穿刺位置

处仅为一层薄膜,与呼吸道相通,为穿刺位置(图 14-1)。

3. 术者以一手的拇指及中指固定气管,食指紧压穿刺点,另一手持连接橡皮管的穿刺针头于穿刺点垂直刺入,当达到喉腔有落空感时即形成人工气道。

4. 将针头迅速与 T 形管一端连接,并通过 T 形管另一端接氧气;也可用左手固定穿刺针头,用右手示指间歇地堵塞 T 形管另一端开口而行人工呼吸。

5. 根据穿刺目的进行其他操作,如注入药物或换 15 ~ 18 号大针头刺入,以解除气道阻塞造成的通气障碍等。必须回抽有空气,确定针尖在喉腔内才可注射药物。

考点:环甲膜穿刺建立气道使用的时间

(五)术后护理

1. 环甲膜穿刺仅仅是初期复苏临时的抢救措施,在初期复苏成功后,应立即行气管切开术或其他处理,最迟不应超过 24 小时。

2. 穿刺时进针不要过深,避免损伤喉后壁黏膜或食管壁。

3. 当有血凝块或分泌物阻塞针头时,应及时去除;当穿刺部位出血较多时应注意止血,以免血液流入气管内。

4. 注药时嘱患者勿做吞咽及咳嗽动作,以免损伤咽部黏膜。注射速度要快,注射完毕后应迅速拔出注射器及针头,以消毒干棉球压迫穿刺点片刻。

5. 环甲膜穿刺通气用的针头及 T 形管应作为急救装备消毒备用,注意检查其接口,需紧密不漏气。

五、气管内插管术

气管内插管术是通畅气道的最有效方法,是将特制的气管内导管经口或鼻经声门插入气管的技术。它更有利于清除呼吸道分泌物,维持气管通畅,减少呼吸道阻力,同时也有利于减少呼吸道解剖无效腔,保证有效通气量,为给氧、人工通气、气管内给药等提供有利的条件。

(一)适应证

1. 呼吸、心搏骤停者。

2. 各种原因引起呼吸衰竭需进行辅助呼吸者。

3. 各种原因引起的呼吸道梗阻须建立人工气道者。

4. 呼吸肌麻痹、呼吸抑制者。

5. 需气管内麻醉或需气管内给药者。

6. 咽喉部保护性反射减低时防止发生误吸的患者。

(二)禁忌证

1. 呼吸道烧伤、肿瘤。

2. 喉头水肿、气道急性炎症、喉头黏膜下血肿。

3. 胸主动脉瘤,插管可引起主动脉瘤的破裂。

4. 下呼吸道分泌物潴留引起的呼吸困难,难以从插管内清除,应作气管切开。

5. 颈椎骨折脱位者。

6. 有严重凝血障碍者。

(三)术前准备

1. 物品准备

(1)喉镜:由喉镜柄和喉镜片组成,镜片有直、弯两种类型,喉镜有成人、儿童、幼儿三种规格,应根据患者身高、体重选用合适的喉镜。临床上成人及年长儿童多选用弯型镜片,在暴露声门时可不挑起会厌,减轻对迷走神经的刺激。新生儿或幼儿多选用直型镜片。

（2）气管导管:有橡胶管和塑料管两种,其长度、粗细应根据性别、年龄、不同的插管方法进行选择。如经口插管时成年男性一般用 F36～40 号,女性用 F32～36 号导管,成人多选用带套囊的气管导管。经鼻腔插管的导管应小 2～3 号,且不带套囊。14 岁以下儿童可按公式选择导管,公式为:导管号数＝年龄+8。

考点: 气管插管用物的准备

（3）导管管芯:选用细金属条,其长度以插入导管后其远端距离导管开口 0.5～1cm 为宜,其作用是保持导管有一定的弯度而便于插管。

（4）药物准备:包括肾上腺素、阿托品、地西泮和吗啡等。

（5）其他:牙垫、喉头喷雾器(内装局麻药)、10ml 注射器及针头、消毒凡士林、胶布、听诊器、吸引装置等。此外,还需准备呼吸机、给氧气囊等,鼻腔插管时还应准备插管钳。

2. 患者准备　清理口、鼻、咽部分泌物,注意牙齿有无松动,如有活动义齿应摘除。时间允许履行家属知情签字手续。意识清醒者应适当解释,以消除患者紧张,取得合作。

（四）操作方法及术中护理

气管插管术根据插管途径的不同分为经口腔插管和经鼻腔插管;根据插管时是否用喉镜暴露声门裂,分为明视插管和盲探插管。经口明视插管具有容易操作,可迅速建立人工气道的特点,临床上广泛应用。

1. 经口明视插管术

（1）患者仰卧位,头向后仰,使口、咽、喉呈一轴线。若喉头暴露不好,可在患者肩部和颈部垫一软枕,使头尽量后仰。

（2）术者站于患者头侧,使患者张口。右手拇指和食指分别抵住患者下颌和上门齿使患者嘴张开。

（3）术者左手持喉镜柄,垂直从右侧伸入口中,边伸入边向左移,将舌推向左侧,缓慢向深处推入,当镜片抵咽部后,调整镜柄的位置,此时可见到悬雍垂(暴露声门的第一解剖标志)。将患者头尽量后仰,喉镜片继续伸入,稍上提喉镜,又见下垂的一个突起即会厌(暴露声门的第二解剖标志)。再继续稍深入,上提喉镜,暴露声门裂。若喉头张开不全时,由助手把环状软骨部从皮外轻向下压,即可暴露呈白色声门。暴露声门时,禁忌以门齿为支点。透过声门是暗黑色的气管,声门下方是食管黏膜,呈鲜红色关闭状态(图 14-2)。

（4）神志清、反应强者需气管黏膜表面麻醉。

（5）声门暴露时,声门和口腔呈一直线,便于插管。右手执笔式持已润滑的带有气管管芯的导管尾端,尖端对准声门,紧贴镜叶,在患者吸气末声门开大时,顺势轻柔地将导管插入(图 14-3)。导管插入声门 1cm 左右,迅速拔出导管芯,将导管继续旋转使其深入气管,深度成人为过声门约 5cm 左右(或套囊完全进入),儿童 2～3cm。导管插入位置过深,易入右主支气管,位置过浅,易意外滑脱。

（6）牙垫塞入上下齿之间,退出喉镜。

（7）证实导管位置正确后妥善固定,用注射器向气囊内注入适量空气(一次性硅胶管一般注气 5ml)。气囊充气可使气管导管与气管壁间密闭,以免呼吸机在向肺内送气时发生漏气,也可防止呕吐物、分泌物倒流入支气管内。

（8）吸引气道内分泌物,了解呼吸道通畅情况。

（9）接连呼吸机或给氧气囊供氧。

图 14-2　喉镜挑起会厌暴露声门　　图 14-3　经口明视气管插管

链接 .... 如何判断气管插管位置是否恰当？

可通过以下技术判定：①一手下压胸廓，一手放在管口有气流呼出。②挤压贮气囊，胸廓膨起，可听到呼吸音，上腹部未闻气过水声。③视诊每次通气时两侧胸廓起伏对称，听诊双肺呼吸音应一致，若呼吸音不对称，可能是导管插入过深，进入一侧支气管所致。应将导管稍后退，直至两侧呼吸音对称。④X 线胸片可显示导管位置。

2. 经鼻明视插管术

（1）插管前仔细检查患者有无鼻中隔偏曲、鼻息肉及纤维瘤等异常现象。

（2）先用麻黄碱和液状石蜡滴鼻，用 1% 麻黄碱溶液滴鼻以收缩鼻黏膜血管，用局麻药充分表面麻醉舌根、咽、喉，应注意麻醉不宜太深，一般情况下，不用肌肉松弛药物，使患者保持自主呼吸。

（3）患者体位同经口明视插管患者的体位。将润滑过的气管导管插入一侧鼻孔，导管方向与面部垂直，出后鼻孔至其咽喉部，当插入导管的长度相当于鼻翼至耳垂长度时，从口腔插入喉镜，左手持喉镜暴露声门，右手在明视下继续将导管深入送入声门。如导管进入困难，可用插管钳入口腔内夹住导管前段并挑起，然后由助手在口腔外将导管送入声门（图 14-4）。

（4）确认导管在气管内，用胶布固定。

（5）如插入后患者无法忍受，可适当加深麻醉，以免引起呛咳。

3. 经鼻盲探插管术

（1）插管前仔细检查患者有无鼻中隔偏曲、鼻息肉及纤维瘤等异常现象。插管前先给患者吸入高流量氧气 2~3 分钟。

（2）先用麻黄碱和液状石蜡滴鼻。用 1% 麻

图 14-4　经鼻明视插管术

黄碱溶液滴鼻以收缩鼻黏膜血管，用局麻药充分表面麻醉（2% 利多卡因溶液），舌根、咽、喉，应注意麻醉不宜太深，一般情况下，不用肌肉松弛药物，使患者保持自主呼吸。

（3）患者体位同经口明视插管患者的体位。将润滑过的气管导管插入一侧鼻孔，导管方向与面部垂直，出后鼻孔后，左右旋转导管并向下推进，依靠导管内呼吸气流声音的强弱来判断导管口与声门口的距离（导管口距声门越近，声音越响）。继续插管，感到气流最强烈时，左

手托起患者枕部将头稍稍抬起前屈，在患者吸气时右手将导管向前推进入声门(图 14-5)。

(4) 当感觉导管推进的阻力减弱并且管内有气体呼出时，证明已进入气管内。如推进时气流中断可能误入食管，稍退出重新插入。

(5) 确定导管位置在气管内后，妥善固定，连接呼吸装置。

图 14-5　经鼻盲探插管术

(五) 术后护理

1. 插管后经常检查导管有无扭曲，是否通畅，有无脱落，尤其在变换体位时。经口插管时应防止牙垫脱出或滑落而将导管咬扁，若发现牙垫移位应重新更换并用胶布固定。

2. 吸痰时应严格遵循无菌操作，以减少感染的机会，每次吸痰时间不宜超过 15 秒。为防止缺氧症状加重，可先给予吸氧再吸痰。吸痰时负压不必过大，动作宜轻柔，以免损伤气道黏膜。

考点：吸痰顺序和时间

3. 湿化气道，保持呼吸道湿润，防止气道内分泌物黏稠结痂而影响通气。可向导管内注射生理盐水 2 ~ 4ml。

4. 监测气囊压力，套囊内的充气量以控制在既不产生过高的压力，又恰好封闭气道不漏气为宜，一般是 5ml 左右。若充气过度或时间过长，气管壁黏膜可因受压而发生黏膜溃疡、坏死等局部缺血性损伤。如需长时间应用，一般每 4 ~ 6 小时气囊放气一次，每次 5 ~ 10 分钟。注意放气囊前先吸引口腔及咽部的分泌物，防止痰液坠肺内引起肺部感染。

5. 普通导管留置时间不宜过长，若超过 72 小时病情仍无改善应考虑行气管切开。经鼻插管可适当延长达一周。

6. 注意口腔护理，对气管内插管留置 12 小时以上的患者，应每天进行口腔护理 2 ~ 3 次，防止口腔感染及肺部感染。

7. 常见并发症及护理

(1) 窒息：可能由于导管受压、扭曲、套囊变形、分泌物或血块阻塞、呼吸机故障等原因造成。通过加强巡视和护理观察，及时发现和处理。

考点：气管插管后气道的护理方法

(2) 软组织损伤：注意管芯或喉镜插入长度要适度，操作避免用力粗暴；气管套囊内的空气量适当，防止充气过度压迫局部组织。

(3) 肺不张：由于呼吸道分泌物堵塞一侧细支气管，或插入一侧支气管过深造成单侧肺通气所致。应加强护理观察，及时发现插管位置过深，及时吸痰，减少呼吸道分泌物的滞留。

(4) 继发感染：多继发于肺不张，若插管和吸痰时不注意无菌操作也是发生感染的原因。所以应严格无菌操作，避免吸痰不当，如不及时吸痰、不必要的吸痰、吸痰时间过长等。

(5) 插管后喉炎：与插管时间成正比，表现为咽喉部肿痛，拔管后声音嘶哑和刺激性咳嗽，甚至出现吸气性呼吸困难。可用 0.1% 肾上腺素溶液 1ml、地塞米松 5mg 加入 10ml 生理盐水溶液中对患者进行超声雾化吸入，每日 3 ~ 4 次。若发生呼吸困难，可重新更换较细的导管插入，必要时做气管切开。

(六) 拔管时的护理

1. 拔管指征

(1) 一切需要插管的指征消除：意识基本恢复，呼唤能睁眼。咳嗽反射恢复，咽反射活跃，有吞咽动作。

（2）自主呼吸的深度和频率正常,无痰液潴留。

（3）血流动力学稳定,无严重心律失常。

（4）血气分析:吸入空气 $PaCO_2 < 45mmHg$, $PaO_2 > 60mmHg$, pH7. 3 ~ 7. 5。

2. 物品准备　包括负压吸引器,吸痰管,面罩,吸氧装置,拔管前要做好重新插管的准备,因此,应准备气管插管用物。

3. 拔管步骤及护理配合

（1）向患者解释拔管的注意事项,拔管前先训练咳嗽反射或作呼吸运动。

（2）拔管前 4 ~ 6 小时禁用镇静剂或肌松剂。

（3）带管时间长的患者,拔管前 20 ~ 30 分钟给予地塞米松 0. 1mg/kg 静脉注射,以防喉头水肿。有胃管者先进行胃管内抽吸,排空胃内容物,若胃管可拔除,应先拔胃管再拔气管导管。

（4）拔管前彻底吸尽口鼻及气管内的分泌物,放尽气囊内的气体。拔管前吸入 100% 氧气 1 ~ 2 分钟。

（5）解开固定导管的系带,除去胶布。从导管内插入吸痰管,边吸引,边将气管导管拔除,并将头偏向一侧。

（6）拔管后,继续吸引口。咽部的分泌物,以防呕吐、误吸。必要时给予超声雾化、拍背、震荡等促进呼吸道分泌物排出。

考点:拔管后气道的护理方法

4. 拔管后的护理

（1）拔管后应立即给予吸氧,氧流量约 4 升/分,氧浓度为 30% ~ 40% 。最好采用面罩给氧法。

（2）严密观察生命体征:监护心率、心律、血压、脉搏、神志、血氧饱和度。观察呼吸的频率、节律、深度,有无鼻翼扇动、点头样呼吸或其他异常呼吸。

（3）拔管后 30 分钟,应查动脉血气分析。如果氧分压低于 50mmHg、二氧化碳分压高于 50mmHg、混合静脉血氧饱和度低于 68% 或呼吸频率大于 35 次/分、潮气量低于 3. 5ml/kg,则提示呼吸循环功能异常,应考虑重新插管。

（4）指导患者正确地咳嗽并协助其排痰,可减少肺不张的发生。若痰液黏稠时,先给予有效的抗生素治疗,配合超声雾化吸入,使痰液稀释易于咳出。

（5）导管拔除后 4 ~ 6 小时禁食水。有声带麻痹者,应适当延长进食时间。呛咳严重或有误吸者,应停止进食。

六、气管切开置管术

气管切开置管术是急症抢救和呼吸监护中保证患者呼吸道畅通的有效方法,将颈段气管前壁切开,将适当大小的套管插入气管,可迅速达到解除呼吸道梗阻引起的呼吸困难,取出不能经喉取出的较大的气管内异物的目的,还可增加有效通气量,便于吸痰、气管内滴药及加压给氧等。

（一）适应证

1. 各种原因引起的喉梗阻。

2. 呼吸功能减退需长时间进行辅助呼吸者。

3. 各种原因引起的下呼吸道阻塞者。

4. 下呼吸道异物病情危急,可经气管切开取出。

5. 颈部外伤伴有咽喉或气管颈段损伤,有明显呼吸困难者。

6. 预防性切开,作为口腔、咽、喉或颈部大手术的辅助手术。

（二）禁忌证

1. 严重出血倾向者。
2. 气管切开部位以下占位性病变引起的呼吸道梗阻者。
3. 颈部恶性肿瘤。

（三）术前准备

1. 物品准备 气管切开手术包,适合患者气管粗细的气管套管(儿童用0~3号,成人用4~6号)一套(包括外套管、内套管和套管芯),气管套管垫两块,吸引器、吸痰管、喉镜、气管插管、手术照明灯以及各种抢救药品。

2. 患者准备 向患者及家属介绍气管切开的目的、方法,消除紧张、恐惧心理,取得患者合作。说明手术必要性及可能发生的意外,征得家属同意后签字。

（四）操作方法及术中护理

1. 常规气管切开术

（1）体位:患者仰卧(病情不许可时可采用半坐位),肩背部垫一软枕,助手可协助使其头后仰并固定于正中位,便于患者的下颌、喉结、胸骨切迹保持在同一水平线上,同时使气管与皮肤距离更近。小儿由助手固定头部位置。

（2）局部消毒麻醉后,术者戴无菌手套,铺洞巾。检查气管套管气囊是否漏气。

（3）暴露气管:术者在甲状软骨下缘至胸骨上缘1cm之间,做一长4~5cm的纵向切口。分离各层组织,沿中线分离胸骨舌骨肌及胸骨甲状肌,暴露甲状腺峡部,上拉峡部即可见气管环,术中注意手术视野始终保持在中线。

（4）切开气管:气管前壁充分显露后,一般选择在第3、4或4、5软骨环之间,用尖刀头于气管前壁正中自下而上挑开,注意刀尖切勿插入过深,以免引起气管食管瘘。

（5）插入气管套管:切开气管后,用气管切口扩张器或弯止血钳撑开气管切口,如有分泌物咯出,可用吸引器将分泌物吸除后,将大小合适、带有管芯的气管套管外管顺弧形方向插入气管,立即拔出管芯,放入内管。气管套管放入后,在尚未系带之前,注意用手固定,否则可能因患者用力咳嗽,套管被咳出。

（6）创口处理:气管套管插入后,切口一般不予缝合,也可在切口上端缝合1~2针,下端一般不缝。将套管两侧缚带打死结系于颈后部固定,松紧适宜,以防套管脱出造成窒息。最后,用一块剪开一半的纱布垫入伤口和套管之间,再用一块单层的无菌湿纱布盖在伤口与套管之间。

（7）如使用一次性硅胶气管切开套管,应将外套管的气囊适当充气。

（8）操作过程中始终监测患者的心率,心律及血压变化,出血情况。

2. 经皮气管切开术 经皮气管切开术较传统外科技术更简易、快速,且可在病床边施行,具有创伤小、局部渗血少、并发症极少等优点,是最安全的气管切开方法。此项技术是在Seldinger经皮穿刺插管术基础上发展来的一种新的气管切开技术,已部分取代正规气管切开术。

（1）物品准备:主要有穿刺套管针、导丝、特制的气管扩张器和扩张钳、有套囊的硅胶气管套管。备好吸引装置,还应同时备好急救物品如面罩、呼吸机等。

（2）患者准备:患者于仰卧位,颈、肩部垫枕。检测患者的血氧饱和度、血压及心电图。操作前使患者吸入一段时间的100%纯氧。

（3）检查物品是否完好,如气管套管的套囊没有破漏并处于非充盈状态。

（4）在第1~2或第2~3气管软骨环间做水平或纵向切口,长1.5~2cm。钝性分离皮下组织。再次确认选定的插入位置是否位于颈部正中线上。

（5）将抽取适量生理盐水的注射器接穿刺套管针,注意针头斜面朝下（足部）,穿刺适当深度后回抽注射器,若有大量气体流畅地进入注射器,表明软套管和针头位于气管管腔内。拔出针芯,将套管向气管腔内推进少许,送入导丝。

（6）导丝扩张钳夹住导丝并沿着导丝推入气管腔,将扩张钳撑开以扩大环间筋膜到足以放入气管切开套管。如用扩张器,则由小号到大号逐一穿过导丝进行扩张。

（7）将与气管套管内径相匹配的扩张器插入气管套管内作为管芯,经导丝把气管套管推入气管腔内,拔出导丝及扩张器,固定。

（五）术后护理

考点：气管切开术的术后护理

1. 室内环境　维持适宜的温、湿度,温度控制在20℃左右,相对湿度在60%左右,以利于痰液的咳出。气管套口覆盖2～4层温湿纱布,室内经常洒水,或应用加湿器,定时以紫外线消毒室内空气。

2. 活动护理　气管切开术后的早期让患者取平卧位,头部位置稍低,以利气管内分泌物的引流,不宜过多变换体位,以免套管脱出。以后则应经常变换体位,以防发生肺部并发症。

3. 观察病情　严密观察患者的生命体征、心电监测、血氧饱和度监测,切口及套管内有无出血,颈部有无皮下气肿、血肿。保持局部清洁,鼓励患者咳嗽,定时及时吸痰清除分泌物。更换被污物浸润的套管垫,注意无菌操作以减少伤口及肺部感染的机会。

4. 保持套管通畅　及时清理分泌物,内套管应定时清洗消毒,以防分泌物堵塞,次数应视分泌物的多少而定。常规4小时一次,分泌物多时可1小时一次。

5. 预防脱管　套管的突然脱落可导致窒息甚至死亡,常检查固定带的松紧一般以在固定带和皮肤之间恰能插入一指为宜。

6. 给氧　不可将氧气管直接插入内套管内,需用“丁”字形管或氧罩给氧。带气囊套管应每小时放气5分钟,以防止造成气管黏膜的压迫性坏死。放气前先清除口咽部分泌物,放气后嘱患者做咳嗽动作,预防误吸。

7. 备齐急救药品和物品　气管切开包、手术剪、止血钳、换药用具与敷料、吸引器、给氧装置、照明灯等都应备齐,并妥为存放,以备急需。

8. 拔管护理　病情好转,全身情况允许后可试行拔管。对配有导管外气囊者,拔管前1～2天将气囊放气,再试堵内套管管口,堵管栓子要牢固,防止吸入气管。试将内套管管口由堵1/3、1/2至全堵,在此期间密切观察患者的呼吸情况,如出现呼吸困难,应及时去除栓子。一般全堵24～48小时以上,临床状况示不需要保留套管即可拔管。

9. 拔管后的护理　48小时内需观察患者的呼吸,拔管后消毒伤口周围皮肤,用蝶形胶布拉拢,一般不必缝合,1周左右伤口即可自行愈合。

第4节　呼吸机的应用

呼吸机是一种借助机械力量代替、控制或改变人的正常生理呼吸,增加肺通气量,改善呼吸功能的装置。机械通气是指用人工办法或机械装置的通气替代、控制或辅助患者呼吸,以达到维持呼吸道通畅、增加肺通气量,改善呼吸功能,使机体有可能度过基础疾病所致的呼吸功能衰竭,为抢救提供有力的生命支持。目前由于呼吸机的应用,使心搏停搏、呼吸衰竭等危重患者的预后大为改善。

一、适　应　证

1. 中枢或周围性呼吸抑制和停止　脑血管病、脑外伤、脑炎、癫痫持续状态、各种原因所致的脑水肿及重症肌无力等。

2. 中毒所致的呼吸抑制。

3. 胸肺部疾病　急性呼吸窘迫综合征（ARDS）、严重肺炎、慢性阻塞性肺疾病（COPD）、重症哮喘、气胸、肋骨骨折等无法纠正的低氧血症。

4. 循环系统疾病　急性肺水肿、急性心肌梗死所致的心搏骤停等。

5. 睡眠呼吸暂停综合征　对阻塞型、中枢型及混合型均可应用。

6. 重大手术患者　如心脏直视下手术、体外循环、胸肺部大手术后。

二、禁 忌 证

呼吸机治疗没有绝对禁忌证，以下情况使用呼吸机会给患者带来不利影响，需权衡利弊后作出决定。

1. 低血容量性休克未纠正者。

2. 严重肺大疱、气胸。

3. 大咯血呼吸道未畅通前。

4. 缺乏应用机械通气的基本知识或对机械通气机性能不了解。

三、使 用 方 法

（一）使用呼吸机的准备

1. 患者准备　包括：①明确患者的基本情况，如年龄、身高、体重、病史、目前病情等。②意识清醒的患者向其说明使用呼吸机的目的、如何配合。③有创机械通气的患者需建立人工气道。④选择舒适的体位，一般取仰卧位，可略抬高床头。

2. 呼吸机准备　包括：①开机前安置湿化器及湿化器内注入无菌蒸馏水；②连接呼吸机入出管道及模拟肺，连接呼吸机电源、气源后开机；③观察呼吸机运转及性能是否正常；④检查呼吸机管路系统有无漏气，调试参数，调节湿化器的温度。

考点：湿化液为无菌蒸馏水

3. 器械、药品的准备　包括：①吸引装置、监护器及除颤器、简易呼吸器，各种人工气道的备用管道和不同型号的气管导管等。②抗心律失常药及各种抢救用药。

（二）机械通气模式的特点和选择

1. 控制通气（CV）　完全由呼吸机按照预定呼吸频率、潮气量、呼吸时比、气道压力替代患者的自主呼吸。该模式主要适用于呼吸停止或仅有较弱呼吸患者，优点是保证稳定的通气量，但对恢复呼吸的患者易产生人机对抗，即呼吸机的送气排气与患者的呼吸不同步。

2. 辅助通气（AV）　有自主呼吸的患者吸气时由呼吸机补充自主呼吸通气量的不足，呼吸机送气过程是通过患者自主呼吸气导致气道压轻微降低来触发，主要适用于有自主呼吸但达不到通气量的患者。如果患者自主呼吸停止，呼吸机因无触发而不能提供通气支持。

3. 辅助/控制通气（ACV）　此模式是建立在 AV 和 CV 两种通气模式基础上，通过患者自主呼吸的力量触发呼吸机产生同步正压呼吸，此时为辅助通气。而当自主呼吸频率低于预设频率或气压变化不足以触发时，呼吸机即以预设频率、潮气量自动提供呼吸补充，此时为控制通气。

4. 指令分钟通气（MMV）　根据患者的性别、年龄、体重、体位和代谢情况预调每分通气量，当患者自主呼吸下降时该系统会自动增加机械通气量，当患者的自主呼吸逐渐恢复时，在没有改变呼吸机参数的情况下会自动降低同期水平，确保患者的每分通气量。该种通气模式可解决间歇指令性通气撤机过程的困难。

5. **间隙指令通气(IMV)与同步间隙指令通气(SIMV)** 呼吸机以设定频率给予患者正压通气,在两次机械通气之间允许患者自主呼吸,通过患者自主呼吸的频率和呼出的潮气量调节 SIMV 的频率和潮气量。该模式主要用于呼吸机撤离和部分呼吸衰竭的通气支持。

6. **呼气末正压通气(PEEP)和持续气道正压(CPAP)** PEEP 是在患者呼气末时呼吸道压力并不降为零,而仍保持在一定的正压水平。CPAP 是在自主呼吸基础上,在吸气期和呼气期气道内压力均高于大气压。使塌陷的终末细支气管和肺泡扩张及避免肺泡早期闭合,改善通气功能,是治疗低氧血症重要手段,但要注意气道内压力。

7. **压力支持通气(PSV)** 是一种以压力为目标的通气模式,患者吸气时,呼吸机提供预设定的气道压(由吸气触发灵敏度启动),当自主吸气流速降至最高吸气流速的 25% 时,送气自动停止,患者开始呼气。该模式能较好地与患者的吸气流速相配合,从而减少呼吸肌的用力,临床主要应用于自主呼吸能力不足,但神经调节无明显异常的患者。

8. **双水平气道正压通气(BIPAP)** 呼吸机交替给予一个高水平的正压和一个低水平的正压,两个压力水平上都允许自主呼吸,以两种不同水平的气道正压之间转换引起的呼吸容量改变来达到机械通气辅助作用,优点是增加肺泡内压,防止肺泡塌陷,提高氧合,患者自主呼吸做功小,几乎适合各种患者。

(三)呼吸机参数的设置和调节

合理设置呼吸机参数的前提是在掌握呼吸机的基础上,准确评估患者的生命体征、呼吸衰竭前肺功能、基础疾病、病情变化、动脉血气等监测指标,需要具有全面的理论水平和实践水平。动脉血气分析是调节呼吸机参数的最可靠指标。

1. **呼吸频率** 根据患者自主呼吸状况和疾病的病理生理变化设置和调节。自主呼吸频率正常、减弱、停止时,设为正常呼吸频率(16 ~ 20 次/分);如自主频率明显增快(>28 次/分),初始的频率不宜设置过低,否则易出现呼吸机对抗;对阻塞性通气功能障碍患者,适合低呼吸频率(12 ~ 15 次/分)和高潮气量;对限制性肺部疾病的患者,宜用快而深的呼吸频率(18 ~ 24 次/分)。以后随时根据动脉血气分析结果调整通气频率。

考点:调节呼吸机参数最可靠的指标是动脉血气分析

2. **潮气量** 潮气量是指静息状态下一次吸入或呼出的气体量,该数值的设定是机械通气时首先要考虑的问题。呼吸机潮气量的设定按照肺保护策略、主张小潮气量通气:(6 ~ 8)ml/kg 之后依据血气分析结果进一步调节。分钟通气量(MV)=潮气量×呼吸频率。

3. **吸呼比(I/E)** 吸呼比是指吸气、呼气时间各占呼吸周期时间的比例,一般 1 :(1.5 ~ 2),阻塞性通气障碍可调至 1 : 3 或更长的呼气时间,限制性通气障碍可调至 1 :(1 ~ 1.5)。

4. **通气压力** 通气压力的设置以维持满意的潮气量的最低压力,成人一般为 15 ~ 20cmH$_2$O。儿童为 8 ~ 12cmH$_2$O。应用机械通气时,通气压力一般不需设置,完成了 TV 的设置,就等于设置了合理的通气压力。一般仅设置通气压力的上限或下限水平,以确保通气压力不至于过高导致气压伤或过低造成通气不足。呼吸道压力突然升高,考虑导管阻塞。突然降低,可能导管漏气。

5. **氧浓度(FiO$_2$)** 长时间吸入高浓度的氧会导致氧中毒,一般要求吸入氧浓度低于50% ~ 60% ,以不使 PaO$_2$ 超过 100% 为宜。在呼吸机治疗初期,为了迅速纠正低氧血症,吸入氧浓度可为 100% ,但时间一般 1 小时。

6. **触发灵敏度** 呼吸机吸气触发机制有压力触发和流量触发两种,压力触发以 cmH$_2$O 为单位,流量触发以 L/分为单位。一般情况下,压力触发的触发灵敏度设置在-1.5 ~ -0.5cmH$_2$O,流速触发的灵敏度设置在 2 ~5L/分钟。设置的数值越高,触发难度越大。触发灵敏度设置过于敏感时,气道内微小的压力和流量改变即可引起自动触发,反而令患者不适。

7. **呼吸机呼气末正压(PEEP)** 应用 PEEP 的主要目的是增加肺容积、提高平均气道压力、改善氧合。PEEP 最佳设置是获得最大氧输送而对循环无不良影响的最小 PEEP 值。接受呼吸机治疗时,常规设置低水平 PEEP 低水平(3~5cmH$_2$O)。

(四) 常见报警原因与处理

1. **气道高压报警**　呼吸机的高压上限一般设在正常气道的最高压力水平,在使用过程中,如果患者气道压力超过设定值即发生报警。包括:①气管、支气管痉挛。常见于哮喘、过敏、缺氧、湿化不足或湿化温度过高、吸痰、更换气管套管等。解痉、应用支气管扩张剂等可解除报警。②气道内黏液潴留。应充分湿化,及时吸引,加强翻身、叩背和体位引流、应用祛痰剂等。③气管套管或导管紧贴气管壁。应适当变换套管或导管位置。④刺激性咳嗽或肺部发生并发症,如肺炎、肺水肿、肺不张、张力性气胸等。应合理调整有关参数,如 FiO$_2$、PEEP 等。气胸者行胸腔闭式引流。

2. **气道低压报警**　呼吸机的低压下限一般设定在能保持吸气的最低压力水平,如果气道压下降至设定值以下,呼吸机将会报警。常见原因有患者与呼吸机的连接管道脱落或漏气,是非常危险的情况,低压报警装置是对脱机的又一种保护措施。气道低压报警值设置太高。处理方法是密切观察呼吸机的工作状况,适当调低气道低压报警值。

3. **通气不足报警**　包括:①管路系统漏气、管道连接不好或人工气道漏气,患者与呼吸机脱离等。应正确连接管道,保持管道通畅,人工气道出现梗阻、脱落等情况,应立即重新建立人工气道。②呼吸机参数调节和设置不合理,如 VT 设置过小、呼吸频率太慢、压力报警高限值设置太低。应及时调整呼吸机参数。③患者气道压力过高,如肺顺应性改变气道阻力增加、痰痂阻塞、疼痛刺激等因素。纠正患者气道阻塞。④呼吸机停止工作,如停电、电压过低等原因。有些故障一时难以纠正时,要迅速撤掉呼吸机,立即改用简易呼吸器行人工呼吸。同时积极检查故障原因;切忌只顾检查故障而使患者严重通气不足;如果呼吸机故障难以排除,应立即予以换机。

4. **通气过量报警**　包括:①患者缺氧未能纠正或呼吸机对抗。由于缺氧对呼吸中枢的刺激,呼吸频率明显增快,且出现与呼吸机不同步。应及时纠正缺氧,可采用适当地提高吸氧浓度,加用 PEEP 等方法。②呼吸机参数调整不合理。如 VT 过大或过小,频率过快,通气量报警上界预置太低,以致在实际通气量合适的情况下仍报警。应合理调节呼吸方式和呼吸机参数。③呼吸机传感器或校正等故障。及时发现和校正、排除各种故障。

5. **氧浓度报警**　包括:①氧气压力不足,导管漏气等均可使氧气供给压力不能达到呼吸机所要求的压力水平。处理方法是迅速通知供氧室提高氧压力,纠正导管漏气。②空气-氧气混合器故障,使空气和氧气不能准确地按规定要求进行混合,应及时更换空-氧混合器并由专业人员修理和校正。③氧电池失效,氧浓度连续报警,不能准确显示所监测的氧浓度,应及时更换。④窒息报警:机械通气过程中,如果在一定的时间内(一般为 15 秒内)无呼吸发生(包括自主呼吸和呼吸机辅助呼吸),或每分钟呼吸次数少于 4~5 次时,窒息报警提示患者出现了严重的通气不足。窒息报警原因一般是:呼吸机故障,包括电源、气源等导致呼吸机不能在规定的时间内完成有效的呼吸次数。或患者病情变化,但未及时调整呼吸机有关参数。患者不能获得有效的呼吸次数时,窒息亦可报警。应用简易呼吸器维持有效呼吸,同时检查和排除呼吸机故障或调整参数,直至呼吸机运行正常时,重新进行机械通气治疗。

(五) 呼吸机治疗期间的护理

1. 常规护理

(1) 由专人随时观察及记录患者的病情变化,注意生命体征、意识、面色和唇色、指(趾)端颜色、尿量等的变化,重点观察呼吸频率、胸廓起伏程度、有无自主呼吸及人机的不协调,发现机械通气治疗的并发症及时处理。

（2）加强气道的护理,保持呼吸道的通畅是呼吸机发挥作用的前提。包括:①清理气道分泌物,吸痰时严格执行无菌操作,吸痰时动作要轻、准、快,每次抽吸不超过 15 秒,危重和分泌物较多的患者,应将吸痰与吸氧交替进行;②呼吸机湿化液每日在 500～1000ml,水温保持在 34～37℃,理想温度是 37℃,相对湿度是 100%,目的就是要防止痰液干涸,保持呼吸道通畅;③妥善固定套管,防止人工气管移位、脱开或阻塞。使用气囊套管时,应定期放气,防止气囊对气管壁的过度压迫而造成的缺血性坏死;④覆盖在套管外口的无菌干纱布用 5ml 注射器抽生理盐水均匀滴在其上面即可保持局部湿润。

考点:呼吸机治疗期间气道的护理

（3）做好基础护理,加强病房消毒工作,严格探视制度,增加营养支持,增强机体抵抗力。做好口腔护理,每日 2 次,液状石蜡保护口唇,防止继发感染。加强皮肤护理,防止褥疮和肌肉萎缩。

（4）加强心理社会支持:由于陌生仪器的使用,与家人的隔离,插管后无法说话等因素导致患者不同程度存在焦虑、紧张、恐惧等情感障碍,医护人员应理解患者,关心患者,及时为其提供所需的身心帮助,给予鼓励和安慰,使患者消除不良情绪。

2. 常见并发症的预防及护理

考点:呼吸机常见的报警原因

（1）通气不足:患者表现为烦躁,缺氧加重,可能与呼吸机参数调节不当、呼吸机管路密闭不良、气道分泌物过多、人机对抗等因素有关,需密切观察,时发现和纠正。

（2）通气过度:患者可出现血压下降、组织缺氧、低血钾等呼吸性碱中毒情况。参数设置潮气量过大、呼吸频率快有关。预防和纠正的办法是调整呼吸机参数,减少潮气量、降低频率,也可适当配合使用药物抑制患者自主呼吸。

（3）气压伤:患者出现剧烈咳嗽、胸痛、呼吸困难加重,尤其原有肺气肿的患者,应警惕气胸、纵隔气肿的发生。与正压通气导致肺泡内压升高有关。预防重点在于鼓励患者自主呼吸或采用部分通气支持方式,患者呼吸机压力从低到高,合理设置高压报警限。

（4）低血压:有心血管基础疾病、血容量不足的患者可能出现血压下降、甚至休克,心功能不全,尤其是老年人。与机械通气后胸腔内压力增加,回心血量减少,心输出量减少有关。可通过尽量不使用呼气末正压、积极补充血容量、使用升压药等。

（5）呼吸道感染:是较常见的并发症,发生与呼吸机装置的消毒管理及无菌技术操作和患者的自身条件等多种因素有关,应加强重视并积极预防,吸痰时应严格无菌操作,严格清毒措施,保持呼吸机管道及接水瓶清洁无菌。

考点:使用呼吸机期间预防呼吸道感染并发症

（6）消化道系统并发症:主要有胃肠胀气、消化道出血等,出血与患者处于应激状态、使用肾上腺皮质激素药物等因素有关。使用呼吸机患者常吞下大量空气,导致患者胃肠胀气。需及时发现,对症处理。

（7）肺栓塞:由于长时间卧床、缺氧等因素所致,可导致患者猝死。被动肢体运动和弹力阻血法是预防静脉血栓形成的方法。

3. 呼吸机的观察与维护

（1）仔细观察呼吸机的运转情况,随时发现呼吸机显示的异常数据,若有故障及时排除,发现报警信号及时处理。

（2）注意观察输出压力的变化,气道压力骤降可能存在脱管、管道漏气或气泵故障等原因。若使用呼吸机患者仍有严重缺氧时,可能存在人机对抗,痰栓或使用带气囊的金属套管时气囊偏移或滑脱而造成的管口阻塞。需及时纠正处理,如吸痰、调整插管位置、理顺呼吸机管道等。

（3）严格进行呼吸机消毒与维护,防止交叉感染。呼吸机管路内的冷凝水应及时倾倒,呼吸机管路末端应低于气管插管的位置,防止冷凝水倒流引起感染;呼吸机管路一星期更换一次,污染的随时更换。

(4)经常添加湿化器内的液体,使之保持在所需刻度处,旋紧湿化罐。应每天更换湿化器内的液体以减少细菌繁殖。注意定期检查调温器的性能,保护温控传感器,密切观察温度报警情况。

(5)查看积水瓶是否接紧,管道是否漏气,有无打折,机器的散热通风口有无堵塞现象等。

(六)呼吸机的撤离

1. 呼吸机撤离的指征

(1)致呼吸衰竭的原发病因已解除,使用呼吸机的指征已消除。

(2)呼吸功能明显改善,患者一般情况好转和稳定:①自主呼吸增强,常与呼吸机对抗;②咳嗽有力,能自主排痰;③吸痰等暂时断开呼吸机时患者无明显缺氧表现,循环情况稳定;④FiO_2低于40%;⑤降低机械通气量,患者能自主代偿。

(3)X线胸片显示肺部病情好转,无明显肺水肿、肺不张或气胸、胸腔积液等。

(4)血气分析的结果在一段时间内稳定,肾功能基本恢复正常。

2. 呼吸机撤离的基本步骤

(1)停机前向患者及家属做好解释,说明利弊关系,以取得患者的配合。尤其长期使用呼吸机的患者可能在心理上产生了对呼吸机的依赖性。

(2)间断脱机:试停呼吸机前通过吸痰,判断呼吸能力的恢复程度,先在白天进行间歇辅助呼吸,脱机时间根据病情,由短到长,再逐渐过渡到夜间。当患者自主呼吸达数小时,病情无特殊变化,可以考虑完全停机。

(3)撤机:一般选择在上午,以便于观察。最初的1~2天夜间仍可适当使用呼吸机,经过两天的观察,患者自主呼吸良好时可完全撤机。病情不稳定,原发病加重,再度出现呼吸障碍,不应强行撤机。密切观察病情变化,监测各项生理指标。

3. 撤机拔管后的护理

(1)营养支持:使用呼吸机患者一般存在营养失调,低于机体需要量。当患者禁食时必需实行肠外营养,可静脉使用氨基酸、脂肪乳,同时输入足够的热量。待病情许可后再给予肠内营养。

(2)密切观察患者呼吸情况:若发生喉痉挛或呼吸不好,应面罩紧闭加压吸氧。拔管后30分钟查动脉血气分析,如果PaO_2<60mmHg、$PaCO_2$>50mmHg、混合静脉SaO_2<68%,或呼吸频率>35次/分、TV<3.5ml/kg,则提示呼吸循环功能异常,应考虑重新插管。

(3)加强呼吸道护理:指导患者正确地咳嗽并协助其排痰,可减少肺不张的发生。若痰液黏稠时,先给予有效的抗生素治疗,配合超声雾化吸入,使痰液稀释易于咳出。

第5节 动、静脉穿刺置管术

一、动脉穿刺置管术

动脉穿刺置管术是一种经皮穿刺动脉并留置导管于动脉腔内,经此路径进行治疗或监测的方法。

(一)适应证

1. 重度休克须经动脉快速补液、输血。

2. 危重症或大手术后需对患者进行有创血压监测。

3. 某些特殊检查,如动脉造影或左心室造影等。

4. 某些特殊治疗,如经动脉注入抗癌药物行区域性化疗。

(二) 禁忌证

1. 有出血倾向。

2. 局部皮肤破损、感染。

3. 动脉侧支循环不良。

(三) 术前准备

1. 物品准备 准备动脉穿刺插管包,内有弯盘一个、洞巾一块、纱布数块、动脉穿刺套管针 1 根、无菌三通开关及相关导管,无菌手套,注射器。另需备动脉压监测仪、常规消毒用品、胶布。需要的药物有 1% 利多卡因溶液、肝素稀释液。桡动脉穿刺需备托手板。

2. 患者准备

(1) 向患者介绍动脉置管术的必要性及相关知识,消除紧张心理,取得患者合作。

(2) 以穿刺部位为中心常规备皮。

(3) 向家属说明手术可能发生的意外,征得同意后签字。

(四) 操作方法及术中护理

可选择桡动脉、肱动脉、股动脉等部位置管,以左手桡动脉为首选。穿刺点应选择动脉搏动最明显处。如进行注射治疗,头面部疾病注入颈总动脉,上肢疾病注入锁骨下动脉或肱动脉,下肢疾病注入股动脉。

1. 桡动脉穿刺置管术

考点:动脉 穿刺置管术 常选择的动 脉血管、首 选血管

(1) 左上肢外展置于托手架上,掌心向上,腕部垫高使腕背伸,拇指保持外展,手自然放松。

(2) 常规消毒局部皮肤。术者戴手套,铺洞巾。

(3) 术者左示、中指上下固定动脉穿刺点,两指相隔 0.5~1cm 供进针。右手持已用肝素冲注的注射器或动脉插管套针(若用插管套针,先用在穿刺部位进行局麻),针与皮肤角度呈 15°~30°,针尖斜面向上,朝向近心端刺向动脉搏动点。如针尖部传来搏动感,则表示已触及了动脉,再快速推入少许即可,此时可见鲜红的动脉血回流。

(4) 如为动脉穿刺采血,待注射器内动脉血流达到所需量即可拔针,拔针后用无菌纱布加压按压穿刺点 5~10 分钟。

(5) 若行动脉插管,则取出套针针芯,有动脉血喷出,立即将外套管继续推进少许,以防脱出,然后根据需要接上动脉压监测仪或动脉加压输血装置等,局部固定。如拔出针芯后无回血,可将针套管缓慢后退,直至有动脉血喷出,若仍无回血,退回皮下插入针芯,重新穿刺。

2. 股动脉穿刺置管术

(1) 患者取仰卧位,下肢伸直略外展外旋。

(2) 股动脉穿刺点在腹股沟韧带中点下方 1~2cm,即股动脉搏动最明显处为穿刺点。

(3) 常规消毒皮肤,术者戴手套,铺洞巾及局部麻醉。

(4) 术者以左手食指、中指固定股动脉穿刺点,示指与中指分开,右手持穿刺针,针头与穿刺皮肤呈 30°~45°,针尖向近心端刺入,至股动脉腔内时,有鲜红动脉血回流,穿刺成功。以下步骤同桡动脉穿刺置管术。

3. 肱动脉穿刺置管术

(1) 患者仰卧,穿刺侧上肢肩关节外展 30°~45°。

(2) 穿刺点在肱动脉搏动最明显处。

(3) 常规消毒皮肤,术者戴手套,铺洞巾及局部麻醉。

（4）术者用左手食指与中指按于穿刺点，触及肱动脉搏动后从皮肤表面压迫皮肤固定肱动脉，右手持穿刺针，针头与局部皮肤约呈 20°～30°，针尖指向近心端，经食、中指间穿刺点刺入。至肱动脉时，有鲜红动脉血回流。以下步骤同桡动脉穿刺置管术。

二、中心静脉穿刺置管术

（一）适应证

1. 外周静脉通道条件不好，需长期输液治疗。
2. 需要反复输入刺激性药物（如化疗药）、高渗或黏稠的液体。
3. 体外循环下心脏手术及各种可能术中出现血流动力学改变的大手术。
4. 危重患者需快速补血、补液、给药，如休克、严重外伤、急性循环衰竭等。
5. 经静脉放置临时或永久心脏起搏器。

（二）禁忌证

1. 有出血倾向者。
2. 静脉周围皮肤有破损感染者。
3. 拟插管部位有静脉炎和静脉血栓形成史、外伤史、血管外科手术史。

（三）术前准备

1. 物品准备　准备深静脉穿刺包，内有静脉导管、穿刺套管针、导引丝、扩张管、手术刀、缝合针及线、5ml 注射器、手套、洞巾等。另需备输液器材、透明贴膜、肝素帽、常规消毒用品、胶布。需要的药物有利多卡因、肝素稀释液、生理盐水。

2. 患者准备

（1）向患者介绍静脉置管术的必要性及相关知识，消除紧张心理，取得患者合作。

（2）向家属说明手术可能发生的意外，征得同意后履行签字手续。

（3）皮肤准备充分可减少术后感染的发生，应认真做好。

（四）操作方法及术中护理

依据患者具体情况选择，常选择锁骨下静脉（锁骨上路、锁骨下路）、颈内静脉（前路、中路、后路）、股静脉等部位置管。

考点：静脉穿刺置管术常选择的静脉血管

1. 锁骨下静脉穿刺置管术

（1）体位：患者去枕仰卧位，肩背部垫一小枕，使头低肩高，头偏向穿刺的对侧，充分暴露胸锁乳突肌（穿刺部位常选择右侧）。

（2）穿刺点：一般首选右锁骨下静脉，以防损伤胸导管。经锁骨上穿刺的穿刺点取胸锁乳突肌外侧缘与锁骨上缘所形成的夹角平分线距顶端或其后 0.5～1.0cm 处（图 14-6）。经锁骨下穿刺的穿刺点取锁骨中点或锁骨中内 1/3 交界处锁骨下缘 1.0cm 为进针点（图 14-7）。

图 14-6　锁骨上路行锁骨下静脉穿刺

图 14-7　锁骨下路行锁骨下静脉穿刺

（3）常规皮肤消毒，打开无菌穿刺包，铺无菌洞巾。以1%利多卡因作局部浸润麻醉。

（4）检查中心静脉导管是否完好，用0.9%氯化钠溶液冲洗，排气后备用。可先用麻醉针试穿，确定进针方向和深度。若经锁骨上穿刺，将针尖指向胸锁关节，进针角度约30°～40°，边进针边抽吸。见有明显回血，即表明已进入锁骨下静脉。一般进针2.5～4.0cm即达锁骨下静脉。若经锁骨下穿刺，针尖指向头部方向，与胸骨纵轴角度约呈45°，与胸壁角度约呈15°，以恰能穿过锁骨与第1肋骨的间隙为准，深度一般为2～4cm。

（5）穿刺针头斜面朝上，穿刺尾端接10ml注射器，按试穿方向穿刺。当回抽血十分通畅时，固定穿刺针，从注射器尾部导丝口插入引导丝，退出穿刺针。沿导引钢丝插入扩张管，扩张皮肤及皮下组织，退出扩张管，沿导引钢丝送入静脉留置导管，插入长度12～15cm左右，退出导引钢丝。

（6）用肝素生理盐水注射器与导管各腔末端连接进行试抽，在抽出回血后，向导管内注入2～3ml肝素生理盐水，取下注射器，拧上肝素帽。

（7）将小纱布垫于进针点处，其上以无菌纱布覆盖，胶布固定。或用一次性贴膜覆盖，固定。必要时缝合1～2针，将导管固定。

2. 股静脉穿刺置管术

（1）患者仰卧位，穿刺侧膝屈曲，髋关节外旋外展。

（2）刺点在股动脉搏动内侧0.5～1cm，腹股沟韧带下2～3cm处。

（3）常规消毒穿刺部位皮肤，戴无菌手套，铺洞巾，以1%利多卡因作局部浸润麻醉。

（4）左手食指及中指触摸股动脉搏动明显处，右手持穿刺针置于穿刺点，针尖方向指头部，针轴与皮肤呈30°～45°，与股动脉走行平行刺入。边进针边回抽，有静脉回血并确定通畅后，将导引钢丝送入静脉，退出穿刺针。

（5）用扩张器经导引钢丝行皮下隧道扩大后，在导引钢丝引导下将导管送入静脉内12～15cm，退出导引钢丝。

（6）回抽血液通畅，即可连接输液装置。以下操作同锁骨下静脉穿刺置管术，导管插入深度为25～30cm。

3. 颈内静脉置管术

（1）患者去枕仰卧位，头转向穿刺对侧。

（2）颈内静脉穿刺径路，根据穿刺点与胸锁乳突肌的关系分为前路、中路、后路。穿刺点可选择以下部位：①前路：位于胸锁乳突肌前缘中点或稍上方；②中路：位于胸锁乳突肌胸骨头、锁骨头及锁骨形成的三角区顶点；③后路：位于胸锁乳突肌锁骨头后缘的中下1/3交界处。

（3）常规皮肤消毒，打开无菌穿刺包，铺无菌洞巾。以1%利多卡因作局部浸润麻醉。

（4）用麻醉针试穿刺，确定穿刺方向及深度。①前路：以左手食指和中指于胸锁乳突肌的中点前缘（相当甲状软骨上缘）水平触及颈总动脉搏动，并向内侧推开颈总动脉，在颈总动脉外缘处进针，针干与身体冠状面呈30°～40°，针尖指向锁骨切迹或与中线呈15°，进针深度2～4cm，边进针边抽吸，见有静脉血，即表示已进入颈内静脉。②中路：穿刺时进针方向与矢状面平行，与冠状面角度呈30°，向下向后及稍向外进针，指向胸锁关节的下后方。③后路：穿刺时针尖对准胸骨上切迹，紧贴胸锁乳突肌腹面，针轴与矢状面及水平面呈45°，深度不超过5～7cm，回抽出静脉血。

（5）试穿成功后，沿相同穿刺点和穿刺方向用穿刺针穿刺，当回抽到静脉血时，表明针尖位于颈内静脉，然后减小穿刺针与颌面角度。以下操作同锁骨下静脉穿刺置管术，导管插入深度为14～15cm。

（五）动、静脉穿刺置管术的护理

1. 密切观察　勤巡视、勤观察，做好护理记录。询问患者有无不适感觉，如有无呼吸困难，皮肤、黏膜有无瘀点、瘀斑，牙龈有无出血，肢体皮肤温度颜色的改变，疼痛肿胀等情况，发现问题及时汇报医生处理。

2. 导管护理　注意观察导管的插入长度（看刻度），导管的固定情况，保持导管畅通，防止牵拉、受压、扭曲、阻塞。更换敷贴时注意避免导管脱出，用无菌透明贴膜外固定。昏迷躁动患者适当约束双手。留置导管时间不宜过长，动脉一般不超过 4 天，静脉时间可达 6～8周。置管时间长，易并发感染和血栓。经常用肝素液冲管，防止血液在导管内凝集，每次用药后用肝素生理盐水封管，不输液时每天也都要封管，并夹管，以防堵塞。

3. 防止感染　严格无菌操作，每24小时更换敷料一次，若被污染立即更换，观察局部有无渗血、渗液、红肿等，保持局部干燥。采用置管输液者每24小时要更换输液器材，不能反复抽吸药液及多次加药。在接头处进行输液、给药等操作时，严格遵守无菌操作，防止血源性感染。

4. 预防空气栓塞　空气栓塞是一种严重的并发症，可导致患者迅速死亡，常因静脉压低、药液滴尽后空气进入血管或导管接头脱落导致。护理时注意及时更换液体，并仔细检查输液系统的各个连接点，保证其不漏气、不易脱落。

5. 预防出血　严密观察有无出血，定期检查出、凝血时间和血液黏稠度。动脉穿刺处给予加压包扎，必要时沙袋压迫 6～12 小时。

6. 置管前后做好患者的心理护理和宣教工作，消除不良的心理因素，取得患者及家属的合作。如防止导管污染，防止不慎拔出等。

考点：动、静脉穿刺置管术导管的护理

第 6 节　电复律及除颤

心脏电复律是以较强的脉冲电流瞬间通过心脏，从而使所有心肌细胞瞬间同时除极，经过不应期后，由窦房结重新发出冲动控制心脏的活动，转复为窦性心律的方法。电复律机也称除颤器，具有操作简单、迅速、高效的特点，电复律已作为治疗和抢救某些严重异位性心律失常的主要手段之一。如心室颤动应立即电击除颤，称为紧急电复律。而慢性快速型心律失常则应在作好术前准备的基础上择期进行电复律，称为选择性电复律。按发放脉冲是否与心电图的 R 波同步分为同步电复律和非同步电复律。

（一）适应证

1. 心室扑动、心室颤动时首选。
2. 伴有明显血流动力学障碍的心房颤动、心房扑动。
3. 室上性心动过速或室性心动过速，常规治疗无效而伴有明显血流动力学障碍者。
4. 性质不明或伴有预激综合征的异位快速性心律失常。

（二）禁忌证

1. 伴有病态窦房结综合征或高度房室传导阻滞者。
2. 洋地黄过量引起的心律失常（除室颤外）。
3. 严重的低血钾。
4. 心房颤动或心房扑动者，病程持续 1 年以上，或左心房内血栓形成，或心脏明显增大（尤以左心房扩大）者。

（三）术前准备

1. 物品准备　除颤器、导电糊，另需备生理盐水、纱布及各种抢救和心肺复苏所需要的器械和药品，如氧气、吸引器、气管插管用品、监护设备等。

2. **患者准备** 心脏停搏患者需争分夺秒,为了争取时间,来不及术前准备,选用非同步除颤,其他复律患者要做术前准备。

(1) 向意识清醒患者介绍电复律必要性及相关知识,消除紧张心理,取得患者合作。

(2) 选择性电复律术前向家属介绍电复律的目的和意义,征得同意后签字。

(3) 建立静脉通道,为用药做准备。

(4) 电复律当日晨禁食水,嘱患者排空大小便,去除身上金属物品。

(5) 意识清醒者术前给予地西泮 0.3 ~ 0.5mg/kg 缓慢静脉注射,使患者进入嗜睡、睫毛反射消失时即可电击。

(6) 测血压、记录全程心电图。

考点:电复律的操作方法

(四) 操作方法

1. 患者平卧于绝缘的硬板床上,松开衣领,充分暴露前胸、腹部,擦干局部皮肤。

2. 打开除颤器电源开关,启动心电监测,识别心律失常类型,选择除颤方式。

3. 电极板涂抹导电糊,或用 4 ~ 6 层生理盐水纱布包裹。

4. 选择同步或非同步除颤,心室扑动、心室颤动选用非同步除颤;室性心动过速、室上性心动过速、心房扑动、心房颤动选用同步除颤。

5. 选择能量,心室扑动、心室颤动首次选择双向波 200J,单向波;360J。若室颤持续存在,继续以上述能量除颤。

6. 将电极板分别安置于胸骨右缘第 2 ~ 3 肋间和左乳头外下方,与皮肤紧密接触。

7. 确定周围无任何人与患者接触后,用拇指同时按下放电按钮。

8. 除颤后需立即胸外按压大约两分钟,因为除颤后大部分患者会出现数秒钟的非灌流心律。观察心电图变化,如心电监测显示为心电静止,立即给予肾上腺素静脉注射。如未复律,可重复进行。

链 接⋯⋯⋯ 自动体外除颤器

自动体外除颤器有全自动除颤器和半自动除颤器两种类型。 全自动型把除颤电极置于患者身上,启动仪器,仪器对经除颤电极得到的心电信号进行分析,决定是否需要除颤,一旦确定,仪器就自动充电与放电,并自动设置除颤能量和决定是否需要重复除颤。 半自动型分析患者的心电信号,在确定需要除颤时提示术者,然后由术者实施除颤放电。

(五) 术后护理

1. 复律后持续心电监护 24 小时。严密观察心率、心律、呼吸、血压、脉搏、意识、面色、肢体活动情况,查心肌酶、电解质、凝血时间和凝血酶原时间等,做好记录。

2. 患者卧床休息 1 ~ 2 天,清醒后 2 小时内避免进食,以免恶心、呕吐。

3. 及时发现电击所致的各种并发症,如低血压、心律失常、栓塞、心肌损伤、局部皮肤灼伤、肺水肿等,并配合处理。

4. 继续服用胺碘酮或其他抗心律失常药物以维持窦性心律。术前用抗凝治疗者,术后继续用药 2 周。

第 7 节 外伤止血、包扎、固定及搬运术

创伤是各种致伤因素造成的人体组织损伤和功能障碍。创伤的救治在现场即应开始,止血、包扎、固定、搬运是外伤救护的四项基本技术。实施现场外伤救护的原则是:先抢后救,先重后轻,先急后缓,先近后远;先止血后包扎,再固定后搬运。

一、止　血

出血是创伤后的主要并发症之一,大出血能使伤员迅速出现休克,甚至危及生命。伤口的出血分为动脉出血、静脉出血和毛细血管出血。动脉出血时,出血呈喷射状,色鲜红,此时需紧急救治才能止血;静脉出血时,出血呈泉涌状,色暗红,多数情况不能自行止血;而毛细血管出血时,出血在皮肤表面呈现水珠状或片状渗出,色鲜红,可以自行止血。毛细血管和静脉出血一般采用加压包扎止血法。如为较大血管或动脉性出血急救时可先采用指压法,必要时应用止血带止血,并尽早改用钳夹、结扎、血管修补或移植等手术方法处理。

考点:现场外伤救护时的原则

(一)适应证

凡有外出血的伤口均需止血。

(二)禁忌证

1. 需要施行断肢(指)再植者不用止血带。

2. 特殊感染截肢不用止血带,如气性坏疽截肢。

(三)操作前准备

1. 物品准备　无菌敷料、绷带、干净的毛巾或衣服、止血带等。

2. 伤员准备　核对伤员资料并解释操作目的,消除伤员的紧张和恐惧心理。

(四)止血方法

1. 加压包扎止血法　多用于浅表静脉出血和毛细血管出血,是最常用的止血方法。体表及四肢伤出血,可用加压包扎和抬高肢体达到暂时止血的目的。将无菌敷料覆盖伤口后,再用纱布、棉花、毛巾、衣服等折叠成相应大小的垫,置于无菌敷料上面,然后再用绷带、三角巾等紧紧包扎,以停止出血为度。这种方法用于小动脉以及静脉或毛细血管的出血。但伤口内有碎骨片时,禁用此法,以免加重损伤。

考点:加压包扎止血的禁忌证

2. 指压止血法　是一种简单有效的临时性止血方法,适用于头部、颈部、四肢动脉出血。它是根据动脉的走向,用手指、手掌或拳头压迫出血伤口的近心端动脉经过骨骼表面的部位,阻断血液流通,达到临时止血的目的。

(1)头顶部出血:方法是在伤侧耳前,用拇指压迫颞浅动脉搏动点,将动脉压向颞骨(图 14-8)。

(2)颜面部出血:压迫同侧下颌骨下缘、咬肌前缘的面动脉搏动点止血(图 14-9)。

(3)颈部、面深部、头皮部出血:用拇指或其他 4 指压迫同侧气管外侧与胸锁乳突肌前缘中点之间的颈总动脉搏动点,用力向后压,可将之压向第五颈椎横突处,达到止血的目的(图 14-10)。颈内动脉是颈总动脉分出的为脑供血的重要动脉,绝对禁止同时压迫双侧颈总动脉。

图 14-8　颞浅动脉指压法　　图 14-9　面动脉指压法　　图 14-10　颈总动脉指压法

（4）肩部、腋窝部出血：在锁骨上窝对准第一肋骨用拇指向下压迫锁骨下动脉（图 14-11）。

（5）上臂出血：一手将患肢外展 90°，另一手用拇指在腋窝中点将腋动脉压向肱骨头。

（6）前臂出血：用拇指压迫伤侧肱二头肌内侧沟中部肱动脉搏动点将动脉压向肱骨干（图 14-12）。

图 14-11　锁骨下动脉指压法

图 14-12　肱桡动脉指压法

图 14-13　尺桡动脉指压法

（7）手部出血：用两手指分别压迫腕部横纹稍上的尺动脉、桡动脉（图 14-13）。

（8）大腿出血：用两手拇指重叠用力压迫腹股沟中点稍下方的股动脉，压向耻骨上支（图 14-14）。

（9）小腿出血：在腘窝中部压迫腘动脉。

（10）足部出血：可用双手食指或拇指压迫足背中部近脚腕处的胫前动脉搏动点和足跟内侧与内踝之间的胫后动脉搏动点（图 14-15）。

3. 止血带止血法　适用于四肢较大动脉的出血。四肢的大出血用加压包扎和抬高患肢方式不能有效止血时，可用止血带止血。常用的止血带有橡皮止血带、布制止血带，紧急情况下可用三角巾、绷带、手绢等。不可应用硬质的绳索、金属丝、电线等止血。

图 14-14　股动脉指压法

图 14-15　胫前胫后动脉指压法

（1）橡皮止血带止血法：取 1 米长的橡皮管,先用绷带或布块垫衬在止血带部位皮肤上,两手将止血带中段适当拉长,环绕出血伤口的上端肢体 2 ~ 3 圈后固定,借助橡皮管的弹性压迫血管而达到止血目的。

考点：止血带的选择

（2）布带止血带止血法：用三角带、布带、毛巾、衣袖等缠绕在垫有布垫的肢体上,拉紧止血带或用小木棒、笔杆、筷子等做绞棒绞紧后固定。

（3）卡式止血带止血法：将松紧带绕肢体一圈,然后把插入式自动锁卡插进活动锁紧开关内,一只手按住活动锁紧开关,另一只手紧拉松紧带,直到不出血为止。放松时用手向后扳放松板,解开时按压开关即可。

考点：常用的止血方法

（4）充气止血带止血法：充气止血带是根据血压计原理设计,有压力表指示压力的大小,压力均匀,效果较好。将袖带绑在伤口的近心端,充气后起到止血的作用。

4. 填塞止血法　将无菌的敷料、棉垫、纱布等,紧紧填塞在伤口内,再用绷带或三角巾等进行加压包扎。本法应用范围局限,仅用于腋窝、肩部、腹股沟不能采用指压止血法或止血带止血法的出血部位,且在取出填塞物时有再次大出血的危险。

（五）注意事项

止血带止血法使用不当,会造成神经肌肉严重损伤,甚至组织坏死,应注意操作规范,加强护理。

考点：扎止血带的部位;止血带止血法的注意事项

1. 止血带应扎在伤口的近心端,并应尽量靠近伤口。前臂和小腿不适于扎止血带,因其有两骨(前臂有尺、桡骨,小腿有胫、腓骨),动脉常走行于两骨之间,所以止血效果差。上肢出血应扎在上 1/3 处,下肢出血应扎在大腿根部。

2. 压力要达到远端动脉搏动消失,刚好能止血为度。

3. 止血带下要加衬垫,切忌用硬质绳索或铁丝直接加压。

4. 运送伤者时,要在明显部位标明使用止血带的时间、部位,不要用衣物等遮盖伤口。

5. 上止血带总时间不能超过 5 小时,期间每 0.5 ~ 1 小时松止血 1 次。每次 2 ~ 3 分钟,放松期间可改用指压法临时止血。

6. 松解止血带前,应先输液或输血,准备好止血药品。在松解止血带时,应缓慢松开,同时观察是否仍有出血,避免突然完全松开止血带。

二、包　扎

包扎是外伤急救常用的方法,具有保护创面,减少感染,避免再损伤,固定敷料夹板,防止并发症及止血、止痛等作用。包扎前要覆盖创面,包扎要快且牢固,松紧度要适宜,打结处应避开伤口和不宜压迫的部位。

（一）适应证

体表各部位的伤口除暴露疗法外,均需包扎。

考点：包扎的适应证和禁忌证

（二）禁忌证

厌氧菌感染、犬咬伤等需暴露伤口者。

（三）操作前准备

1. 物品准备　三角巾、绷带、四头带、无菌辅料等,紧急情况下可用衣裤、被单、毛巾等替代。

2. 伤员准备　核对伤员资料并解释操作目的,消除伤员的紧张和恐惧心理。

考点：绷带的基本包扎方法

（四）包扎方法

1. 绷带基本包扎法

（1）环形包扎法:是绷带包扎中最基本、最常用的方法,适宜于包扎颈、腕、胸、腹部等粗细均匀的部位。将绷带作环形重叠缠绕,每一环均将上一环的绷带完全覆盖(图 14-16A)。

（2）蛇形包扎法：适用于需由一处迅速延伸至另一处，或作简单的固定时，夹板固定多用此法。先将绷带以环形法缠绕数圈，然后以绷带宽度为间隔，斜行上缠，各周互不遮盖（图14-16 B）。

（3）螺旋形包扎法：用于包扎直径基本相同的部位如上臂、手指、躯干、大腿等。先环形缠绕数圈，然后稍微倾斜螺旋向上缠绕，每周遮盖上一周的1/3～1/2（图14-16 C）。

（4）螺旋反折包扎法：用于直径大小不等的部位，如前臂、小腿等。每周均把绷带向下反折，遮盖其上周的1/3～1/2，反折部位应相同，使之成一直线（图14-16 D）。注意不可在伤口上或骨隆突处反折。

图14-16 绷带包扎的基本方法

（5）"8"字形包扎法：应用范围较广，用于直径不一致的部位或屈曲的关节如肩、髋、膝等部位。在伤处上下，将绷带由下而上，再由上而下，重复作"8"字形旋转缠绕，每周遮盖上周的1/3～1/2（图14-16 E）。

（6）回返包扎法：多用来包扎头顶部、指端、截肢残端。头部外伤的帽式包扎法就采用此法。先将绷带以环形法缠绕数周，由助手在后面固定住，反折后由肢体顶端或肢体残端向前，由助手在前面将绷带固定住，再反折向后，如此反复（图14-16 F）。

2. **三角巾包扎法**　适用于现场急救，具有操作简单，使用方便，容易掌握，包扎面积大等特点。三角巾可对全身各部位进行止血和包扎，尤其是对肩部、胸部、腹股沟部和臀部等不易包扎的部位。三角巾由顶角、两底角、两腰边和底边组成。分为普通三角巾和条带形、燕尾式、双燕尾式、蝴蝶式三角巾。

（1）头顶帽式包扎法：将三角巾的底边向上折叠约3cm，正中放在前额与眉平齐，顶角拉向头后,两底角经两耳上方,拉向枕后交叉,再经耳上绕至前额打结,将顶角向上反折嵌入底边内(图 14-17)。

图 14-17　头顶帽式包扎法

(2)头、耳部风帽式包扎法:将三角巾顶角、底边中点各打一个结,将顶角结置于前额中央,底边结置于枕部,头部套入风帽内,向下拉紧两底角,再将底边向外反扎 2~3cm 宽的边,左右交叉包绕兜住下颌,绕至枕后打结固定(图 14-18)。

图 14-18　风帽式包扎法

(3)面部面具式包扎法:将三角巾顶角打结放在颌下,罩住面部及头部,底边两端拉紧至枕后交叉后,两端绕至前额打结,在眼、鼻、口部各剪一小口。

(4)三角巾眼部包扎法:①单眼包扎法:将三角巾折叠成 4 指宽的带状,斜置于伤侧眼部,将下侧较长一端从伤侧耳下绕至枕后,经健侧耳上拉至前额与另一端交叉反折绕头一周,于健侧耳上端打结固定(图 14-19)。②双眼包扎法:将带状三角巾的中央置于枕部,两底角分别经耳下拉向眼部,在鼻梁处左右交叉各包一只眼,成"8"字形经两耳上方在枕部交叉后绕至下颌处打结固定(图 14-20)。

图 14-19　单眼包扎法　　　　图 14-20　双眼包扎法

（5）三角巾胸部包扎法：将三角巾的顶角置于伤侧肩上，两底边在胸前横拉至背部打结固定后，再与顶角打结固定（图14-21）。

图14-21　三角巾胸部包扎法

（6）三角巾下腹部包扎法：将三角巾顶角朝下，底边横放腹部，两底角在腰后打结固定，顶角经两腿间拉至腰后与底角打结固定。

（7）燕尾巾肩部包扎法：①将三角巾折成燕尾巾，把燕尾巾夹角朝上，放在伤侧肩上。向后的一角压住并稍大于向前的角，燕尾底边包绕上臂上部打结，然后两燕尾角分别经胸、背拉到对侧腋下打结（图14-22）。②双肩包扎法：两燕尾角等大，夹角朝上对准项部，左右双燕尾由前向后分别包绕肩部到腋下，在腋后打结固定（图14-23）。

图14-22　燕尾巾单肩包扎法

图14-23　燕尾巾双肩包扎法

（8）三角巾上、下肢包扎法：包扎膝、肘部时，将三角巾折叠成比伤肢稍宽的带状，斜放于伤口处，两端压住上下两边绕肢体一周，在肢体内侧或外侧打结固定。包扎手、足时，将三角巾底边横放在腕(踝)部,手掌(足底)向下放在三角巾中央,将顶角反折盖住手(足)背,两底角交叉压住顶角绕肢体一圈,反折顶角后打结固定。

(9)三角巾臀部包扎法:将三角巾顶角朝下放在伤侧腰部,一底角包绕大腿根部与顶角打结,另一底角提起围腰与底边打结固定。

(10)残肢三角巾包扎法:无菌纱布先包裹残肢,将三角巾铺平,使残肢对着顶角放置,后将顶角反折并覆盖残肢,再将三角巾两底角交叉,环绕残肢打结(图14-24)。

图14-24 残肢三角巾包扎法

(五)注意事项

1. 包扎要做到快、准、轻、牢。包扎时操作既要迅速敏捷,且动作要轻,以免碰撞伤口,增加伤口的疼痛和流血。

2. 包扎前应先作简单的清创,在伤口上覆盖无菌或清洁敷料后再包扎。

3. 包扎时保持伤员舒适体位,被包扎肢体应保持功能位。

4. 包扎方向应自上而下,自左向右,由远心端向近心端包扎,包扎后抬高患肢以促进静脉回流。

5. 包扎的松紧要适度,过紧影响血液循环,包扎材料打结或其他方法固定的位置要避开伤口和坐卧受压的位置。

6. 四肢包扎时应暴露指(趾)端,便于观察末梢血液循环。

考点:包扎的注意事项

三、固　　定

固定技术在创伤伤员的急救中具有重要意义,有助于减少受伤部位的活动,减轻疼痛和避免加重损伤,防止休克,利于伤员搬运。

(一)适应证

1. 所有四肢骨折均应进行固定。

2. 脊柱损伤、骨盆骨折及四肢广泛性软组织创伤在急救中也应相对固定。

考点:固定的适应证

(二)禁忌证

出血、休克等,必须先急救,妥善处理后再固定。

(三)操作前准备

1. 物品准备　夹板是固定最理想的器材。在急救现场没有夹板时,可就地选用竹板、树枝、镐把、枪托等代替。还可以借助伤员健侧肢体或躯干进行临时固定。另备纱布或毛巾、衣物、绷带、三角巾等。

2. 伤员准备　核对伤员资料并解释操作目的,消除伤员的紧张和恐惧心理。

(四)固定方法

1. 锁骨骨折固定　用毛巾或厚敷料垫于两腋前上方,将三角巾折叠成带状,两端分别绕两肩呈"8"字形,使两肩尽量向后、外方扩张,拉紧三角巾两端在背后打结固定(图14-25)。

图 14-25　锁骨骨折固定

图 14-26　上臂骨折固定

2. 上臂骨折固定　取长、短两块夹板,长夹板放于上臂的后外侧,短夹板置于前内侧,在骨折部位上下两端固定。将肘关节屈曲 90°,伤员使前臂呈中立位,再用三角巾将上肢悬吊,固定于胸前(图 14-26)。

3. 前臂骨折固定　协助伤员屈肘 90°,拇指向上。取两块合适的夹板,其长度超过肘关节至腕关节的长度,分别置于前臂的内、外侧,然后用绷带于两端固定牢,再用三角巾将前臂悬吊于胸前,呈功能位。

4. 大腿骨折固定　取一长夹板放在伤腿的外侧,长度自足跟至腋窝部,另用一夹板置于伤腿内侧,长度自足跟至大腿根部,然后用绷带或三角巾分段将夹板固定(图 14-27)。

5. 小腿骨折固定　取长短相等的夹板(从足跟至大腿)两块,分别放在伤腿的内、外侧,然后用绷带分段扎牢(图 14-28A)。紧急情况下无夹板时,可将伤员两下肢并紧,两脚对齐,然后用绷带或布带等将健侧肢体与伤肢分段固定在一起,注意在关节和两小腿之间的空隙处垫以纱布或其他软织物,以防包扎后骨折部位弯曲(图 14-28B)。

图 14-27　大腿骨折固定

A　　　　　　　　　　B

图 14-28　小腿骨折固定

（五）注意事项

考点：固定的注意事项

1. 固定前如有伤口或出血,应先止血、包扎,后用夹板固定,如有休克或呼吸、心搏骤停者应立即进行抢救。

2. 开放性骨折,原则上现场不复位。局部作清洁消毒处理后,用纱布将伤口包好,以免造成伤口污染和再度刺伤血管和神经。

3. 选择固定用夹板的长度与宽度要与骨折肢体相称,其长度一般应超过骨折上、下两个关节为宜。

4. 固定用的夹板不应直接接触皮肤,可用纱布、毛巾、衣物等软材料垫在夹板和肢体之间,特别是夹板两端、关节骨头突起部位和间隙部位,以免引起皮肤磨损或局部组织压迫坏死。

5. 固定、捆绑的松紧度要适宜,固定四肢时,要将指(趾)端露出,以便随时观察肢体血液循环情况。如发现指(趾)苍白、发冷、麻木、疼痛、肿胀、甲床青紫时,说明固定、捆绑过紧,血液循环不畅,应立即松开,重新包扎固定。

6. 固定后不要随便移动伤者,不要盲目复位,以免加重损伤程度。

四、搬　运

搬运伤员的方法是创伤急救的重要技术之一,目的是及时、迅速、安全地使伤员脱离危险环境,防止在搬运过程中加重损伤。搬运不是一种简单的体力劳动,正确、迅速地搬运对伤员的救治和预后具有重要意义。现场搬运多为徒手搬运,也可用一些专用搬运工具或临时制作的简单搬运工具,但不要因寻找搬运工具而贻误搬运时机。

（一）适应证

因伤活动受限伤员的转移。

（二）禁忌证

1. 人员、器材未准备完好时。

2. 危重伤员必须先急救,如呼吸心搏骤停、休克、气道异物等,妥善处理后才能搬动。

（三）操作前准备

1. 物品准备　担架是搬运伤病员的专用工具,也可临时制作工具,如门板、床板等。

2. 伤员准备　核对伤员资料并解释操作目的,消除伤员的紧张和恐惧心理。

（四）搬运方法

1. 担架搬运法　是创伤急救搬运伤员的最常用方法,适用于转运路程较远、躯干或下肢骨折、危急重症的伤员。具体方法是:①整个过程由1位医务人员统一发出指挥号令,统一动作。②三人或多人一组,始终使伤员的身体保持水平位置,不得使身体扭曲,将伤员移上担架。③转运时伤员头部在后,足部在前,以便观察伤员病情变化,利于伤员头部的血液供应。④抬担架者要脚步一致,平稳前进,在上下坡时应及时调整担架高度,使伤员保持水平位。

考点：担架搬运法的具体方法

2. 徒手搬运法　适用于转运路程较近、伤势比较轻的伤员。

（1）单人搬运法

1）扶持法:适用于病情较轻,能够站立行走的伤者。施救者站立于伤员一侧,使伤者手臂搂住施救者的头颈,施救者用外侧的手牵着伤员的手腕,另一手伸过伤员的背部扶持其腰,使其身体略靠施救者,扶着行走。

2）牵托法:将伤员放在油布或雨衣上,将两个对角或双袖扎在一起固定伤员的身体,用绳子牵拉油布或雨衣前行。

3）抱持法：若伤员能够站立，施救者站于伤员一侧，一手托其背部，一手托其大腿，将其抱起。如果伤员清醒，可让其一手搂住施救者的颈部。

4）背负法：施救者站立于伤员的前方，微弯背部，将其背起。若伤员不能站立，卧于地面，则施救者可躺在伤员一侧，一手紧握其手，另一手抱住其腿，用力翻身，使其驮于施救者的背上，然后慢慢站立（图14-29）。胸部损伤的伤员不宜使用此法。

（2）双人搬运法：适用于病情较轻、路程较近但体重较重的伤员。

图 14-29　背负搬运法

1）椅托式：一名施救者以左膝跪地，另一名施救者以右膝跪地。分别用一手伸入伤员的大腿下面并互相紧握，另一手彼此交替置于伤员的背部（图14-30）。

2）拉车式：一名施救者站在伤员的背后将两手从伤员腋下绕至腋前，把伤员抱在怀里，另一名施救者反身站于伤员两腿中间慢慢将伤员两腿抬起，两名施救者一前一后抬伤员前行（图14-31）。

3）平抬或平抱式：两人并排将伤员平抱，或者一左一右、一前一后将伤员平抬起。该方法不适合脊柱损伤者。

（3）三人或多人搬运法：适用于脊柱骨折的伤员。三人可并排将伤员抱起，齐步向前，多人时可面对面站立，将伤员平抱进行搬运（图14-32）。

图 14-30　椅托式搬运法

图 14-31　拉车式搬运法

3. 车辆搬运法　常用于转运路途较远、并需紧急转运的伤员。伤员上车后,一般取仰卧位,胸部损伤的伤员取半卧位,颅脑损伤或昏迷伤员将头偏向一侧,脊柱损伤的伤员取仰卧位的同时,应在其身下放置硬板床。途中注意伤员的保暖。

(五)注意事项

1. 必须在原地检伤、包扎、止血、固定之后再行搬运。

2. 搬运时必须保持伤处稳定,切勿弯曲或扭动,以免加重损伤。

3. 担架搬运时,伤员足部在前,头部在后。

4. 昏迷伤员搬运时为了保持呼吸道通畅,可采用半卧位或侧卧位。

5. 伤情严重、路途遥远的伤员,要加强搬运途中伤情观察及护理。

考点:搬运的注意事项

图 14-32　三人搬运法

目 标 检 测

A₁/A₂ 型题

1. 患者,女性,4 岁,吃果冻时玩耍,果冻进入气道,呼吸急促,此时最应采取的急救措施是
   A. 口对口人工呼吸　　B. 上腹部倾轧椅背法
   C. 倒提背部拍击法　　D. 呼救 120
   E. 抱送医院

2. 舌后坠阻塞气道最便捷解除阻塞的方法是
   A. 口咽管植入术　　B. 环甲膜穿刺术
   C. 气管插管术　　　D. 气管切开术
   E. 环甲膜切开术

3. 患者辅助通气需要建立较长时间气道时,应选用
   A. 口咽管植入术　　B. 环甲膜穿刺术
   C. 气管插管术　　　D. 气管切开术
   E. 鼻咽管植入术

4. 下列患者需要立即行气管内插管的是
   A. 喉部烧伤　　　　B. 喉头水肿
   C. 呼吸心跳骤停　　D. 会厌炎
   E. 肺癌

5. 气管插管时间一般不超过
   A. 24 小时　　　　B. 36 小时
   C. 48 小时　　　　D. 72 小时
   E. 没有时间限制

6. 下列不能进行气管切开术的情况是
   A. 呼吸肌麻痹
   B. 气管异物
   C. 哮喘持续状态
   D. 有机磷杀虫剂中毒昏迷
   E. 颈前部患急性蜂窝组织炎

7. 气管切开术时其切口呈何种形态
   A. 纵形　　　　　　B. 横形
   C. 斜形　　　　　　D. 圆形
   E. 三角形

8. 球囊-面罩通气术成人的氧流量是
   A. 8～10L/分　　　B. 10～12L/分
   C. 10～15L/分　　　D. 15～20L/分
   E. 10～20L/分

9. 下列哪项不是机械通气的适应证
   A. 睡眠呼吸暂停综合征
   C. 肺水肿
   B. ARDS
   D. 化脓性扁桃体炎
   E. 重症肌无力

10. 患者,男性,40 岁,支气管哮喘持续发作 2 天。使用氨茶碱、沙丁胺醇、激素治疗无效。查体:呼吸浅快,口唇发绀,意识模糊,双肺哮鸣音低。血气分析:PaO₂ 45mmHg,PaCO₂ 70mmHg,进一步救治措施应为

A. 静脉推注地塞米松

B. 给予高浓度吸氧

C. 静脉滴注 5% 碳酸氢钠

D. 联合应用抗生素静脉滴注

E. 气管插管, 机械通气

11. 呼吸监测最直接的指标是

    A. SpO_2 B. SaO_2

    C. 动脉血气分析   D. 呼吸频率

    E. 潮气量

12. 呼吸机高压报警常见的原因不包括

    A. 呼吸道分泌物增加

    B. 气管插管或气管切开管移位

    C. 呼吸机管路不畅

    D. 人机对抗

    E. 患者呼吸过快

13. 机械通气时, 吸痰操作错误的是

    A. 不将气道外微生物带入气道内

    B. 吸痰动作轻柔快速

    C. 吸痰前先给患者吸 100% 纯氧 1~3 分钟

    D. 一次吸痰时间不宜超过 15 秒

    E. 用吸引口鼻的吸痰管吸引气道深部的痰液

14. 机械通气期间使用加热湿化器时, 理想温度是

    A. 36℃   B. 37℃

    C. 38℃   D. 39℃

    E. 40℃

15. 患者, 男性, 61 岁, 因 "胸闷、气促伴发热" 10 天入院, 胸部 X 线摄片提示 "双侧肺浸润", 动脉血气分析值: pH 7.44, PaO_2 56mmHg, $PaCO_2$ 34mmHg, SaO_2 85%, 诊断为 "急性呼吸窘迫综合征", 经鼻导管和面罩给氧, 缺氧症状无明显改善, 此时, 应选择何种氧疗方式

    A. 高压氧   B. 面罩给氧

    C. 无创性机械通气   D. 有创机械通气

    E. 鼻导管给氧

16. 常用的机械通气模式不包括

    A. 高频通气   B. 间歇正压通气

    C. 辅助控制通气   D. 压力支持通气

    E. 持续气道正压通气

17. 呼吸机应用时出现高压报警的常见原因有

    A. 呼吸机管道脱落

    B. 呼吸道分泌物过多

    C. 高压报警上限设置过高

    D. 气管导管的气囊漏气

    E. 湿化罐活塞未关闭

18. 呼吸机应用时出现低压报警的常见原因不正确的是

    A. 呼吸机管道内有积水

    B. 呼吸机管道脱落

    C. 气管导管的气囊漏气

    D. 呼吸机管道破裂

    E. 湿化罐活塞未关闭

19. 气管切开后患者的体位应是

    A. 头高脚低位   B. 头低脚高位

    C. 去枕平卧位   D. 平卧位

    E. 侧卧位

20. 呼吸机的湿化器应加入的液体是

    A. 自来水   B. 无菌蒸馏水

    C. 生理盐水   D. 5% 葡萄糖注射液

    E. 10% 葡萄糖注射液

21. 气管内插管患者每次吸痰时间不超过

    A. 30 秒   C. 25 秒

    B. 20 秒   D. 15 秒

    E. 5 秒

22. 关于使用止血带, 下列哪项是错误的

    A. 止血带应设在出血的近心端

    B. 上带前放置垫片

    C. 转运前应在转送卡上写明上止血带时间

    D. 上肢止血最好放在上臂中 1/3

    E. 下肢止血最好放在大腿根部

23. 用于临时止血的方法是

    A. 加压包扎止血   B. 橡胶止血带止血

    C. 气压止血带止血   D. 填塞止血

    E. 指压止血

24. 以下不能用作止血带的是

    A. 橡皮筋   B. 电线

    C. 三角巾   D. 绷带

    E. 布带

25. 止血方法不包括

    A. 加压包扎止血   B. 止血带止血

    C. 填塞止血   D. 指压止血

    E. 放平止血

26. 不宜使用止血带止血的部位是

    A. 前臂   B. 上臂

    C. 头部   D. 小腿

    E. 大腿

27. 使用止血带时, 为防止远端肢体缺血坏死, 一般使用止血带时间不超过

    A. 2 小时   B. 3 小时

    C. 4 小时   D. 5 小时

    E. 6 小时

28. 小腿绷带包扎适合的方法是
    A. 环形包扎法　　　B. 蛇形包扎法
    C. 螺旋形包扎法　　D. 螺旋反折包扎法
    E. "8"字形包扎法

29. 绷带包扎时螺旋反折包扎法适合于
    A. 手指　　　　　　B. 上臂
    C. 肩部　　　　　　D. 躯干
    E. 小腿

30. 绷带包扎最常用的方法是
    A. 环形包扎法　　　B. 蛇形包扎法
    C. 螺旋形包扎法　　D. 螺旋反折包扎法
    E. "8"字形包扎法

31. 关于加压包扎止血法叙述,错误的是
    A. 是最常用的止血方法
    B. 可用于毛细血管出血
    C. 可用于小静脉出血
    D. 可用于小动脉出血
    E. 可用于伤口内有碎骨片时

32. 包扎的作用不包括
    A. 保护创面　　　　B. 减少感染
    C. 避免再损伤　　　D. 减少活动
    E. 止痛

33. 固定的作用不包括
    A. 减轻疼痛　　　　B. 减少损伤
    C. 利于搬运　　　　D. 压迫止血
    E. 减少受伤部位活动

34. 关于夹板固定时,下列叙述正确的是
    A. 超过伤口上关节
    B. 超过伤口下关节
    C. 超过伤口上、下关节
    D. 不必考虑关节位置
    E. 松紧度越紧越好

35. 怀疑脊柱损伤的患者搬运应选用
    A. 扶持法　　　　　B. 抱持法
    C. 背驮法　　　　　D. 拉车式
    E. 硬板担架搬运

36. 搬运伤员时,下列错误的是
    A. 胸部损伤者取半卧位
    B. 颅脑损伤无意识障碍者取仰卧位
    C. 昏迷者仰卧位将头偏向一侧
    D. 脊柱损伤者取侧卧位
    E. 大部分伤者可仰卧位

37. 在转运伤病员时,舒适平稳,转运途中对伤病员的影响小,适于各类伤病员,不受地形道路等条件限制的搬运工具是

    A. 担架　　　　　　B. 汽车
    C. 列车　　　　　　D. 飞机
    E. 轮船

38. 对创伤患者最先实施的急救措施是
    A. 止血　　　　　　B. 包扎
    C. 固定　　　　　　D. 搬运
    E. 止痛

39. 以下不符合指压止血法技术操作的是
    A. 头颈部指压止血时需同时压迫两侧颈总动脉
    B. 用手指、手掌或拳头用力压迫出血的动脉
    C. 压迫伤口的近心端动脉
    D. 将出血的血管压向经过骨骼的部位
    E. 是一种简单有效的临时性止血方法

40. 使用止血带止血以下哪种方法不正确
    A. 充气止血带压力要适度
    B. 标明使用止血带的时间和部位
    C. 每隔 30 分钟应放松 1 ~ 2 分钟
    D. 止血带应扎在伤口的远心端
    E. 松解止血带前,应先输液或输血

41. 使用止血带止血应隔多长时间放松一次
    A. 隔 15 ~ 20 分钟放松 1 ~ 2 分钟
    B. 隔 30 ~ 40 分钟放松 2 ~ 3 分钟
    C. 隔 30 ~ 60 分钟放松 1 ~ 2 分钟
    D. 隔 20 ~ 30 分钟放松 1 ~ 2 分钟
    E. 没有时间限制

42. 包扎伤口时以下操作哪项是不正确的
    A. 包扎时动作要轻,避免触及伤口
    B. 敷料在伤口上打结后固定
    C. 包扎松紧适宜,在凹陷处垫棉垫
    D. 要将手指、足趾甲床暴露
    E. 先止血后包扎

43. 对颈椎骨折伤员搬运的正确方法是
    A. 扶伤员坐起检查是否脊柱骨折
    B. 使用颈托抬伤员卧平板上搬运
    C. 牵托法搬运
    D. 拉车式搬运
    E. 背负法搬运

44. 现场急救转送伤员时以下哪种方法不妥
    A. 必须在原地检伤
    B. 包扎、止血、固定后再行搬运
    C. 搬动患者时尽可能不改变其体位
    D. 根据伤情采用不同转运方法
    E. 伤员头部在前,足部在后

45. 发生导管感染的原因不包括

A. 无菌操作不严格

B. 患者全身情况差

C. 导管留置时间长

D. 置管后未及时使用抗生素

E. 置管后未及时更换敷料

46. 动脉留置导管时间原则上不超过几天

A. 2 天   B. 3 天

C. 4 天   D. 5 天

E. 没有时间限制

47. 下列哪项不是深静脉穿刺置管的适应证

A. 长期输液治疗   B. 大量、快速扩容

C. 血液净化   D. 心功能不全

E. 静脉使用化疗药物

48. 周围动脉插管途径首选

A. 左桡动脉   B. 颈动脉

C. 股动脉   D. 腋动脉

E. 足背动脉

49. 在进行锁骨下静脉穿刺插置管术中,应特别注意下列哪项

A. 误伤颈总动脉   B. 硅胶管堵塞

C. 误伤动脉   D. 引起空气栓塞

E. 局麻效果不满意

A₃/A₄ 型题

(50~52 题共用题干)

患者,男性,55 岁,因"持续性胸闷、胸痛 6 小时"入院。诊断为急性前壁心肌梗死,心电监护示心室颤动。

50. 对该患者应立即采取的措施是

A. 加大氧流量   B. 测血压

C. 判定呼吸情况   D. 判定意识

E. 电复律

51. 关于电复律操作技术,下列叙述错误的是

A. 首次选择电能 200J

B. 室颤持续存在,可连续电击

C. 选用非同步直流电复律

D. 复律前电极板涂导电糊

E. 两大拇指先后按下放电按钮

52. 关于复律后的护理,错误的是

A. 持续心电监护 24 小时

B. 查心肌酶

C. 电解质

D. 清醒后可立即进食

E. 患者卧床休息 1~2 天

(53、54 题共用题干)

患者,男性,55 岁,脑血栓病史 2 年,遗留饮水呛咳后遗症。半小时前与家人共进午餐时突然咳嗽、呼吸困难,发绀,一手呈"V"字状紧贴于颈部。

53. 在家中应立即采取的措施是

A. Heimlich 手法   B. 口对口人工呼吸

C. 口对鼻人工呼吸   D. 安慰患者

E. 心脏按压

54. 120 接至医院后,患者呼吸浅快,口唇发绀,意识模糊,为了立即畅通气道,应采取的措施是

A. 口咽管植入术   B. 环甲膜穿刺术

C. 气管插管术   D. 气管切开术

E. 人工呼吸

(55、56 题共用题干)

患者,男性,60 岁,已确诊慢性阻塞性肺疾病、肺炎、肺性脑病、慢性呼吸衰竭Ⅱ型。经治疗 1 周,呼吸道内仍有大量痰液,黏稠,不易咳出,呼吸困难明显。

55. 对该患者拟行气管插管术,最主要的目的是

A. 畅通气道,利于排痰

B. 口对口人工呼吸

C. 防止舌后坠

D. 吸氧

E. 气管内给药

56. 该患者已上呼吸机治疗,需要做肺 CT,在检查途中需行

A. 撤机,鼻导管吸氧   B. 口对口人工呼吸

C. 球囊辅助通气   D. 面罩吸氧

E. 为了检查,不必吸氧

(刘志凤 林 峰)

实 训 指 导

实训 1 急救中心概况

一、教 学 目 标

1. 掌握院前急救的目的,熟悉院前急救的任务、特点。
2. 掌握院前急救的原则和步骤。
3. 了解院前急救工作流程。
4. 了解院前急救中心(或急救站)的设置与管理。
5. 了解急救中心(或急救站)通讯系统,掌握紧急呼救基本要求及注意事项,学会正确拨打"120"急救电话。
6. 了解救护车的医疗设备及药品装备标准。

二、实 验 准 备

(一) 相关知识技能的准备
1. 掌握院前急救的目的、任务、特点等理论知识。
2. 掌握院前急救的原则和步骤、紧急呼救的基本要求及注意事项等知识。
3. 了解院前急救中心(或急救站)的设置与管理等理论知识。

(二) 用物准备
1. 联系院前急救中心(或急救站)。
2. 若以观看录像、视频形式开展本次实验课,则准备好介绍院前急救中心(或急救站)的录像或视频,检查播放环境及设备等是否能够正常运行。

(三) 护生准备
护生着装规范、仪态端庄、态度认真。

三、实 验 过 程

(一) 院前急救中心(或急救站)见习过程
1. 带教老师带领学生现场参观院前急救中心(或急救站),院前急救中心(或急救站)带教老师介绍本地区院前急救中心(或急救站)的设置与管理、运行模式概况。
2. 参观急救中心通讯系统,介绍紧急呼救的基本要求及注意事项。
3. 参观救护车,介绍救护车的医疗设备及药品装备标准及用途。
4. 介绍院前急救的目的、任务、特点等。
5. 介绍院前急救的流程、原则和步骤。

(二) 以观看录像、视频形式开展本次实验课的实验过程
教师播放录像或(和)视频,并适时进行解释。

四、教学评价

技能考核和理论考核。

（毛静芳）

实训 2　徒手心肺复苏术

一、教学目标

1. 掌握徒手心肺复苏术的目的、操作方法和流程及注意事项。
2. 学会电除颤的作用和使用方法。
3. 熟练掌握心肺复苏术及复苏效果的判断。

二、实验准备

（一）相关知识技能的准备

1. 掌握心搏骤停的临床表现。
2. 掌握徒手心肺复苏术的目的及注意事项,复苏效果的判断。
3. 理解电除颤的作用和使用方法。

（二）用物准备

心肺复苏模型、呼吸膜等。

（三）护士准备

护士着装规范、仪态端庄、态度认真,洗手、戴口罩。

（四）环境准备

安全、宽敞、光线充足。

三、实验过程

（一）介绍本次实验课的内容、目的和程序

（二）徒手心肺复苏术

1. 操作步骤

（1）判断与呼救:①判断意识:拍打、轻摇患者肩部并大声呼唤患者,触摸大动脉搏动,10秒钟内完成,并判断呼吸报告结果;②紧急呼救:确认患者意识丧失,立即呼叫。

（2）安置体位:将患者安置于硬板床,取仰卧位;去枕,头、颈、躯干在同一轴线上。

（3）心脏按压:抢救者立于患者右侧;解开衣领、腰带,暴露患者胸、腹部;按压部位:胸骨中部,定位正确;按压方法:两手掌根部重叠,手指翘起不接触胸壁,上半身前倾,两臂伸直,垂直向下用力;按压幅度:胸骨下陷至少5cm;按压频率:≥100次/分。

（4）开放气道:检查口腔,清除口、鼻腔异物;取出活动义齿;判断颈部有无损伤,根据不同情况采取合适方法开放气道。

（5）人工呼吸:捏住患者鼻孔;深吸一口气,用力吹气,直至患者胸廓抬起;吹气毕,观察胸廓情况;连续2次;按压与人工呼吸之比:30∶2,连续5个循环。

（6）判断复苏效果:操作5个循环后,判断并报告复苏效果(口述):①颈动脉恢复搏动,平均动脉血压大于60mmHg;②自主呼吸恢复;③瞳孔缩小,对光反射存在;④面色、口唇、甲床和皮肤色泽转红。

（7）整理、记录：①整理用物；②六步洗手；③观察、记录。

2. 注意事项

（1）当院外心搏骤停被目击或发生院内心搏骤停，如有 AED 或人工除颤器在现场，急救人员应立即 CPR 和尽早使用除颤器。

（2）对怀疑有颈椎外伤者，不应抬颈，避免造成脊髓损伤。

（3）胸外心脏按压部位要准确，压力要适当。过轻则无效，过重易造成损伤。

（4）胸外按压与人工呼吸交替进行，比例为 30∶2。

（5）进行 5 个循环之后进行心肺复苏的效果评价。

（6）操作中途换人应在心脏按压。吹气间隙进行，不得使抢救中断时间超过 5～7 秒。

四、教学评价

操作考核和理论考核。

（徐建如）

实训 3　重症监护病房

一、教学目标

1. 了解 ICU 设置与管理。
2. 掌握多功能监护的操作目的。
3. 掌握常用监测指标的正常值与意义。
4. 掌握操作中的基本原则：无菌技术操作原则、隔离消毒原则等。
5. 熟练掌握多功能监护仪的操作流程、各种导线的连接、电极片的安放及其保养与清洁。

二、实验准备

（一）相关知识技能的准备

1. 了解 ICU 病房布局与设置，掌握 ICU 患者收治原则和院内感染管理。
2. 掌握常用监测指标的正常值与意义。

（二）用物准备

1. 准备心电监护仪实训图 1、心电血压插件连接导线、脉搏血氧饱和度传感器及导线、电极片、生理盐水、棉球、配套的血压袖带等。

2. 多功能监护仪试机，确保正常运转，检查导联、传感器导线是否正常，将心电血压插件连接导线、脉搏血氧饱和度传感器及导线与监护仪连接。

（三）护士准备

护士应着装规范、仪态端庄、态度认真，洗手、戴口罩。

（四）患者准备

彻底清洁局部皮肤，去除皮屑和油脂。

三、实验过程

（一）临床见习（或模拟 ICU 病房教学）

临床见习（或模拟 ICU 病房教学），了解 ICU 病房布局与设置相关要求，了解 ICU 相关制度、收治原则。

信息区

波形区

参数

电源开关

充电灯

操作菜单栏

实训图1 心电监护仪

（二）常用监测技术

1. 心电监护操作步骤

（1）确定患者身份，根据实际情况解释目的；评估患者病情、意识状态、皮肤状况。

（2）连接心电监护仪电源，打开主开关。

（3）让患者取平卧位或半卧位，用生理盐水擦拭患者胸部贴电极处皮肤。

（4）正确粘贴电极：先把心电导线与电极片相连，再把电极片贴在患者身上。粘贴电极片的部位：①左臂导联：左锁骨中线锁骨下或左上肢连接躯干的部位；②右臂电极：右锁骨中线锁骨下或右上肢连接躯干的部位；③左腿电极：左锁骨中线第6、7肋间或左髋部；④参照电极：右锁骨中线第6、7肋间或右髋部；⑤胸部电极：心电图胸导联的位置。

（5）将血压计袖带绑在患者上臂，袖带下缘距肘窝两横指处。

（6）将血氧饱和度探头固定于患者指端、趾端或耳垂。

（7）选择合适的导联，正确调整波形、波幅、波速，设置报警上下限。

（8）向患者做好宣教：①告知患者不要自行移动或摘除电极片，避免牵拉连接线，不要随意调节按钮，出现连续报警时按呼叫铃；②告诉患者和家属避免在监护仪附近使用手机，以免干扰监测波形；③指导患者及家属学会观察电极片周围皮肤情况，如有痒痛及时告知医护人员。

（9）操作后处理：①整理用物，将导联线顺势盘绕，妥善固定；②观察、洗手、记录。

2. 注意事项

（1）心电导联要准确无误，贴电极片时要避开除颤、心电图胸导联、永久起搏器埋藏的位置。

（2）经常检查巡视电极片、血压计袖带、血氧饱和度指套是否正常，仪器是否工作。

（3）可根据情况改变报警上下限，但不可关闭报警系统。

四、教 学 评 价

操作考核和理论考核。

（徐建如）

实训 4　环甲膜穿刺术

一、教学目标

1. 掌握环甲膜穿刺术的适应证、禁忌证。
2. 熟练掌握环甲膜穿刺术。
3. 学会环甲膜穿刺术中、术后护理。

二、实验准备

(一) 相关知识技能的准备
1. 熟悉环甲膜的解剖结构。
2. 掌握环甲膜穿刺术的适应证、禁忌证。
3. 掌握环甲膜穿刺术的目的、操作方法及术中、术后护理等理论知识。

(二) 用物准备
操作模型、环甲膜穿刺针或 16 号粗针头、无菌注射器、T 形管、给氧装置、消毒用物等。

(三) 护士准备
护士着装规范、仪态端庄、态度认真,洗手、戴口罩。

(四) 患者及家属准备
患者及家属理解环甲膜穿刺的目的、意义、安全性和可能发生的并发症,能主动配合。

三、实验过程

(一) 目的了解
介绍环甲膜的解剖结构及体表标志、环甲膜穿刺术的目的、适应证和禁忌证。

(二) 环甲膜穿刺术流程
1. 携带用物置患者旁,核对确认患者,其他操作步骤参见第十四章常用急救技术。
2. 操作后处理　①协助患者取舒适体位;②整理用物;③观察、洗手、记录。
3. 术后护理参见第十四章常用急救技术。

四、教学评价

操作考核和理论考核。

(刘志凤　毛静芳)

实训 5　创伤的救护(综合实例 1)

一、教学目标

1. 学会创伤院前评分方法。
2. 熟练掌握外伤止血、包扎、固定和搬运等的操作方法。
3. 掌握多发伤、复合伤的救护要点。
4. 树立争分夺秒抢救患者的急救意识。

二、实 验 准 备

（一）相关知识和技能的准备

1. 掌握创伤的救护知识,腹部损伤的护理,骨关节损伤的护理等相关的急救、外科等学科理论知识。

2. 掌握常用急救技术(外伤止血、包扎、固定、搬运术等),生命体征测量,创伤评分,简易呼吸器使用,心电监护仪使用等技能性知识。

（二）用物准备

1. 急救箱,听诊器,血压计,手电筒,剪刀,氧气枕,吸氧管,无菌纱布、棉垫、绷带、三角巾、止血带等若干,夹板,担架,心电监护仪,静脉输液用物。

2. 根据病例和场景设置准备以上物品,并能合理放置。

（三）环境准备

安全、宽敞、光线充足,符合急救要求。

（四）患者准备

理解抢救的目的,能主动配合。

三、实 验 过 程

（一）人员素质要求及准备

1. 态度严肃认真,动作迅速、准确、流畅。

2. 具有急救意识,忙而不乱、密切配合。

3. 根据角色要求着装,做好操作前沟通解释。

（二）院前急救

1. 监测心率、血压、呼吸等生命体征,判断意识和瞳孔变化。

2. 迅速评估伤情,进行创伤评分。

3. 基本生命支持　复苏、通气、止血、包扎、固定、搬运及转运。

4. 一般处理　安置合理体位;保持呼吸道通畅;严密监护生命体征;开放输液通路;抗休克。

（三）院内救护

1. 伤情判断与分类　①致命性创伤者,做短时紧急复苏后立即手术治疗;②生命体征尚平稳者,完善交叉配血及必要检查,做好手术准备;③潜在性创伤者,严密观察、进一步检查。

2. 一般处理　呼吸支持,循环支持,镇静止痛,支持治疗,闭合性创伤予以理疗、加压包扎固定、手术等,开放性创伤予以清创换药等。

3. 针对性救治措施　多发伤、复合伤的救护。

（四）操作后处理

观察病情,整理用物。

四、教 学 评 价

1. 课堂评价。

（1）学生自评互评:学生评价创伤评分、急救技术、救治方法与思路等是否准确,找出存在的不足。

（2）教师点评:在学生评价的基础上,再结合急救意识、协作能力、人文关怀等方面综合点评,肯定优点、指出不足、提出建议。

2. 操作考核和理论考核。

五、示范病例及场景模拟

示范病例

患者,男性,36 岁,60kg,不慎自高处坠落。目击者拨打急救电话。120 救护车到达事故现场后见患者神志淡漠,面色苍白,言语对答错乱,只对疼痛刺激有反应;现场检查:BP85/50mmHg,P110 次/分,R18 次/分,双瞳(2,2)对光反射灵敏;枕部头皮有长约 2cm× 5cm 裂口,渗血多,胸部有皮肤擦伤,腹部有压痛,脊柱无畸形,右大腿肿胀、畸形,外侧可见 1cm×3cm 皮肤裂口、出血,右下肢活动受限,四肢多处挫擦伤,末梢凉,毛细血管充盈迟缓。现场急救处理后转运至医院急诊室进一步救治。

模拟场景 1　急救现场

旁白:救护车到达事故现场,医务人员携带急救物品迅速到位,护士疏散围观人群,展开抢救。

医生:(提着急救箱到患者身边)你叫什么名字?哪里受伤了?

旁白:患者神志淡漠,言语对答错乱。

医生:(对护士)快速检伤。

护士(A):协助医生检伤。测量生命体征并报告,BP85/50mmHg,P110 次/分,R18 次/分。

医生:检查伤者受伤情况:神志、瞳孔、头部、胸部、腹部、脊柱、四肢等情况,进行 CRAMS 评分:1(毛细血管充盈迟缓,收缩压 85mmHg)+2(呼吸正常)+1(腹部压痛)+1(只对疼痛刺激有反应)+1(言语错乱)= 6 分。患者 CRAMS 评分≤6 分,为极重伤。紧急处理,转运。开放静脉通路,立即给患者进行头部包扎止血,右大腿包扎止血、固定。

护士(A):建立静脉通路,500ml 生理盐水静脉滴注。协助医生为患者进行头部包扎止血,右大腿包扎止血固定。

旁白:护士用剪刀快速剪开患者伤肢衣物,动作轻柔,包扎后注意保暖。包扎完毕,将患者用担架搬运至救护车上。

模拟场景 2　转运途中

旁白:将患者安全搬上救护车,头部向后,足向前,以便观察病情。医护人员继续进行初步处理,连续心电监护、输液、鼻导管给氧 4~6L/分、盖被保暖;并密切观察病情变化,填写院前急救病历,将患者转送至医院急诊科;同时通知急诊科做好接诊准备。

模拟场景 3　急诊科

旁白:救护车到达医院急诊科,急诊科护士上前迎接急救车。院前急救护士(A)与急诊科护士(B)交接班。

护士(A):患者高处坠落致头部、右大腿开放性损伤,腹部有压痛,头部、右大腿伤口已经进行初步加压包扎止血,患者失血过多,途中已输注生理盐水 500ml,需要进一步处理。

护士(B):好,我们会继续抢救,做进一步检查治疗。

旁白:医生交接班,急诊医生为患者做进一步伤情评估。

医生:监护、给氧,注意保暖,密切观察病情。

护士(B):(给患者连接监护仪进行心电监护,给氧,盖被保暖。遵医嘱保留导尿,监测尿量。)患者现在 BP75/45mmHg,HR125 次/分,R20 次/分,SpO$_2$96%。

医生:再开一路补液,快速输注羟乙基淀粉(别名 706 代血浆)500ml,同时给予多巴胺 300mg+生理盐水 50ml 微量泵 2.5ml/h 推注。马上通知床边 B 超、右大腿床边摄片。准备做腹腔穿刺。

旁白:护士(C)协助医生为患者进行诊断性腹腔穿刺抽出不凝固血液。

医生:立刻备血,同时急查血常规、血凝常规,做术前准备。

旁白:影像学检查提示脾破裂,右股骨骨折。

医生:患者多发伤:①外伤性脾破裂;②失血性休克;③右股骨骨折;④头皮裂伤。需手术治疗,立即做好术前准备。

旁白:护士(B)立即遵医嘱为患者完成各项急诊手术术前准备。经扩容、升压处理后,患者血压升至95/60mmHg。

医生:(致电手术室)你好,这里是急诊科,1名多发伤患者,外伤性脾破裂、失血性休克、右股骨骨折。需要急诊行剖腹探查手术,大约10分钟后送到,请准备接应。

护士(D)(手术室护士):好,我们立刻准备。

旁白:急诊护士护送患者至手术室进行手术,并完善抢救记录。

(李璐寰)

实训6　急诊科的设置与管理、接诊和分诊及休克患者的救护(综合实例2)

一、教 学 目 标

1. 了解急诊科的布局与设置,抢救室的设置原则。

2. 熟悉急救绿色通道的管理。

3. 学会急诊护理工作流程(包括接诊、分诊、处理等)。

4. 掌握休克的临床表现和严重程度的评估、反映休克病情变化的观察指标。

5. 学会对休克患者快速、重点地收集资料并按轻重缓急安排就诊顺序。

6. 学会根据休克患者不同的病种和病情,给予及时、合理的处理。

7. 救护过程中表现出高度的责任心,对患者的尊重、爱护。培养学生严谨的思维方法及团队协作精神,提高学生的动手能力和综合运用知识的能力。

二、实 验 准 备

(一)相关知识和技能的准备

1. 了解急诊科的布局与设置,抢救室的设置原则等理论知识。

2. 熟悉急救绿色通道的管理的理论知识。

3. 熟悉急诊护理工作流程(包括接诊分诊处理)知识。

4. 掌握休克的救护知识,出血性休克的护理等相关的急救、外科等学科理论知识。

5. 掌握常用急救技术(外伤止血、包扎、固定、搬运术等),生命体征测量,创伤评分,简易呼吸器使用,心电监护仪使用、中心静脉压等监测等技能知识。

(二)环境准备

急诊科(模拟),治疗室。

(三)用物准备

氧气枕、压舌板、手电筒、体温计、血压计、听诊器、静脉输液、输血用物,化验试管、抽血(静脉与动脉血)用物、各种注射用物、导尿用物,床旁监护仪、给氧用物,止血、包扎、固定用物及担架;林格液(500ml)、生理盐水(500ml)、5%葡萄糖生理盐水(500ml)、5%葡萄糖注射液

（500ml）、"O"型浓缩红细胞、乙羟基淀粉（500ml）、肝素（12500U/2ml）；挂号预填单、病历本、危重患者记录单、化验单、交叉血单、输血治疗同意书、医嘱单、过敏试验标志等。

（四）护士准备

护士着装规范、仪态端庄、态度认真，洗手、戴口罩。

（五）模拟人准备

男性，神志淡漠，呼吸浅促，皮肤苍白，口唇发绀，全身冰冷，表浅静脉塌陷，毛细血管充盈迟缓，双侧瞳孔等大等圆，直径约3mm，不断有血从右下肢流出。

三、实验过程

（一）参观急诊科（模拟）

教师介绍急诊科的布局与设置，抢救室的设置原则，急救绿色通道的管理。

（二）急诊科接诊、分诊

模拟案例介绍急诊科接诊、分诊及抢救室等工作流程详见实训图2。

实训图2 急诊护理工作流程

（三）急诊科低血容量性休克救护

1. 示范病例

病史摘要：患者，男，40岁，经商。患者一小时前因酒后车祸致右下肢受伤入院。伤后表情痛苦，极度烦躁，神志模糊，呼吸稍费力，满嘴酒气，无腹痛，无头晕、头痛，无咯血，无抽搐。

护理体检：T36.2℃，P112次/分，R25次/分，BP70/50mmHg，神志淡漠，呼吸浅促，无头晕、头痛、抽搐；皮肤苍白，口唇发绀，全身冰冷，表浅静脉塌陷，毛细血管充盈迟缓，双侧瞳孔等大等圆，直径约3mm，对光反射灵敏。耳、鼻、口腔未见异常，其他的体检不配合，不断有血从右下肢流出。

辅助检查：X片显示骨盆、右下肢股骨颈骨折。血常规化验结果显示：血红蛋白70g/L，血型"A"型,RH 阳性。CT 示头胸腹未发现明显异常。

问题:

（1）假如您是急诊科当班护士,您将如何接诊、分诊与处理?

（2）您认为该患者引起休克的原因是什么?属于哪种类型的休克?有何表现?

（3）该患者辅助检查的时机如何选择?

（4）您根据哪些病情变化判断休克的抢救是否成功?

2. 急诊科低血容量性休克患者的急救流程实训图 3

3. 操作后处理

观察病情,整理用物。

实训图 3 （急诊科）低血容量性休克患者的急救流程

四、教学评价

1. 课堂评价

（1）学生自评互评:学生评价创伤评分、急救技术、救治方法与思路等是否准确,找出存在的不足。

（2）教师点评:在学生评价的基础上,再结合急救意识、协作能力、人文关怀等方面综合点评,肯定优点、指出不足、提出建议。

2. 操作考核和理论考核。

（冯永军　毛静芳）

参考文献

陈灏珠 . 2005. 实用内科学 . 第 12 版 . 北京 : 人民卫生出版社

陈晓松, 刘建华 . 2009. 现场急救学 . 北京 : 人民卫生出版社

陈孝平, 汪建平 . 2013. 外科学 . 第 8 版 . 北京 : 人民卫生出版社

程奇 . 2009. 国外灾难心理危机干预研究综述 . 福建医科大学学报, 2(10) : 50-53

党世民 . 2011. 外科护理学 . 第 2 版 . 北京 : 人民卫生出版社

邓长生 . 2009. 诊断学 . 第 6 版 . 北京 : 人民卫生出版社

关青 . 2013. 急危重症护理学 . 北京 : 人民卫生出版社

蒋国平 . 2012. 常见急症诊疗思考 . 北京 : 化学工业出版社

黎瑞红, 袁杰, 冯晓敏等 . 2011. 临床综合科室护理技能实训教程 . 西安 : 第四军医大学出版社

李春盛 . 2009. 临床诊疗指南急诊医学分册 . 北京 : 人民卫生出版社

李军改, 杨玉南 . 2010. 外科护理学 . 北京 : 科学出版社

李乐之, 路潜 . 2012. 外科护理学 . 第 5 版 . 北京 : 人民卫生出版社

李平, 龚金根 . 2010. 急重症护理学 . 第 2 版 . 南昌 : 江西科学技术出版社

李世胜 . 2011. 急危重症护理 . 北京 : 北京出版社

廖品琥 . 2013. 急诊与灾难医学 . 南京 : 江苏科学技术出版社

刘晓云 . 2011. 急救护理学 . 南京 : 中南大学出版社

邱海波 . 2011. 现代重症监护诊断与治疗 . 北京 : 人民卫生出版社

佘金文, 周理云 . 2012. 急危重症护理学 . 北京 : 科学出版社

沈洪, 刘中民 . 2013. 急诊与灾难医学 . 第 2 版 . 北京 : 人民卫生出版社

宋洁, 魏秀华 . 2009. 急危重症护理学 . 北京 : 古籍出版社

孙国庆 . 2006. 社区常见健康问题诊断及处理 . 第 2 版 . 南京 : 东南大学出版社

谭进 . 2013. 急危重症护理学 . 第 2 版 . 北京 : 人民卫生出版社

王一镗 . 2008. 王一镗急诊医学 . 北京 : 清华大学出版社

王振杰, 石建华, 方先业 . 2012. 实用急诊医学 . 第 3 版 . 北京 : 人民军医出版社

魏中海 . 2009. 灾害医学救治技术 . 北京 : 科学出版社

吴显和, 李新娥 . 2011. 急危重症护理学 . 第 2 版 . 西安 : 第四军医大学出版社

吴在德, 吴肇汉 . 2011. 外科学 . 第 7 版 . 北京 : 人民卫生出版社

夏泉源, 刘士生 . 2010. 内科护理学 . 北京 : 科学出版社

许虹 . 2007. 急危重症护理学 . 北京 : 人民卫生出版社

许铁, 张劲松 . 2012. 急救医学 . 南京 : 东南大学出版社

杨丽丽, 陈小杭 . 2012. 急重症护理学 . 第 2 版 . 北京 : 人民卫生出版社

姚文山, 周剑忠, 张维杰 . 2012. 外科护理技术(含实训) . 武汉 : 华中科技大学出版社

臧爽 . 2010. 社区护理学 . 上海 : 上海科学技术出版社

张波, 桂丽 . 2013. 急危重症护理学 . 第 2 版 . 北京 : 人民卫生出版社

张松峰 . 2011. 急重症护理学 . 南京 : 江苏科学技术出版社

赵小玉 . 2012. 急救护理 . 北京 : 中国协和医科大学出版社

郑静晨, 侯世科, 樊毫军 . 2008. 灾害救援医学 . 北京 : 科学出版社

周秀华 . 2012. 急危重症护理学 . 第 2 版 . 北京 : 人民卫生出版社

邹玉莲 . 2012. 急危重症护理 . 第 3 版 . 北京 : 科学出版社

急危重症护理学教学大纲

一、课程性质和任务

急危重症护理学是高职高专护理和助产专业的一门重要的应用性必修课程,其主要任务是在学生掌握基础护理及临床护理知识的基础上,掌握基本急救知识、常见急救和监护技能,具有较强的急救意识和初步处理急危重症患者的能力,为护生今后从事和发展临床护理工作奠定基础。

二、课程教学目标

(一)知识教学目标
1. 了解急危重症护理学工作的特点及性质。
2. 熟悉急诊医疗服务体系、院前急救、灾难医疗救援、常见急危重症的基本知识以及急诊科、急危重症病房的管理与设置。
3. 熟悉常见急危重症患者的病因和发病机制。
4. 掌握常见急危重症患者的病情评估与判断、救护与护理。
5. 掌握常用急危重症患者的急救技术和监护技术。

(二)能力培养目标
1. 初步具备管理急诊室和 ICU 病房的能力。
2. 掌握常用的急救和监护技能,能对常见急危重症患者进行应急处理和配合医生抢救。
3. 能对常见急危重症患者的病情变化和治疗反应进行观察监护。
4. 培养学生运用科学的临床方法去评估服务对象的病情、分析及处理问题的能力,应用护理手段为急危重症护理对象实施整体护理的能力。

(三)素质教育目标
1. 树立全心全意为护理对象服务的观念,培养关心、爱护、尊重护理对象的行为意识,使其具有高度的责任感,富有同情心和爱心。
2. 培养积极主动的学习精神、认真负责的工作态度、严谨求实的工作作风,具有良好的团队协作精神、稳定的心理素质。
3. 具有研究急救新理论、新方法、新技术的创新意识,树立终身学习的理念。

三、教学内容和要求

依据高职高专护理专业教育的培养目标,按照"拓宽基础、强化能力、注重应用"的原则,确定教学内容。

急危重症护理学教学大纲

教学内容	了解	理解	掌握	教学活动参考	教学内容	了解	理解	掌握	教学活动参考
一、绪论					2. 急诊科患者的心理护理		√		
（一）急危重症护理学概述					四、心搏骤停与心肺脑复苏				
1. 急危重症护理学起源与发展		√		理论讲授多媒体演示	（一）心搏骤停				
2. 急危重症护理学的范畴	√				1. 心搏骤停的原因及病理生理	√			理论讲授多媒体演示实训（教学目标见实训部分）
（二）急救医疗服务体系概述		√			2. 心搏骤停的类型		√		
二、院前急救					3. 心搏骤停的临床表现与诊断			√	
（一）概述					（二）心肺脑复苏				
1. 重要性		√			1. 基础生命支持			√	
2. 任务			√		2. 高级心血管生命支持		√		
3. 特点			√		五、休克				
4. 质量管理		√		理论讲授多媒体演示实训（教学目标见实训部分）	（一）概述				
5. 基本条件		√			1. 病因与分类		√		
（二）院前急救原则及步骤					2. 病理生理机制	√			
1. 院前急救目的			√		3. 临床特点			√	理论讲授多媒体演示实训（教学目标见实训部分）
2. 院前急救的原则与步骤			√		4. 救治与护理			√	
（三）紧急呼救					（二）各类休克的特点与救护要点				
1. 急救呼救要求			√		1. 低血容量性休克			√	
2. 紧急呼救其他注意事项			√		2. 感染性休克			√	
三、急诊科的管理与护理					3. 心源性休克			√	
（一）急诊科的任务与设置					4. 神经源性休克			√	
1. 急诊科的任务		√			5. 过敏性休克			√	
2. 急诊科设置	√				六、多器官功能障碍综合征				
3. 急救绿色通道			√		（一）全身炎症反应综合征				
（二）急诊科护理管理				理论讲授多媒体演示实训（教学目标见实训部分）	1. 病因与发病机制	√			
1. 急诊科的护理人员管理		√			2. 病情评估与判断			√	
2. 急诊科的护理管理制度		√			3. 救治与护理			√	
3. 急诊护理应急预案		√			（二）多器官功能障碍综合征				
4. 急诊护理工作质量		√			1. 病因与发病机制	√			理论讲授多媒体演示
（三）急诊患者分诊					2. 病情评估与判断			√	
1. 接诊			√		3. 救治与护理			√	
2. 分诊			√		七、常见急诊				
（四）急诊护理评估及心理护理									
1. 急诊护理评估			√						

续表

教学内容	了解	理解	掌握	教学活动参考	教学内容	了解	理解	掌握	教学活动参考
（一）发热					（一）概述				
1. 病因	√				1. 急危重症患者的代谢变化	√			
2. 病情评估			√		2. 急危重症患者营养支持目的		√		
3. 救治与护理			√		3. 营养支持的评估		√		
（二）呼吸困难					（二）肠内营养支持与护理				
1. 病因	√				1. 肠内营养的适应证和禁忌证		√		
2. 病情评估			√		2. 肠内营养制剂的种类		√		
3. 救治与护理			√		3. 肠内营养的途径		√		理论讲授多媒体演示
（三）心悸					4. 肠内营养的输注方式			√	
1. 病因	√				5. 肠内营养支持的监护			√	
2. 病情评估			√		（三）肠外营养支持与护理				
3. 救治与护理			√		1. 肠外营养的适应证和禁忌证			√	
（四）急性胸痛					2. 肠外营养制剂的种类		√		
1. 病因	√			理论讲授多媒体演示	3. 肠外营养的途径		√		
2. 病情评估			√		4. 肠外营养支持的监护			√	
3. 救治与护理			√		十、创伤的救护				
（五）急性腹痛					（一）创伤的院前急救				
1. 病因与发病机制	√				1. 院前评分及分拣	√			
2. 病情评估及判断			√		2. 创伤基本生命支持			√	
3. 救治与护理			√		（二）多发伤及复合伤的救护				
（六）上消化道大出血					1. 多发伤			√	理论讲授多媒体展示实训（教学目标见实训部分）
1. 病因	√				2. 复合伤			√	
2. 病情评估			√		（三）创伤心理反应和干预				
3. 救治与护理			√		1. 心理反应的影响因素		√		
（七）意识障碍					2. 常见心理反应及心理问题		√		
1. 病因与发病机制	√				3. 心理评估			√	
2. 病情评估及判断			√		4. 心理危机干预			√	
3. 救治与护理			√		十一、急性中毒				
八、急危重症监护					（一）概述				
（一）ICU 的设置与管理					1. 中毒途径与中毒机制	√			
1. ICU 设置		√			2. 病情评估及判断		√		
2. ICU 管理		√		理论讲授多媒体演示实训（教学目标见实训部分）	3. 救治与护理			√	
（二）急危重症患者系统功能监护					（二）急性有机磷杀虫药中毒				
1. 循环系统功能监护			√		1. 病因与中毒机制	√			
2. 呼吸系统功能监护			√						
3. 神经系统功能监护		√							
4. 泌尿系统功能监护		√							
5. 其他系统功能监护		√							
九、危重症患者的营养支持									

教学内容	了解	理解	掌握	教学活动参考
2. 临床特点		√		
3. 救治与护理			√	
(三)急性一氧化碳中毒				
1. 病因与中毒机制	√			
2. 临床特点		√		
3. 救治与护理			√	
(四)镇静催眠药中毒				理论讲授 多媒体展示
1. 病因与中毒机制	√			
2. 临床特点		√		
3. 救治与护理			√	
(五)细菌性食物中毒				
1. 病因与中毒机制	√			
2. 临床特点		√		
3. 救治与护理			√	
(六)急性酒精中毒				
1. 病因与中毒机制	√			
2. 临床特点		√		
3. 救治与护理			√	
十二、环境及理化因素损伤的救护				
(一)中暑				
1. 病因与发病机制	√			
2. 临床特点		√		
3. 救治与护理			√	
(二)淹溺				
1. 病因与发病机制	√			
2. 临床特点		√		理论讲授 多媒体演示
3. 救治与护理			√	
(三)触电				
1. 病因与发病机制	√			
2. 临床特点		√		
3. 救治与护理			√	
(四)强酸强碱损伤				
1. 病因与发病机制	√			
2. 临床特点		√		
3. 救治与护理			√	
十三、灾害救护				
(一)灾害救护概述				
1. 灾难的概念	√			
2. 灾难的分类	√			理论讲授 多媒体演示
(二)灾难现场的医学救援				
1. 伤员的现场救护			√	
2. 伤员的检伤分类			√	

教学内容	了解	理解	掌握	教学活动参考
3. 伤员的转运护理		√		
4. 救援人员的自我防护			√	
(三)灾难心理干预				理论讲授 多媒体演示
1. 灾难后心理应激相关障碍	√			
2. 灾难后心理危机干预原则		√		
3. 灾难心理危机干预的方法与步骤			√	
十四、常用急救技术				
(一)气道异物清除术——Heimlich手法				
1. 术前评估		√		
2. 操作方法		√		
3. 术后护理			√	
(二)球囊-面罩通气术				
1. 适应证		√		
2. 禁忌证		√		
3. 术前准备			√	
4. 操作方法及术中护理			√	
5. 术后护理			√	
(三)人工气道的建立				
1. 口咽通气管置入术		√		
2. 鼻咽通气管置入术		√		
3. 喉罩置入术		√		
4. 环甲膜穿刺术			√	理论讲授 多媒体演示 实训(教学目标见实训部分)
5. 气管内插管术		√		
6. 气管切开置管术		√		
(四)呼吸机的应用				
1. 适应证		√		
2. 禁忌证		√		
3. 使用方法			√	
(五)动、静脉穿刺置管术				
1. 适应证		√		
2. 禁忌证		√		
3. 术前准备		√		
4. 操作方法		√		
5. 术后护理		√		
(六)电复律及除颤				
1. 动脉穿刺置管术		√		
2. 中心静脉穿刺置管术			√	
(七)外伤止血、包扎、固定及搬运术				
1. 止血		√		
2. 包扎		√		
3. 固定		√		
4. 搬运		√		

四、教学大纲说明

（一）适用对象与参考学时

本教学大纲供护理及助产专业参考使用，总学时为50，其中理论教学34学时，实践教学16学时。教学中各校可结合自身教学时数及实训室等条件，安排教学内容和实训项目。

（二）教学要求

1. 本课程对理论教学部分要求有掌握、理解、了解三个层次。教学中要求的"了解"是指能够理解和记忆学过的基本知识点；"理解"是指对所学知识基本掌握并会应用所学的技能；"掌握"是指对所学知识能够熟练运用，能综合分析和解决临床护理工作的实际问题；

2. 本课程突出"以培养能力"为本位的教学理念，在实践技能方面分为熟练掌握和学会两个层次。熟练掌握是指能够独立娴熟地进行正确的实践技能操作；学会是指能够在教师指导下进行实践技能操作。

（三）教学建议

1. 急危重症护理学教学时，必须以岗位要求为导向，坚持理论与实践相结合的原则，采用课堂教学、自学、讨论、实验、临床见习和实习等教学形式，应用现代化的教学手段开展各种教学活动，充分调动学生学习的积极性和主观能动性，强化学生的动手能力和专业实践技能操作。使学生能运用所学的急救护理理论、技术为急危重症常见病患者进行初步应急处理、配合抢救、观察和初步分析病情变化及治疗反应等。能应用护理程序为急危重症患者提供有效的整体护理服务。

2. 教学中要重视学生综合素质的培养，将现代急危重症护理学的专业理念、执业宗旨、素质要求和伦理道德、法律法规通过教学和训练内化为护生自觉的职业仪表、情感和行为，并体现在具体的护理实践中。

（四）评价建议

教学评价应通过课堂提问、布置作业、单元目标测试、案例分析讨论、期中（末）考试等多种形式展开，对学生进行学习能力、实践能力、团队合作能力、应变能力和分析、解决问题能力的综合考核，以期达到教学目标提出的各项任务。

学时分配建议（50学时）

序号	教学内容	学时数		
		理论	实践	合计
1	绪论	1	—	1
2	院前急救	2	2	4
3	急诊科的管理与护理	2	2	4
4	心搏骤停与心肺脑复苏	2	2	4
5	休克（综合实训2）	2	2	4
6	多器官功能障碍综合征	3	—	3
7	常见急诊	4	—	4
8	急危重症监护	4	2	6
9	危重症患者的营养支持	2	—	2
10	创伤的救护	4	—	4

序号	教学内容	学时数		
		理论	实践	合计
11	急性中毒	4	—	4
12	环境及理化因素损伤的救护	1	—	1
13	灾难救护	1	—	1
14	常用急救技术	2	2	4
15	综合实训	—	4	4
	合计	34	16	50

目标检测题参考答案

第2章　1. C　2. A　3. C　4. E　5. A　6. B　7. B　8. A　9. C　10. D

第3章　1. A　2. C　3. D　4. E　5. E　6. A　7. B　8. D　9. E　10. B　11. B　12. C　13. A
　　　14. E　15. C　16. D　17. D　18. D　19. B

第4章　1. A　2. B　3. A　4. D　5. A　6. B　7. B　8. C　9. D　10. D　11. C　12. C　13. C
　　　14. B　15. C　16. E　17. D　18. C　19. A　20. C　21. C　22. A　23. A　24. C
　　　25. D　26. C　27. B　28. C

第5章　1. C　2. E　3. A　4. A　5. B　6. D　7. C　8. D　9. A　10. C　11. D　12. A　13. A
　　　14. D

第6章　1. B　2. C　3. C　4. E　5. C　6. A　7. E

第7章　1. B　2. A　3. A　4. E　5. B　6. A　7. B　8. D　9. A　10. E　11. A　12. E　12. E
　　　13. D　14. D　15. D　16. B　17. B　18. E　19. B　20. C　21. D　22. A　23. B
　　　24. E　25. C　26. B

第8章　1. B　2. D　3. C　4. D　5. A　6. A　7. C　8. E

第9章　1. B　2. B　3. B　4. D　5. D　6. A　7. D　8. B　9. C　10. E　11. D　12. C

第10章　1. B　2. B　3. A　4. D　5. E　6. C　7. C　8. E　9. B　10. C　11. E　12. D　13. C

第11章　1. A　2. B　3. B　4. D　5. E　6. B　7. C　8. C　9. A　10. C　11. A　12. C　13. E
　　　14. C　15. E　16. B　17. E　18. A

第12章　1. D　2. B　3. C　4. D　5. B　6. C　7. D　8. C　9. D　10. B　11. A　12. C　13. C
　　　14. C　15. D　16. D　17. B　18. C　19. C　20. B

第13章　1. A　2. B　3. C　4. D　5. B　6. B　7. E

第14章　1. C　2. A　3. D　4. C　5. D　6. E　7. A　8. C　9. D　10. E　11. C　12. E　13. E
　　　14. B　15. C　16. A　17. B　18. A　19. B　20. D　21. D　22. D　23. E　24. B
　　　25. E　26. C　27. D　28. D　29. E　30. A　31. E　32. D　33. D　34. C　35. E
　　　36. D　37. A　38. A　39. A　40. D　41. C　42. B　43. B　44. E　45. D　46. C
　　　47. C　48. A　49. D　50. E　51. E　52. D　53. A　54. B　55. A　56. C